Knaur.

Knaur.

Über den Autor:

Robert Griesbeck, geboren 1950, studierte Grafik-Design, Informationsästhetik und Politologie und arbeitet seit 30 Jahren als Grafiker, Buchherausgeber und Autor. Er hat Kinderbücher, Romane und Sachbücher geschrieben, Zeitschriftenkonzepte entwickelt und war als Chefredakteur für diverse Magazine tätig.

Robert Griesbeck

Gesund sein kann ja jeder

Überlebenshilfe für Hypochonder

Knaur Taschenbuch Verlag

Besuchen Sie uns im Internet:
www.knaur.de

Originalausgabe Januar 2010

Ein Unternehmen der Droemerschen Verlagsanstalt
Th. Knaur Nachf. GmbH & Co. KG, München

Umschlaggestaltung: ZERO Werbeagentur, München
Umschlagabbildung: Gettyimages / Photodisc / Art Glazer
Satz: Adobe InDesign im Verlag
Druck und Bindung: GGP Media GmbH, Pößneck
Printed in Germany
ISBN 978-3-426-78244-6

2 4 5 3 1

INHALT

Vorwort

»Nur wir Kranken wissen etwas über uns selbst.«

ITALO SVEVO

Wussten Sie, dass »Placebo« lateinisch ist und »Ich werde gefallen« bedeutet? Dass »Hypochondrion« im Griechischen den Bereich unter den Rippen meint, die Gegend, in der die meisten Hypochonder diffuse Schmerzen haben? Kennen Sie Ihren Rhesusfaktor? Wissen Sie, dass Hypochondrie eine somatoforme Störung ist und heutzutage entsprechend der Internationalen Klassifikation der Krankheiten (ICD-10) unter F45.2 als Hypochondrische Störung definiert wird? Sagen Ihnen die Begriffe Karzinophobie oder Nosophobie etwas?

Nein?

Einem Hypochonder schon.

Sorry, ein Hypochonder wird das alles wissen, denn Hypochondrie ist heutzutage sozusagen die Überwissenschaft, vergleichbar etwa mit dem *studium generale* der Humboldtschen Zeit. Dieses Studium, das alle wesentlichen Wissenschaften umfasste, ist in der heutigen Zeit spezialisierter Studiengänge nicht mehr anzutreffen. Nur Hypochonder bringen es zu dieser Allgemeinbildung auf höchstem Niveau, wobei neben Sprachkenntnissen (Latein natürlich und Englisch für alle internationalen medizinischen Veröffentlichungen) ein fundiertes Grundwissen in Pharmazie, Biochemie, Anatomie und Statistik dazugehört, und natürlich Medizin in allen Fachrichtungen. Dazu kommen alternative Heilweisen, Diät- und Ernährungskunde, Erste Hilfe, Kenntnisse von virologischen Übertragungswegen und eine komplette Übersicht des deutschen Gesundheitswesens.

Egal, ob Sie ein Hypochonder sind oder sich für dieses faszinierende Gebiet interessieren – Sie werden auf jeden Fall von den nächsten 300 Seiten profitieren. Am Ende werden Sie auch verstehen, warum Hypochonder gesünder leben ...

... es aber nicht glauben wollen.

Das Hohelied des aufgeklärten Hypochonders

»Hypochondrie ist selbsttätige Gemütsbeklemmung.«

AMBROSE BIERCE

Es war so: Mein Lieblingslektor und ich trafen uns in der Cafeteria der Neuen Pinakothek, um über mein neues Buchprojekt zu reden. Ich hatte schon am Telefon den Eindruck gehabt, dass er dem Thema *Deutschland Knuddeleisbärenland* nicht das rechte Interesse entgegenbrachte. Darüber wollten wir sprechen. Er bestellte einen Cappuccino, ich einen Pfefferminztee, weil ich ein diffuses Kratzen im Hals verspürte, schon den ganzen Vormittag. Es war Hochsommer, die beste Zeit für eine anständige Sommergrippe. Aber ohne mich.

Als die Bedienung kam und die Getränke brachte, wies meine Tasse am Rand eine zarte bräunliche Spur auf, keinen richtigen Schmutzrand, aber ich ließ den Tee zurückgehen. Mein Lektor schaute mich seltsam an.

»So kenne ich dich gar nicht, so ... penibel.«

»Was heißt penibel! Es ist gerade Hochzeit für die Sommergrippe, und ich habe keine Lust, mein Immunsystem einem Virenbombardement auszusetzen. Wer weiß, wer vor mir von dieser Tasse getrunken hat.«

Ich erzählte ihm, dass ich schon den ganzen Tag so ein komisches Kratzen im Hals spürte und mein rechtes Auge auffällig tränte, was ein böses Zeichen ist. Der seltsame Ausdruck in seinem Gesicht verschwand trotzdem nicht. Ich hatte das Gefühl, mich rechtfertigen zu müssen.

»Die Leute sind heutzutage erstaunlich oberflächlich und leichtsinnig, was ihre Gesundheit angeht. Sie essen biologischdynamisch und rennen in Fitnessclubs, aber die Sommergrippe unterschätzen sie. Dabei weiß doch jedes Kind, dass die Enteroviren ausgetrocknete Schleimhäute lieben. Ich sage nur: Cross-Trainer, Schwitzen, Klimaanlage, Duschen, Fahren mit nassen Haaren bei offenem Autofenster – die Hölle!«

Dann machte ich ihn darauf aufmerksam, dass unsere Bedienung ein enges, kurzes Top trug, das eine Handbreit ihrer Taille frei ließ.

»Sieht doch nett aus«, sagte mein Lektor.

»Mein Gott, nett! Das ist die perfekte Einladung für eine Nierenbeckenentzündung, gerade bei diesem Wetter. Man läuft in der Hitze herum, schwitzt, holt aus der Kühlung einen Kasten Bier oder stellt sich vor einen dieser idiotischen Ventilatoren – und peng! Das unterschätzen die jungen Leute. Sie glauben, Jugend schützt vor Krankheit.«

Ich hatte mich keineswegs, so wie mein Lektor später behauptete, in Rage geredet, aber mir fiel auf, dass er immer stiller wurde und seine Kaffeetasse nachdenklich musterte. Ich nahm sicherheitshalber eine Esberitox. Prophylaktisch. Gegen alles, was im Anflug ist – die Flak in Friedenszeiten.

»Hättest du vielleicht Lust, etwas über Hypochondrie zu schreiben?«, fragte er nach einer Pause.

»Hypochondrie? Ausgerechnet ich?«

»Na ja, du kennst dich doch ziemlich gut aus mit Krankheiten.«

»Nicht mehr als jeder andere«, sagte ich.

»Immerhin weißt du, was ein Enterovirus ist.«

»Aber das weiß doch jeder.«

»Und du hast mir dieses Weidenteer-Shampoo gegen Schuppen empfohlen. Hat übrigens nicht geholfen.«

»Hm.«

»Außerdem hast du doch letzte Woche diesen Helikopter-Schnelltest gemacht. Was ist dabei eigentlich rausgekommen?«

»Es heißt Helicobacter«, sagte ich genervt. »Genau genommen sogar Helicobacter pylori, und der Test war negativ. Aber ich misstraue diesen Tests. Werde wohl bei meiner nächsten Magenspiegelung einen Abstrich machen lassen.«

Mein Lektor sah mich glücklich an, breitete die Hände auseinander und sagte nur: »Na siehst du – du bist perfekt.«

Das klang zwar sehr nett, aber mir wäre es lieber gewesen, er hätte mein Exposé *Deutschland Knuddeleisbärenland* so gelobt.

Na, vielleicht würde es ja ganz interessant werden, ein paar echte Hypochonder kennenzulernen. Ich brauchte jedenfalls dringend den Vorschuss, der mich über die nächsten drei Monate retten würde.

»Ich sage nicht nein, aber ich muss es mir überlegen.«

So ging das los.

Ich ging nach unserem Gespräch noch etwas durch die Pinakothek und schaute mir die Installation von Benjamin Bergmann an. Düstere Angelegenheit. Hunderte von Körben hingen hoch oben unter der Decke des Museums und schaukelten auf und ab.

Eine Museumsführerin sprach eindringlich über die Dynamik des Lebens, über beredtes Schweigen als Metapher für einen fortwährenden Prozess des Suchens. Ich bekomme bei solchen

Kunstschwurbeleien leicht Sodbrennen und nahm prophylaktisch ein *Rennie*[1].

»Ausgerechnet Hypochonder«, dachte ich, *»warum nicht moderne Kunst oder Bürosport, so was schreibt sich doch wie von selbst, aber Hypochondrie …«*

Da fiel mir Karen ein. Sie ist eine Amerikanerin Anfang 30, die seit zehn Jahren hier lebt und ein Studio für Webdesign hat. Sie arbeitet zu Hause, und wenn sie nicht vor dem Computer sitzt, trinkt sie Grassaft, lässt sich rolfen oder schreibt an ihrem *Whole-Earth-Health-Blog*. Hat sie mir jedenfalls erzählt.

Wir haben uns auf einer Veranstaltung kennengelernt, bei der junge Menschen in einer Kneipe laut Spontangedichte (die sich aber nicht reimen dürfen, jedenfalls nicht so, dass ich es merke) ins Publikum schreien. Das Ganze nannte sich *Poetry Slam*, und ich war dort, weil es in dem Laden einen anständigen Cabernet Sauvignon gibt. Egal. Ich saß neben dieser äußerst schlanken, fast schon anorektisch wirkenden Frau mit schwarzem Bürstenhaar, die mich irgendwann anstieß und mir ins Ohr brüllte: »It's weird! It's sick – and it makes me sick!« Das fand ich nett, und ich schrie zurück, dass es auch mich krank machen würde und dass ich nur noch mein Glas austrinken wolle, dann nichts wie weg. Wir gingen zusammen und rauchten draußen eine Zigarette. Später traf ich mich immer mit ihr, wenn ich ein Problem mit meinem Mac hatte, und sie baute sogar meine Website. Wenn ich mich so erinnerte, was sie mir in dieser Zeit alles von sich erzählt hatte, konnte sie eine gute Recherchequelle für Hypochondrie sein.

Sie freute sich tatsächlich, als sie mir die Tür öffnete, jeden-

1 *Rennie räumt den Magen auf,* immer in meiner Westentasche, links oben.

falls küsste sie mich auf beide Wangen und sagte, dass es sehr sweet sei, dass ich sie mal besuchte. Wir setzten uns in ihre Küche, und sie machte Grüntee.

»Keinen Grassaft mehr?«, fragte ich.

»Alles Betrug«, schnappte sie. »Trinke ich schon lange nicht mehr. Ich habe ein paar Studien dazu gelesen, und es ist nichts anderes als Katzengras, stell dir vor! Das, wovon die Katzen kotzen, das trinken wir. Weird!«

Na ja, ganz so ist es auch wieder nicht. Katzen fressen das Gras als Nahrungsergänzung, aber es stimmt schon, dass sie manchmal damit verschluckte Haarknäuel herauswürgen. Trotzdem gefiel mir der Spruch: Wir trinken das, wovon Katzen kotzen! Könnte ein Slogan werden.

»Ich werde vielleicht ein Buch über Hypochondrie schreiben«, sagte ich.

»Wow! Spannend. Verstehst du denn was davon?«

»Nicht viel. Aber ich kenne ein paar Leute, die man als Hypochonder bezeichnen könnte. Und nachdem du mir nach dem *Poetry Slam* so viel von deiner Spinnenphobie erzählt hast, und dass du glaubst, du könntest einen Herzfehler haben, weil deine Fingernägel so gebogen sind, und dass du jeden Morgen diesen Teststreifen benutzt ...«

»Was soll das! Glaubst du etwa, ich bin eine Hypochonder?«

Eine Hypochonder? Hypochonderin[2]? Auch »der weibliche Hypochonder« klingt schon ziemlich seltsam. Muss mal bei der

2 Ich habe nachgeschlagen. Der Duden kennt tatsächlich eine weibliche Form des Hypochonders, die Hypochonderin. Klingt einfach widerlich, deshalb gibt es wahrscheinlich so wenige Frauen, die sich zu dieser Disposition bekennen. Ich stelle mal die Theorie auf, es gäbe mehr, hieße es Hypochondra. Klingt nämlich sehr sexy.

Emma-Redaktion anrufen, was die davon halten. Vielleicht sagt man offiziell Hypochondra. Klingt schön gruselig. Aber wahrscheinlich hat man sich keine Gedanken über die weibliche Form gemacht, weil es kaum weibliche Formen dieser … medizinischen Überinformiertheit gibt. Jedenfalls ist Karen die Einzige, die ich dazu zählen würde.

»Nein. Natürlich nicht. Aber du … ich dachte … es hatte den Anschein, als würdest du dich ganz gut mit Krankheiten auskennen.«

»Nicht mehr als jeder andere Mensch auch.«

Das kam mir irgendwie bekannt vor.

»Body-caring«, sagte sie und goss den Tee ein. »Ich lebe bewusst und kümmere mich darum, dass meine Zellen Licht, Luft und Liebe bekommen. Sauberes Wasser, Grüntee, Sojamilch, Tofu, Wildlachs, ungeschälter Reis, Brokkoli, Sesamknäckebrot … klingt das nach Hypochondrie?«

»Eigentlich nicht«, sagte ich, aber ich wusste auch nicht genau, wonach es wirklich klang.

»Ihr Deutschen seid viel zu verkopft. Alles wird in Frage gestellt, an allem müsst ihr herumnörgeln. Wenn man Grüntee trinkt, um seine Zellen zu schützen, kommt ihr mit irgendwelchen Studien, die beweisen sollen, dass schon mal einer, der Grüntee getrunken hat, an Krebs gestorben ist. Mind fuck!«

Hallo! Wir Deutschen! Geht das schon wieder los?

»Es könnte aber sein«, sagte ich freundlich, »dass es auffällig viele Wechsel in der alternativen Gesundheitsideologie gibt. Ich will jetzt nicht auf dem Grassaft herumreiten, aber letztes Jahr waren Mandeln angesagt, heuer sind sie verdächtig. Milch war mal 'ne prima Sache, heute verträgt sie der menschliche Körper nicht mehr, und von Lammnierchen und Rohmilchkäse will ich erst gar nicht anfangen.«

Karen lächelte dünn. »Ich weiß schon, wie du tickst, Honey. Du willst mich für dein Buch! Du hast nur dieses Thema im Kopf, und da passen plötzlich alle Leute perfekt hinein. Jeder wird ein Hypochonder, wenn man nichts als Hypochonder im Kopf hat.«

»Karen, lass doch diese Kinderpsychologie. Ich wollte dich nur fragen, weil du ein Internetcrack bist und einen Gesundheits-Blog hast und dich für Krankheiten interessierst. Vielleicht könnten wir zusammen etwas im Netz stöbern.«

Das gefiel ihr. Die Aussicht, im Netz zu stöbern, ist für einen Webfreak dasselbe wie ein Regenwurm für eine Forelle. Wir nahmen unsere Teetassen mit und gingen in ihr Büro.

Dort konnte man die Entwicklung eines Computerfreaks über die letzten Jahre verfolgen. In einer Ecke stand ein alter PowerMac, daneben ein G3 mit einem dieser wunderschönen pfefferminzfarbenen Plastikgehäuse, zwei riesige Monitore und ein alter Laserdrucker, darüber stapelten sich Kartons, Verpackungen von Scannern, Hubs und Druckern. Wirf niemals eine Originalverpackung weg, das lernen Computerfreaks schnell. Denn einen Tag danach geht mit Sicherheit die dazugehörende Hardware kaputt. So als ob elektronische Maschinen Hypochonder wären, die erst dann erkrankten, wenn sie ihre Krankenkassenkarte verloren hatten.

Auf dem Schreibtisch stand ein nagelneuer Mac mit einem Flachbildschirm, so groß wie eine aufgeschlagene Tageszeitung. Neben der Tastatur stand eine Glasschale mit ein paar Muscheln, einer großen Amethystdruse und einem Bergkristall.

»Ich dachte, diese neuen Flatscreens senden keine schädlichen Strahlen mehr aus«, sagte ich. Denn ich erinnerte mich nur noch zu gut an die Zeiten, als die schweren Farbmonitore, so groß wie Bernhardinerhundehütten, in Redaktionen und Grafikbüros ständig mit Kristallen und Halbedelsteinen verziert worden waren – gegen die schädliche Strahlung.

»Man weiß nie«, sagte Karen. »Sicher ist sicher. Kristalle sind auf jeden Fall gut gegen jede Art von *bad vibrations*. Schaden wird's auch nicht, denn irgendwelche Strahlung fliegt doch immer und überall rum. Außerdem sieht es doch hübsch aus.«

Ich fragte mich, ob ich nicht gerade eine spezielle Art der Hypochondrie entdeckte hatte, eine, die von der klassischen Medizin übersehen wird: Eine diffuse Angst vor diffusen Bedrohungen, denen mit ebenso diffusem Wissen und passenden Gegenmitteln zu Leibe gerückt wird. Wenn ich die ganzen Esotanten aus meiner Bekanntschaft als Leserinnen für das Buch gewinnen könnte, wäre es schon sicher auf der Bestsellerliste.

»Zuerst möchte ich wissen, wie viele Hypochonder es überhaupt in Deutschland gibt. Schließlich muss ich wissen, wie groß mein Publikum ist.«

»Lass uns mal bei Wikipedia nachsehen«, sagte Karen.

Der Eintrag war nicht sehr aufschlussreich.

Auf der Website, die für Internetfreaks inzwischen den großen Brockhaus ersetzt, erschien:

> Hypochondrie (gr. *hypochóndrion* Gegend unter den Rippen) ist eine somatoforme Störung und bezeichnet nach den internationalen Klassifikationssystemen ICD-10 und DSM-IV eine psychische Störung, bei der die Betroffenen unter ausgeprägten Ängsten leiden, eine ernsthafte Erkrankung zu haben, ohne dass sich dafür ein objektiver Befund finden lässt.

»Sehr interessant«, sagte ich, »so weit war ich auch schon. Und ich weiß auch, dass man als Synonym *der eingebildete Kranke* oder – etwas abwertender – *der Simulant* sagt.«

»Es geht ja weiter. Hier steht, dass im Alltagssprachgebrauch unter Hypochondrie eine von Angst dominierte Beziehung zum eigenen Körper und zu dessen Funktionieren verstanden wird. Die Betroffenen sind um ihre Gesundheit besorgt, achten vermehrt auf geringe Veränderungen von Körperfunktionen und interpretieren auch geringfügige Körpersignale als möglichen Ausdruck schwerer Erkrankungen.

Eine übertriebene Selbstbeobachtung führt oft zu häufigen Arztbesuchen, wobei auch ausführliche und wiederholte Untersuchungen keine körperliche Ursache der Beschwerden ergeben. Der Hauptgegenstand der Befürchtungen ist meist über längere Zeit konstant, beispielsweise Angst vor Krebs *(Karzinophobie)*, vor AIDS oder die Angst, überhaupt zu erkranken *(Nosophobie)*, wobei alltägliche körperliche Wahrnehmungen als Krankheitszeichen fehlgedeutet werden.

Man spricht laienhaft von einer *eingebildeten Krankheit*, als ob Hypochonder ›nichts‹ hätten. Tatsächlich erleben Hypochonder Missempfindungen, aber die Bedeutung, die sie ihnen überbesorgt beimessen, erscheint der Umgebung nicht nachvollziehbar, und Heilfachkundige können gewöhnlich keine auffälligen Organbefunde feststellen. Typischerweise haben die Betroffenen bereits viele medizinische Untersuchungen hinter sich und wechseln häufig den Arzt. Das nennt man dann *Doctor Hopping* oder *Doctor Shopping*.«

»Aha, und beim *Doctor Shopping* geht man wahrscheinlich ins Ärztehaus und kauft sich einen. Wenn das alles ist, was zu Hypochondrie zu sagen ist, werde ich ziemliche Schwierigkeiten haben, daraus ein Buch mit 300 Seiten zu stricken.«

»Aber es ist ein Anfang«, sagte Karen und druckte mir den Wikipedia-Eintrag aus.

Stimmt, ein Anfang war es. Die dürren Daten sammelte ich an diesem Nachmittag in einer Plastikmappe, die sich nach und nach mit Karens Ausdrucken füllte.

Wir erfuhren eine ganze Menge, zum Beispiel, dass Harald Schmidt nicht der einzige prominente (und bekennende) Hypochonder ist. Sein Kollege Jürgen von der Lippe ist ebenfalls ein begeisterter Körperbeobachter. Bei Beckmann verriet er der Öffentlichkeit, wie er gewöhnlich mit Ärzten umgeht: »Damit muss der Arzt leben können, dass ich ihm erkläre, was ich gerade habe und welche Therapie ich erwarte.« Und zu der berüchtigten, Männern wie Hypochondern nachgesagten Wehleidigkeit: »Ich bin nicht wehleidig, ich möchte nur keinen Zweifel an der Schwere der Krankheit lassen.«

Es scheint unter professionellen Spaßmachern überhaupt jede Menge Hypochonder zu geben, oder vielleicht trauen die sich zumindest, das öffentlich zuzugeben. Ich glaube ja, dass diese spezielle Sichtweise der körperlichen Befindlichkeit auch unter Rockmusikern häufig vorkommt, ebenso unter Schauspielern, Autoren, Ornithologen, Parfümerieverkäuferinnen, Politikern und Ärzten. Kaum antreffen wird man Hypochonder dagegen unter Managern der Deutschen Bank, Polizisten, Metzgern und Inhabern von Imbissbuden. Warum? Meine ganz persönliche Meinung, aber wie Karen sagt: »Wenn du vom Bauch raus das Gefühl hast, stimmt es meistens.« Schrecklich, wie Amerikaner, kaum sind sie der deutschen Sprache mächtig, gleich die schlimmsten Sprachsünden aufgreifen müssen.

Zurück zu den prominenten Spaßmachern: Charlie Chaplin war auch ein Hypochonder und hatte ständig Angst vor Halsweh und Erkältung, ließ schon beim kleinsten Windhauch alle Fenster schließen und wickelte sich bis zur Nasenspitze in Decken ein. *Alka-Seltzer* war sein Hausmittel, das er grundsätzlich vorbeugend nach dem Abendessen einnahm. Woody Allen gar macht aus seiner Hypochondrie die besten Filmgags und definiert seine Krankheitsangst so: »Ich bin kein Hypochonder, ich bin ein Alarmist!«

Einigermaßen verbürgt ist, dass auch Gaius Caesar Augustus Germanicus – besser bekannt als Caligula – dazugehört hatte, obwohl man ihn nur schwerlich als Spaßmacher bezeichnen kann. Neben einer starken Hypochondrie zeichnete er sich hauptsächlich durch ein großes Interesse an Folterungen und sexuellen Ausschweifungen aus. Diktatoren und Staatsmänner waren anscheinend ziemlich oft Hypochonder, wahrscheinlich ausgelöst durch einen verdrängten Angstkomplex, das »Schicksal« würde sie für ihre Untaten mit grässlichen Krankheiten bestrafen. Einigermaßen gesichert ist eine solche Disposition bei Friedrich dem Großen (Staatsmann), Adolf Hitler (Diktator), George Washington (Staatsmann), Nicolae Ceauşescu (Diktator) und Winston Churchill (Staatsmann).

Das hätte man dem britischen Löwen gar nicht zugetraut, dass ausgerechnet er ein kleiner Hypo war, wirkte er doch körperlich eher wie ein großer, allerdings eher ein Hippopotamus. Und er richtete auch nicht an seinen Hausarzt die legendären Worte: »*I have nothing to offer but blood, toil, tears and sweat!*«[3], sondern schwor mit dieser Antrittsrede als britischer Premierminister die Engländer auf einen verlustreichen Krieg ein. Trotzdem litt dieser Krieger an diffusen Ängsten, nicht nur vor Erkältungen und Grippeviren, sondern auch davor, von einer Bahnsteigkante oder einer Schiffsreling abzustürzen, außerdem hatte er ziemliche Flugangst. Von ihm sind die hypochondri-

3 Ich habe euch nichts anzubieten als Blut, Mühsal, Tränen und Schweiß.

schen Worte überliefert: »Ich fliege ungern durch Wolken, es könnten Berge dahinter sein.«

Der Schriftsteller Italo Svevo lebte in ständiger Krankheitsfurcht und ließ sie auch seine literarischen Gestalten erleben, etwa Zeno Cosini, der sich immer wieder das Rauchen abgewöhnen will. Bei vielen Autoren ist man nicht sicher, ob die Hypochonder, die sie beschreiben, nicht Abbilder ihrer selbst sind, so etwa bei Philip Roth, der in *Portnoys Beschwerden* oder *Everyman* die Gedanken seiner Figuren fast lustvoll um Krankheit und Tod kreisen lässt. Thomas Bernhardt und Elfriede Jelinek decken die österreichische Hypochonderfamilie ab.

Hans Christian Andersen litt in seinem Leben unter vielen Krankheiten, aber auch unter märchenhaften Ängsten, wie der Angst vor Licht und Feuer, vor Überfällen, Tunneln, Hunden, Infektionen, dem Wahnsinn und der Angst, lebendig begraben zu werden. Émile Zola erzählte jedem, der es nicht hören wollte, von seinem beginnenden Herzleiden, dem Entstehen einer Blasenkrankheit und den Gefahren des Gliederrheumatismus. Tennessee Williams, Adalbert Stifter, Franz Kafka, Franz Grillparzer und Rainer Maria Rilke waren ebenso begeisterte Beobachter der eigenen Körperlichkeit. Thomas Mann konnte seine Krankheitsängste literarisch zwar schön verarbeiten, etwa im *Zauberberg* oder dem *Tod in Venedig*, aber in seinen Tagebüchern liest es sich eher banal:

24.12.1951: Beim Frühstück heftiges Verschlucken. Konnte kaum wieder zu Atem kommen.
25.12.1951: Morgens fieberfrei. Schwarze Zunge zum Zeichen der Infektion. Leichte Schädelschmerzen. Sehr matt.
29.12.1951: 10 Uhr zu Doktor Wolf zur Untersuchung. Na-

türlich liegt organisch nichts vor. Für Mittwoch Erprobung des Verdauungstrakts angesetzt – notorisch lästig und bestimmt überflüssig, da alles nervös und psychisch.

Aber es waren nicht nur Schriftsteller, die Hypochondrie war (und ist) bei den unterschiedlichsten Berufen zu Hause, bei Malern wie Andy Warhol, Musikern wie Glenn Gould und Michael Jackson, sogar bei Philosophen. Immanuel Kant hatte immerhin einen einleuchtenden Grund für seine Hypochondrie, und als Philosoph erkannte er diesen auch und nahm ihn zum Anlass, sich über die *Grillenkrankheit* Gedanken zu machen:

»Die Schwäche, sich seinen krankhaften Gefühlen überhaupt, ohne ein bestimmtes Objekt, muthlos zu überlassen – mithin ohne den Versuch zu machen, über sie durch die Vernunft Meister zu werden – die Grillenkrankheit (hypochondria vaga), welche gar keinen bestimmten Sitz im Körper hat, ein Geschöpf der Einbildungskraft ist, und daher auch die dichtende heißen könnte – wo der Patient alle Krankheiten, von denen er in Büchern liest, an sich zu bemerken glaubt, – ist das Widerspiel jedes Vermögens des Gemüths, über seine krankhaften Gefühle Meister zu sein, nämlich Verzagtheit, über Übel, welche Menschen zustoßen könnten, zu brüten, ohne, wenn sie kämen, ihnen widerstehen zu können; eine Art von Wahnsinn, welche freilich wol irgend ein Krankheitsstoff (Blähung oder Verstopfung) zum Grunde liegen mag, der aber nicht unmittelbar, wie er den Sinn affici, gefühlt, sondern als bevorstehendes Übel von der dichtenden Einbildungskraft vorgespiegelt wird; wo dann der Selbstquäler (Heautontimorumenos), statt sich selbst zu ermannen, vergeblich die Hilfe des Arztes anruft, durch die Diätetik seines

Gedankenspiels, belästigende Vorstellungen, die sich unwillkürlich einfinden, und zwar von Übeln, wider die sich nichts veranstalten ließe, wenn sie sich wirklich einstellten, aufheben kann.«

Nach diesem Satz (Sie haben recht gelesen, es war nur ein Satz; wahrscheinlich schreiben nur Hypochonder solche Sätze, so wie Thomas Mann und Thomas Pynchon) war mir ein klein wenig schlecht. Ich nahm eine *Alka-Seltzer*, und Karen (»Du hast einen Flüssigkeitsmangel! Dehydrated!«) ging in die Küche, um eine Tasse Instant-Miso-Suppe zuzubereiten. Ich las inzwischen vorsichtig weiter beim großen deutschen Denker, dessen tapfere Streitschrift gegen die *Grillenkrankheit* mit einem ziemlich übel riechenden Eigenlob endet:

»Ich habe wegen meiner flachen und engen Brust, die für die Bewegung des Herzens und der Lunge wenig Spielraum lässt, eine natürliche Anlage zur Hypochondrie, welche in den früheren Jahren bis an den Überdruß des Lebens grenzte. Die Beklemmung ist mir geblieben; denn ihre Ursache liegt in meinem körperlichen Bau. Aber über ihren Einfluß auf meine Gedanken und Handlungen bin ich Meister geworden, durch Abwendung der Aufmerksamkeit von diesem Gefühle, als ob es mich gar nicht anginge.«

»Tough guy!«, sagte Karen, denn eine Instant-Miso-Suppe dauert nicht lange.

»Na ja, geht so. Ich finde es schrecklich eitel, wenn man sich so darstellt. Wäre er halt Hypochonder geblieben. Aber immer diese Willensnummer, wenn ich schon daran denke: Der gute Wille ist allein durch das Wollen gut! Schönen Dank.«

»Ein deutscher Denker eben«, sagte Karen und streute etwas grünliches Pulver in meine Suppe.

»Was ist das denn?«

»Seaweed flakes – getrocknete Meeresalgen aus der Bretagne.«

Ich las das Etikett auf dem Glas. Es enthielt eine fett gedruckte Warnung: »Von Natur aus hoher Jodgehalt. Eine übermäßige Zufuhr kann zu Störungen der Schilddrüsenfunktion führen.«

»Willst du mich umbringen?!«

»Es ist gesund!«

»Man kann doch einem Gast nicht einfach ungefragt Arzneimittel ins Essen kippen!«

»Hier steht: Empfohlener Tagesbedarf: 3,5 gehäufte Esslöffel. Und das war gerade mal ’ne Prise, Honey!«

»Trotzdem.«

Ich war ärgerlich, denn ich fand, dass diese Diskussion uns nur von unserem Thema ablenkte. Aber es stimmt doch: Man kann sich ganz nebenbei mit solchen harmlosen *Nahrungsergänzungsmitteln* eine veritable Schilddrüsenüberfunktion einhandeln.

Wir recherchierten weiter im weltweiten Netz, fanden heraus, dass in Deutschland die Hypochonderdichte am größten ist, dass es hier sogar Kliniken für Hypochonder gibt und jede Menge Selbsthilfegruppen und Ratgeberforen.

Die Instant-Miso-Suppe schmeckte erbärmlich, und ich versuchte meine Schilddrüse zu spüren. Ich schluckte ein paar Mal, und das Gefühl wurde immer ein bisschen unangenehmer. Ich nahm ein *Rennie,* packte meine Unterlagen zusammen und verabschiedete mich.

Es schien eine Menge interessantes Material zum Thema Hypochondrie zu geben, aber ich war mir auch nach dem Abschied von Karen noch nicht sicher, ob ich das Buch wirklich schreiben sollte. Eine Stunde später wusste ich es.

Den Ausschlag gab meine Frau. Als ich ihr beim Abendessen vom Angebot meines Lektors erzählte, sagte sie nur: »Perfekt. Das ist ja dein Lebensthema. Vielleicht kriegst du damit sogar deine Hypochondrie in den Griff.«

»Wie bitte? Meine Hypochondrie!«

Es entspann sich eine emotional äußerst aufgeladene Unterhaltung, in deren Verlauf es immer klarer wurde, dass ich dieses Buch tatsächlich schreiben musste. Seltsam, bis zu diesem Zeitpunkt war mir nicht klar gewesen, dass mich irgendjemand auf der Welt als Hypochonder ansehen könnte.

Der Gabeltest für Hypochonder

»Eingebildete Übel gehören zu den unheilbaren.«

MARIE VON EBNER-ESCHENBACH

Als ich am nächsten Tag erwachte, fühlte ich ein unangenehmes Ziehen im linken Bein, außerdem brannte meine Zungenspitze. Als ich meiner Frau davon beim Frühstück erzählte, nahm sie mir wortlos die Kaffeetasse weg.

»Was soll denn das?!«

»Wenn du wieder dein Zungenbrennen hast, solltest du alle überflüssigen Reizungen der Papillen vermeiden.«

Meine Frau kennt sich medizinisch auch ziemlich gut aus, das muss man ihr lassen. Das mit den gereizten Papillen hat sie jedoch von mir. Ich hatte in den letzten Jahren öfter dieses seltsame Zungenbrennen, und eine Internetrecherche dazu erbrachte wenig Hilfreiches. Man hat dem Symptom einen englischen Namen gegeben, mehr ist in Wissenschaft und Forschung noch nicht passiert. Das *Burning-Tongue-Syndrom* könnte auf Schäden des peripheren oder zentralen Nervensystems hinweisen, möglicherweise ausgelöst durch Herpes, Gewebeschwund (aber was hat den denn bitte ausgelöst?) oder vielleicht eine Reaktion auf Zahnersatz sein. Etwas sehr viel Konjunktiv, verehrte Mediziner!

»Es kann auch Stress sein«, sagte meine Frau, die leider Gedanken lesen kann.

»Stress? Ich habe keinen Stress.«

»Man kann sich Stress auch machen.«

»Willst du etwa schon wieder andeuten, dass ich ein Hypochonder bin?«

»Natürlich nicht. Du hast eben viel um die Ohren ... die Steuererklärung und den Umbau, und jetzt auch noch dieses neue Buch.«

Stress, das ist für mich auch so eine typische Ausrede, die die moderne Medizin benutzt, wenn ihr nichts einfällt. Was man nicht alles kriegen kann von Stress: Durchblutungsstörungen im Gehirn, Angst, Müdigkeit, Gereiztheit, Aggressionen, Taubheit, Verwirrung, Konzentrationsschwierigkeiten, ja sogar Halluzinationen, dazu Übelkeit, Übersensibilität bei Lärm, Atemlosigkeit, Muskelschwäche, trockenen Mund, Magen- und Darmprobleme, Impotenz, Haarausfall, rote Augen, Herzstechen, Tinnitus, Gelenkschmerzen, sogar Bluthochdruck, Schlaganfall und Herzinfarkt, außerdem verminderte Kreativität, Schlafstörungen, Appetitlosigkeit, Geistesabwesenheit, Essstörungen, Kopfweh, undefinierbare Schmerzen, Verdauungsprobleme, Durchfall und Verstopfung. Wenn ich das schon höre: Durchfall und Verstopfung! Da kann doch etwas nicht stimmen.

Aber – so weit mir der Pschyrembel versichert – Zungenbrennen gehört nicht dazu. Es wäre ja auch wirklich eine seltsame Reaktion meines Körpers, wenn er ausgerechnet auf der Oberfläche meiner Zunge neue Aspekte der medizinischen Entwicklung eröffnete.

Es ist ja nicht so, dass ich mit dieser Zunge nicht schon bei Ärzten gewesen wäre. Beim ersten – einem HNO-Arzt, was mir passend erschien – vor etwa fünf Jahren. Der besah sich die Zunge, fragte mich, ob ich rauchen und Alkohol konsumieren würde, was ich bejahte, und gab dann die diffuse Diagnose ab: »Sie wissen ja, das sind beides Zellgifte.«

»Und? Kommt daher mein Zungenbrennen?«

»Kann man nicht sagen. Gut ist es jedenfalls nicht.«

»Das Zungenbrennen?«

»Rauchen und Trinken.«

»Ach so.«

Dafür durfte er sich aber auch nur 265 Punkte[4] gutschreiben, keine 20 Euro! Selber schuld. Ich hätte gerne mehr gegeben, wenn er eine vernünftige Antwort gewusst hätte.

Einer meiner damaligen Zahnärzte mutmaßte, ich hätte etwas zu Scharfes gegessen oder würde oft beim Chinesen essen (Glutamat! Siehe Anhang), was wiederum einen chinesischen Professor für TCM (Traditionelle Chinesische Medizin), bei dem ich danach vorstellig wurde, zum Lachen brachte. Er untersuchte die Zunge sehr genau, ließ dann flüssigen Stickstoff auf ein Ohrenstäbchen fließen und bestrich damit meine Zunge. Ich fragte ihn, ob das in China bei dieser Indikation üblich sei, da lachte er schon wieder und sagte, nein, das sei nicht üblich, aber er habe es eben mal ausprobiert. Ich hatte tatsächlich für ein paar Tage kein Zungenbrennen mehr; dann kam es jedoch wieder.

Chinesische Ärzte sind sowieso ein Wunder, aber darüber wird später noch Zeit sein zu berichten. Sie werden sich vielleicht wundern, warum ich vorhin von einem meiner damaligen Zahnärzte geschrieben habe. Es stimmt, es gab eine Zeit, da

4 Mit dem Einlesen der Versichertenkarte wird dem behandelnden Arzt für das Quartal pauschal ein bestimmtes Budget gutgeschrieben. Dieses berechnet sich nicht in Euro, sondern in einem Punktwert, der von Bundesland zu Bundesland verschieden ist.

wechselte ich ziemlich häufig meine Zahnärzte, aber weiß Gott nicht grundlos.

Dafür muss ich etwas weiter ausholen: Ich bin grundsätzlich der Meinung, dass ein Mensch heutzutage unbedingt vier wichtige professionelle Helfer braucht: einen guten Rechtsanwalt, einen guten Steuerberater, einen guten Hausarzt und einen guten Zahnarzt. Das ist quasi die Grundausstattung, ohne die geht es nicht. Was man sonst noch braucht, werde ich im Ärztekapitel erklären. Es gab also in meinem Leben eine Zeit, als mein langjähriger Zahnarzt beschloss, seine Kassenzulassung zurückzugeben, das heißt, er behandelte nur noch Privatpatienten. Nachdem ich – wie alle Autoren, Journalisten, Musiker und bildenden Künstler – Mitglied bei der Künstlersozialkasse bin, bedeutete das, dass ich in Zukunft meine Zahnarztrechnungen privat zahlen müsste. Und da hätte schon die Rechnung für eine Brücke einen Monatsverdienst aufgefressen. Also, leider, leider, denn es war ein sehr guter Zahnarzt, einer, mit dem ich vorhatte, gemeinsam alt zu werden, musste ich mir einen neuen suchen. Und das war nicht einfach.

Wenn man einen neuen Arzt braucht, gibt es eigentlich nur eine Strategie: Tipps von vertrauenswürdigen Menschen. Ärzte dürfen nämlich keine Werbung für sich machen, aber wahrscheinlich wäre auch das nicht hilfreich. Man könnte höchstens zu denen gehen, die am wenigsten mit aufgeblasenen Sprüchen Eindruck zu schinden versuchen. Ich stelle mir vor, wie spannend der Anzeigenteil unserer Tageszeitungen werden würde, wenn Ärzte werben dürften: *Besuchen Sie die einladende Hautarztpraxis von Dr. Klenck! Schnelle und diskrete Diagnose aller gängigen Geschlechtskrankheiten. Wartezimmer in Séparée-Atmosphäre, amerikanische Magazine und 16:9-Flatscreen, auch DSF!*

Dafür könnte man glatt auf lustige Kontaktanzeigen verzichten.

Ich holte mir also Tipps ein. Der erste Zahnarzt bespielte seine Patienten mit Meditationsmusik, hielt im Wartezimmer zerlesene Hefte über alternative Medizin bereit und hatte eine unglaublich gute Laune. Das war noch die Zeit, als Zahnärzte wirklich gut verdienten. Möchte zu gerne wissen, wie seine Laune heute ist. Er war bestimmt kein schlechter Arzt, aber er fummelte bei der Erstuntersuchung derart an den Zähnen herum, dass zwei filigrane Inlays heraussprangen und eines davon am Boden zerbrach.

»Die wären Ihnen sowieso bald von selbst herausgefallen«, sagte er munter und bereitete zwei neue Füllungen vor. Ein Kardinalproblem! Wer kann einem Arzt bei solchen kleinen Unfällen beweisen, dass es sein Fehler war? Meine Laune hatte sich getrübt, und als er beim zweiten Mal mit der Spritze in meine Zunge stach, beschloss ich, den nächsten auszuprobieren. Es blieb nicht bei einem, es brauchte ganze vier Kollegen, bis ich endlich bei meinem neuen (und hoffentlich letzten) Zahnarzt angelangt war. Der ist freundlich, souverän, zuverlässig, und er erklärt einem, was er gerade macht und wie man Zahnseide richtig verwendet – aber zum Zungenbrennen fällt auch ihm nichts ein.

Ich setzte mich also mit Zungenbrennen und einer Tasse Kamillentee an den Computer und konzentrierte mich auf mein neues Buchthema. Einige Tests für Hypochonder wurden angeboten, und ich machte spaßeshalber einen. Eine sehr schlichte Form der Wahrheitsfindung, denn statt dieses Tests hätte man die Leute auch fragen können: Sind Sie ein Hypochonder oder nicht? Aber ich bemühte mich, die Fragen ernstzunehmen und jede einzelne völlig ehrlich zu beantworten.

Sie werden es nicht glauben, aber nach diesem Test war ich ein hundertprozentiger Hypochonder! Lächerlich. Der wissenschaftliche Hintergrund dieser Erhebung schien mir doch sehr fraglich. Aber ich ärgerte mich trotzdem.

Später fand ich einen weiteren Test, mit dem man seine statistische Lebenserwartung berechnen konnte, und der war wirklich spannend. Er war zwar auf Schweizer abgestimmt (http://test.gesundheit.ch – Sie müssen Ihr Jahresgehalt auf Schweizer Franken umrechnen, doch das ist auch schon die einzig wirkliche intellektuelle Herausforderung), aber immerhin kam ich danach auf eine Lebenserwartung von 89 Jahren! Obwohl ich ein kleines bisschen geschummelt hatte. Aber ich machte den Test ein zweites Mal, ohne zu schummeln, und es waren nur zwei Jahre weniger. Das baute mich gewaltig auf und bewies mir, dass ich kein Hypochonder sein kann, denn welcher Hypochonder wird so alt?

Gute Frage. Ich merkte, dass ich überhaupt nicht wusste, wie alt Hypochonder im Schnitt werden. Ist das wissenschaftlich überhaupt untersucht? Das war also Punkt 1 auf meinem Recherchezettel.

Ich schickte Karen eine E-Mail, ob sie irgendwo eine Studie zur Lebenserwartung von Hypochondern finden könne. Schließlich war sie seit gestern meine informelle Mitarbeiterin.[5]

Dann rief ich bei der *Medizinisch-Psychosomatischen Klinik Bad Bramstedt* an. Den Tipp hatte mir mein Hausarzt gegeben. Eine überaus freundliche Dame verwies mich an einen überaus freundlichen Oberarzt, der mich wiederum an eine überaus

5 Da fällt mir ein: Wie sah es eigentlich in der DDR mit Hypochondern aus? Wurden die in die BRD abgeschoben? Oder saßen die alle im ZK?

freundliche Psychologin weitergab. Mir war schon ein bisschen schwindlig von all der Freundlichkeit, die mir im Zusammenhang mit Kliniken völlig neu und etwas deplaziert vorkam. Aber ich fing mich und vereinbarte mit der Dame einen Interviewtermin in der Klinik, die nach Eigendefinition zu den »größten Kompetenzzentren Deutschlands für die Behandlung von Angststörungen, Essstörungen, Burn-out, depressiven Erkrankungen und Schmerztherapie« gehört. Hypochondrie nennt man hier übrigens »Gesundheitsbezogene Befürchtungen«. Ich bin mir nicht sicher, ob mir dieses Wort besser gefällt als das, an das mich meine Frau und mein Lektor gerade zu gewöhnen versuchen. Wie hört sich das an, wenn man sich vorstellt: »Guten Tag, mein Name ist Robert Griesbeck, ich leide an gesundheitsbezogenen Befürchtungen.«

Das Angebot der Klinik in Bad Bramstedt war kurz und knapp: *Bei gesundheitsbezogenen Befürchtungen ist das Ziel der Therapie die Reduktion der Angst vor schweren Erkrankungen. Hier werden mit den Betroffenen Zwischenziele vereinbart, die sukzessive bearbeitet werden. Neben der Information zum Zusammenhang von Angst und Körperbeschwerden werden auch hier alternative Erklärungsmodelle erarbeitet, und die Patienten lernen langfristig wirksame angstreduzierende Strategien.*

Danach ließ ich mir einen Termin bei meinem Lieblingszahnarzt geben und – auch das gehört zu einem richtigen Lieblingszahnarzt – bekam ihn noch am selben Nachmittag. Der Tag bekam Struktur.

Ich fuhr mit dem Fahrrad nach Schwabing, wo mein Zahnarzt praktiziert, und hatte noch gut zwei Stunden Zeit. Zuerst stöberte ich in einem modernen Antiquariat in der Theresienstraße nach medizinischen Fachbüchern. Die meisten hatte ich schon oder kannte sie wenigstens. Über Hypochondrie gab es nur Populärwissenschaftliches (und das hatte ich ja selber vor zu schreiben, also ignorierte ich die Konkurrenz), aber immerhin fand ich einen schönen Körperatlas von 1920, ein Buch über Entsäuerung und Heilfasten und Jörg Blechs *Heillose Medizin.* Mit dem Antiquar alberte ich etwas herum, und wir entwarfen eine Bücherliste für Hypochonder, die ich auf einem Zettel notierte.

Bücherliste für Hypochonder – was in keiner Bibliothek von körperbewussten Menschen fehlen darf

- Pschyrembel, de Gruyter, möglichst drei Ausgaben (Klinisches Wörterbuch, Handbuch Therapie, Naturheilkunde), inzwischen auch auf CD-ROM
- »Der eingebildete Kranke« von Molière
- »Oblomov« von Iwan Gontscharov
- »Der Zauberberg« von Thomas Mann
- »Tod in Venedig« von Thomas Mann
- »Zeno Cosini« von Italo Svevo
- »Everyman« von Philip Roth
- »Portnoys Beschwerden« von Philip Roth
- Alles von Sigmund Freud
- »Leib und Leben« von Adolf Muschg
- Alles von Thomas Bernhardt
- Nichts von Peter Handke
- »März« von Heinar Kipphardt
- »Die Hypochonder/Bekannte Gesichter, gemischte Gefühle« von Botho Strauß
- »Les Misérables« von Victor Hugo

- Elfriede Jelinek
- »Saturday« von Ian McEwan
- »Die Geschichte, wie der kleine Tiger einmal krank war« von Janosch

Und dazu jede Menge Diät- und Gesundheitsbücher wie:

- Kursbuch Gesundheit
- Pfarrer Kneipps Hausapotheke
- Die Homöopathische Hausapotheke
- Der große ADAC Gesundheitsatlas
- Bach-Blüten für innere Harmonie
- Die Heilkraft des Wassers
- Das Darmheilungsbuch
- Urin-Therapie
- Salto vitale
- Yoga für Anfänger
- Der Brockhaus Gesundheit
- Bioenergetik
- Krieg im Körper

Außerdem hat der interessierte Hypochonder ein paar Zeitschriften abonniert, etwa »The International Journal for Vitamin and Nutrition Research«, »pharmaJournal«, »Therapeutische Umschau«, »Apothekenrundschau« (natürlich, kann man jeden Monat in der Apotheke abgreifen, schöne kleine Pharma-Product-Placement-Postille, auch PPPP genannt), dazu die vielen Krankenkassen-Mitgliedermagazine, die man eintauschen kann wie Fußballerbildchen.

Was ich jedoch nicht empfehlen kann, ist Meyers Konversations-Lexikon, jedenfalls die 3. Auflage von 1878. Darin steht zum Thema nämlich Folgendes:

> **Hypochondrie** *(Hypochondriasis, griech., v. hypochondrium [s. d.], lat. Morbus eruditorum s. flatuosus)*, ein den Geisteskrankheiten nahestehendes Nervenleiden, welches sich vorzugsweise bei Männern findet, und über dessen eigentlichen Sitz jederzeit unter den Ärzten sehr verschiedene Meinungen obgewaltet haben. Bald sollte der Hypochondrie ein Gallenübel, bald Stockung und Verstopfung der Unterleibsgefäße und Drüsen zu Grunde liegen. Die eine medizinische Schule sah in der Hypochondrie einen Eingeweidekrampf mit übermäßiger Darmgasentwickelung, die andre ein organisches Gehirnleiden, eine dritte eine schleichende Entzündung der Darmschleimhaut.
>
> Die Hypochondrie ist wesentlich in einer abnormen Thätigkeit der psychischen Funktionen begründet und bildet einen Übergang zu den eigentlichen Geisteskrankheiten. Der Beginn des hypochondrischen Leidens äußert sich etwa auf folgende Weise: Die Heiterkeit des Geistes wird gestört durch den sich bei jeder Gelegenheit aufdrängenden Gedanken an ein Leiden des eignen Körpers. Der Kranke bestrebt sich, den Sitz seines Leidens genau zu bestimmen. Magen und Darmkanal werden gewöhnlich zuerst für erkrankt gehalten, da sich der Hypochondrie schon im Beginn übermäßige Gasentwickelung in den Därmen hinzugesellt. Säurebildung im Magen stellt sich ein; der Stuhlgang ist meist fest, doch hier und da mit Diarrhöe abwechselnd. Nach dem Essen klagen die Kranken über Druck und Vollsein in der Magengrube, Spannung unter den Rippen. Abgang von Blähungen nach unten

und nach oben erleichtert die Kranken bedeutend, wie auch das Erfolgen des Stuhlgangs. Der Schlaf ist unruhig, nicht erquickend. Das Aussehen ist noch gut, der Körper normal genährt, Appetit vorhanden, wenn auch oft unregelmäßig.

Ganz charakteristisch für die Hypochondrie ist das ungemein häufige Wechseln des Sitzes der eingebildeten Krankheit. Ein leichter Katarrh lenkt die Aufmerksamkeit des Kranken auf seine Lungen, er vergißt seine Unterleibskrankheit und fürchtet sich einzig und allein nur vor der Tuberkulose; er fühlt Schmerzen in der Brust, untersucht ängstlich seinen Auswurf und fragt häufig seine Umgebung, ob er nicht abmagere. Bald aber stellt sich öfters Kopfschmerz ein, leichter Schwindel, Hitze und Pulsieren der Arterien, lauter Zeichen, daß ein Schlagfluß auf dem Weg ist. Oder das Herz klopft eine Zeitlang stärker, die Brust ist beklemmt, daher die Furcht vor Herzerweiterung.

Der Kranke quält seine Umgebung, weil sie nicht genug Sorgfalt für den schwer Leidenden besitzt; Ärzte werden soviel wie möglich gebraucht und populär-medizinische Werke mit ängstlichem Eifer zu Rate gezogen, denn der Kranke will sich auf alle Weise vor dem Tod retten. Dieses nervöse Leiden kann jahrelang, ja das ganze Leben hindurch bestehen. Man darf es als festgestellt ansehen, daß gewisse körperliche Leiden allerdings bei der Hypochondrie vorhanden sind, und daß die von ihnen abhängigen abnormen Empfindungen den nächsten Anstoß zur Hypochondrie geben. Gewiß thut man den Hypochondern Unrecht, wenn man ihre Leiden nur ihrer Einbildung zuschreibt. Sie fühlen sich allerdings krank, aber die Ursache dieser Empfindungen läßt sich in der Regel nicht klar durchschauen oder steht doch wenigstens außer Verhältnis mit der Schwere des subjektiven Krankheitsgefühls.

Die Hypochondrie befällt fast nur das männliche Geschlecht vom Eintritt der Geschlechtsreife an, bei erblicher Beanlagung kommt sie sogar vor dieser Entwickelungszeit zum Ausbruch. Sie kann entstehen durch alle Einflüsse, welche schwächend auf das Nervensystem wirken. Starke Anstrengung des Geistes durch übermäßiges, besonders mit Nachtwachen verbundenes Studium disponiert dazu, zumal wenn gleichzeitig Mangel an Bewegung in der freien Luft hinzukommt. Handwerker mit sitzender Lebensweise sind der Hypochondrie oft unterworfen. Sorgen und Kummer, Heimweh und Liebesgram erzeugen die Hypochondrie ebenso häufig wie allzu reichliches Leben in Unthätigkeit und geschlechtliche Ausschweifungen. Fortgesetzte Überladung des Magens mit schwerverdaulichen, fetten Speisen, zu häufiger Arzneigebrauch, Schwächung des Magens durch Fasten u. dgl. rächen sich durch Hypochondrie. Dieselbe kommt häufiger in den nördlichen Ländern vor als in den südlichen; feuchtes, nebeliges Klima, wie das Englands, scheint ihr besonders günstig zu sein. In Zeiten von herrschenden gefährlichen Epidemien tritt die Hypochondrie sehr vermehrt auf; die Furcht vor der syphilitischen Krankheit, vor Vergiftung begünstigt sie.

Heilung der Hypochondrie

Die Hypochondrie ist von großer Hartnäckigkeit und begleitet den Betreffenden oft bis an seines Lebens Ende. Sie schädigt die ethische und intellektuelle Persönlichkeit des Kranken durch die überreizte und übertriebene Vorstellung der körperlichen Leiden zu krassem Egoismus, sie hemmt die Leistungsfähigkeit bis zu teilnahmslosem Hinbrüten, sie zeitigt Lebensüberdruß und kann in wirkliche Verrücktheit oder Geistesschwäche übergehen. In jedem Fall ist geringe Aussicht auf dauernde Besserung vorhanden, namentlich ist bei der Hypochondrie, wie bei andern Geisteskrankheiten (s. Geisteskrankheiten), der Versuch, das Leiden mit Logik und Vernunftgründen zu bekämpfen, absolut aussichtslos. Der häufige Wechsel der Ärzte, das übermäßige Medizinieren, das Haschen nach neuen Mitteln und die zahllosen diätetischen Fehler sind meist Hindernisse einer erfolgreichen Behandlung und einer möglichen Heilung.

Die Heilung ist daher eine der schwierigsten Aufgaben für den Arzt. Der Kranke verlangt gewöhnlich fort und fort Arzneien von demselben, und mit Arzneien wird bei der Hypochondrie doch im ganzen sehr wenig ausgerichtet. Man ergründe vor allem die Ursache der Hypochondrie und suche diese soweit wie möglich zu entfernen. Ist übermäßige geistige Anstrengung der Grund der Hypochondrie, so rate man ernstlich zur Mäßigung. Man suche den Kranken zu zweckmäßiger Abwechselung zwischen geistiger und körperlicher Beschäftigung zu bewegen; er suche Erheiterung und Zerstreuung durch Spiele, welche den Körper mäßig in Bewegung setzen, wie Kegeln, Billard und dergleichen. Fleißiges Spazierengehen in Gesellschaft von Freunden, Fußreisen in angenehme Gegenden, auch die Jagd sind für Leidende dieser Art ein treffliches Heilmittel.

Gute Erfolge erzielt man zuweilen mit Kaltwasserkuren oder Seebädern, seltener mit eisenhaltigen Mineralquellen. Immer aber berücksichtige man auch die Diät des Kranken; jeder Hypochonder leidet mehr oder weniger an Verdauungsbeschwerden. Der Kranke halte sich an eine einfache, kräftige, aber nicht zu fette und gewürzreiche Mahlzeit. Alle blähenden Speisen müssen streng gemieden werden, also namentlich grüne Gemüse, Kohlarten, Hülsenfrüchte, Zwiebeln, ebenso die schwerverdaulichen Fleischarten, Fische und Mehlspeisen. Kaffee und Thee trinke der Hypochonder mäßig oder meide beide lieber ganz. Gutes Bier, leichter Wein, besonders roter, werden gewöhnlich gut vertragen. Reichliche Abendmahlzeiten schaden; der Schlaf darf nicht zu lang sein, die Betten und das Schlafzimmer nicht zu warm.

Exzesse in der Liebe sind immer schädlich. Arzneimittel sind zu Hilfe zu nehmen, um die lästigen Symptome des begleitenden körperlichen Leidens zu bekämpfen. Die gewöhnlich hartnäckige Verstopfung suche man auf eine möglichst milde Weise zu beheben, so durch Klystiere von kaltem Wasser, absorbierende Pulver, mäßige Dosen von Rhabarber und Aloe; Abführmittel dürfen nie zu lange fortgebraucht werden, weil sie leicht tiefer greifende Störungen der Darmschleimhaut nach sich ziehen. Die krankhafte Gasbildung wird gelindert durch die bekannten blähungtreibenden Mittel: Fenchel, Anis, Kümmel, Melisse, Pfefferminze etc. in Theeform, Reiben des Unterleibs mit wollenen Tüchern, lauwarme Bäder, Klystiere etc., Magnesia, Austernschalenpulver bei abnormer Säurebildung. Sobald sich Zeichen einer ausgesprochenen Geistesstörung einstellen (Selbstmordideen etc.), ist die Unterbringung des Kranken in eine Irrenanstalt dringend geboten.

Ich nahm einen Arm voll Bücher mit (ein paar schöne Heilkräuterbücher mit handkolorierten Stichen und eine Erstausgabe von Kneipps *Meine Wasserkur* von 1886) und ging zum Zahnarzt. Seltsam, dachte ich, angeblich soll ich ein Hypochonder sein, dabei gehe ich so gerne zum Zahnarzt. Wie das wohl zusammengeht?

Dass ich keine Angst mehr vor Zahnärzten habe, hat sich erst in den letzten Jahren ergeben, und daran gebührt Doktor M. Erfolg und Ehre. Ich habe zu viele schlechte Zahnärzte kennengelernt. Aber wenn man endlich einen gefunden hat, einen stets gutgelaunten, souveränen Menschen, der einem das Gefühl vermittelt, immer alles im Griff zu haben, und bei dem man sicher ist, dass er hinter seinem Mundschutz freundlich lächelt – dann betet man jeden Abend, dass ihm nie etwas passieren soll, bis man selber im Grab liegt.

Bevor Doktor M. sich meinem Gebiss zuwandte, kam erst mal die große Säuberung. Eine MTA, deren untere Gesichtshälfte hinter einem Mundschutz verborgen war, kratzte den Zahnstein weg und sprengte per Ultraschall die hartnäckigsten Ablagerungen. Ich habe bei Zahnarztbesuchen manchmal das Gefühl, so könnte es in einem afghanischen Basar zugehen. Jedenfalls, was die Verschleierung betrifft. Und es macht mich auf die Dauer ziemlich nervös, nur in Augen schauen zu können. In die großen blauen des Mädchens, das an meinen Zähnen herumkratzt, und in die etwas verschleierten dunkleren Pupillen ihrer Kollegin, die ihr hilft und später den Absaugschlauch so fürsorglich in meinen Mund hängen wird. Ist es nicht viel intimer, in fremde Augen zu schauen als auf Haare, Nasen oder Ohren? Ich für meinen Teil finde Haare ziemlich unsexy, Augen dagegen ziemlich erotisch. Vielleicht habe ich ein paar radikalislamische Grundsätze missverstanden. Jedenfalls kann man wunderbar träumen und phantasieren beim passiven Zähneputzen. Und ungestraft in zwei bis drei Paar Augen schauen.

Nach dem Ultraschall kommt die Salzdusche, wahlweise mit Pfefferminzgeschmack. Der Service ist hier besonders aufmerksam, weil das zu den zuzahlungspflichtigen Diensten gehört –

ich glaube, ein frisch salzgeduschter Zahn kommt auf etwa einen Euro.

Während der Salzdusche dachte ich darüber nach, was eine derart starke Übersalzung des Körpers ausrichten kann. Natürlich ist die Mundhygiene nur auf den primären Effekt ausgerichtet, also: Reinigt Salz die Zähne und ist es grundsätzlich für den Körper verträglich? Beides kann man mit ja beantworten. Jedoch weiß man spätestens seit Paracelsus, dass alles Gift sein kann, es kommt nur auf die Dosis an. Zum Beispiel Wasser. Man kann ertrinken oder sich zu Tode trinken, obwohl das zugegebenermaßen mit Wasser ziemlich anstrengend ist. Aber es geht.

Dann kam nach bester Dentalchoreographie der Auftritt des Doktors. Er lobte mein letztes Buch und fragte nach dem aktuellen.

»Ich schreibe gerade ein Buch über Hypochonder.«

»Na so was«, sagte Doktor M., »worüber schreiben Sie denn kein Buch!«

Typischer Zahnarzthumor.

»Über Zahntechnik würde ich wahrscheinlich kein Buch schreiben.«

»Dabei wäre das sicher spannend. Denken Sie nur ans Mittelalter! Die Entwicklung der Zahnmedizin aus der Tradition der Bader und Schröpfer. All die Zahnreißer auf den Marktplätzen, die Vorläufer der Pharmaindustrie mit ihren seltsamen Wundermittelchen ... Arsen und Quecksilber, bis vor kurzem auch noch in der modernen Zahnheilkunde durchaus vertreten.«

»Ja, so was wie der *Dentalmedicus*. Keine schlechte Idee. Bisschen Sex und Crime dazu. Könnte ein Erfolg werden.«

Doktor M. plaudert gerne mit mir, während er meine Zähne einzeln kontrolliert und die Befunde seiner Assistentin diktiert.

Leider kann ich mich dann nicht mehr am Gespräch beteiligen. Auch ein interessanter Aspekt des Zahnarztberufs: Menschen, die gerne mit anderen reden und sicher sein können, niemals auf nennenswerten Widerspruch zu stoßen. Wie die Ehepartner wohl damit umgehen? Wahrscheinlich haben Zahnärzte zu Hause Redepause.

Die Kontrolle verlief erfreulich. Doktor M. zog den Mundschutz unters Kinn und klappte die Lupenbrille nach oben. Jetzt kam der gemütliche Teil.

»Nein, Hypochonder und Angsthasen muss man gut auseinanderhalten. Angsthasen kann man bekehren, obwohl ...,« Doktor M. schloss kurz und wie erschöpft die Augen hinter seiner Lupenbrille, »... bei manchen hab auch ich schon aufgegeben.«

Mein Zahnarzt ist wohl der einzige weltweit, der zusätzlich zum Dentaldoktor noch eine Lehranalyse gemacht hat, also jederzeit als Psychoanalytiker arbeiten könnte. Auf die Frage nach der Hypochondrie überlegte er kurz, dann gab er ein knappes Statement ab: »Hypochonder haben meiner Meinung nach ein Loch im Ich; ein Loch, das sie mit ihrer Krankheit stopfen. Wenn man ihnen die Krankheit nimmt, ist das Ich leer.«

Ich war sehr zufrieden mit meinem ersten Interview zum Thema Hypochondrie. Ein Loch im Ich! Wer hätte an so was gedacht!

Am Abend dann das große Grauen! Karen hatte mir einen *Focus*-Test gemailt, und nach dem sollte ich nur 70,8 Jahre alt werden! Ohne zu schummeln. Ich war so schockiert, dass ich ihn nicht einmal mit Schummeln wiederholen wollte. Wieso eine solche Diskrepanz zwischen der Schweiz und Deutschland? Ist es überhaupt moralisch vertretbar, einen solchen Test mit derartigen Ergebnissen ins Internet zu stellen, wenn man doch weiß, dass es emotional labile Menschen gibt, für die das eine tiefe Depression bedeuten kann? Könnte man den *Focus* vielleicht dafür haftbar machen? Interessante Idee. Ich nahm vier Johanniskrautkapseln, weil ich den Verdacht hatte, an diesem Abend nur schwer einschlafen zu können, und legte mich mit Erzählungen von Thomas Bernhardt als Lektüre ins Bett.

Hypochonder und Sport

»Er hatte mehrere Krankheiten, allein seine Hauptstärke besaß er im asthmatischen Fache.«

GEORG CHRISTOPH LICHTENBERG

Am nächsten Morgen wachte ich auf, als meine Frau mir – in Vertretung eines Weckers – einen Ellenbogen in die Seite rammte. Obwohl sie so etwas als Anstupsen bezeichnet.

»Du hast dich die ganze Nacht wie ein Wilder herumgeworfen!«

»Aber gerade habe ich sehr entspannt geschlafen.«

»Was ist denn los?«

»Wie würde es dir gehen, wenn du erfahren hättest, dass du noch 11,2 Jahre zu leben hast?«

»Ach, komm ... Das war doch nur so ein dussliger Test. Und bei dem anderen hast du doch prima abgeschnitten, dann nimm doch einfach das statistische Mittel.«

Das waren keine tröstlichen Worte, selbst für einen ganz kleinen Hypochonder nicht. Das Mittel wäre nämlich gerade mal 78,9 Jahre. Auch nicht so toll.

»Lass uns nach dem Frühstück zum Schwimmen gehen. Da kommst du auf andere Gedanken. Außerdem ist Bewegung das Beste, wenn man depressiv ist.«

»Ich bin nicht depressiv. Nur etwas nachdenklich.«

Wir frühstückten.

Ich machte mir ein Bircher-Müsli, das heißt, ich rieb auf einer Original-Bircher-Reibe, die ich passenderweise in Zürich gekauft hatte, einen gewaschenen Apfel in die Müslischale. Man muss bei diesen Reiben höllisch aufpassen, dass man nicht aus Versehen ein Blutbad anrichtet. Ich spreche aus Erfahrung.

Der Schweizer Arzt Maximilian Oskar Bircher-Benner entwickelte Ende des 19. Jahrhunderts eine spezielle Ernährungstherapie auf Rohkostbasis, denn er hielt den Menschen genuin für einen Frucht- und Pflanzenesser. Ich bin weit entfernt davon, seine Theorien zu übernehmen, aber sein Müsli – erste Sahne! Ich habe es nur etwas variiert. Original setzt es sich nämlich so zusammen: Haferflocken, geriebener Apfel, Nüsse, Zitronensaft und Kondensmilch. Statt Nüssen nehme ich Mandeln, statt Haferflocken eine Crunchy-Mischung, statt Zitronensaft und Kondensmilch (bäh!) kommt ein kleiner Sojajoghurt drüber. Vielleicht habe ich ja doch eine Laktose-Intoleranz, weiß man nicht.

Ich brühte mir demonstrativ einen Yogi-Tee auf, während meine Frau vor der Kaffeemaschine rumpfiff und das eklig-anregende Aroma frisch gemahlener Kaffeebohnen durch die Küche zog. Sie weiß genau, wie sie mich quälen kann. Nur kein Mitleid, kein »Möchtest du nicht auch einen Kaffee?«, nein, einfach ignorieren. Soll der Hy…, der Kerl sich doch seinen Buddhatee machen und den Rohkostschleim mampfen. Sie ist beinhart, aber für einen kleinen Hypochonder wahrscheinlich die beste aller Möglichkeiten. Bloß keine empfindliche Übermutter, die einen ständig betütert. Das wäre mein Ende!

Wir gingen also Schwimmen. Im Außenbecken des traditionsreichen Dante-Bads kann man im Sommer wie im Winter seine 50-Meter-Bahnen ziehen. Und wenn man nicht zu spät am Morgen kommt, sind die Wasserwege noch einigermaßen frei. So gegen halb zehn fallen ältere, voluminöse Frauen mit verwegenen Badekappen ein, die betont langsam, immer in einer Reihe nebeneinander und unaufhörlich schnatternd, durch das Becken pflügen. Ein träge im Wasser treibendes Kaffeekränzchen. Sie schwimmen immer sehr nahe nebeneinander, so dass ein schnellerer Schwimmer ziemliche Umwege zu nehmen hat. Aber an diesem Morgen waren wir früh genug dran, um entspannt nebeneinander zu schwimmen und uns zu unterhalten. Nur ein paar dieser idiotischen Powerkrauler mussten um uns herum schwimmen.

»Gesund ist es ja ...«, sagte ich. Ich fasse mich beim Schwimmen kurz, weil mir sonst die Luft ausgeht. Vier bis fünf Worte müssen genügen.

»... das Schwimmen ...«

»Aber?«, fragte meine Frau.

»... aber das Chlor ...«

»...«

»... man weiß nicht, wie ...«

»...«

»... die Bilanz aussieht. Ob ...«

»...«

» ... man vom Schwimmen gesünder ...«

»... oder vom Chlor kränker wird, meinst du!«, vervollständigte meine Frau ungeduldig. Sie kann ohne Probleme mehr als fünf Worte während des Schwimmens sprechen. Ist auch jünger.

»Schwimmen ist ganz sicher gesünder als das bisschen Chlor.«

»Man könnte das Wasser ...«

»...«

»... aber auch mit Ozon ...«

»Desinfizieren?«

»Ja.«

»Das ist doch auch giftig. Kommen doch ständig diese Ozonwarnungen im Sommer. Am Land werden die Grenzwerte überschritten, und in der Stadt fahren die Autos. Und dann heißt es: Es wird empfohlen, keine schweren körperlichen Arbeiten im Freien durchzuführen. Das erzähl mal einem Bauern beim Heuen. Blödsinn!«

Natürlich hat sie recht. Einerseits. Andererseits ist die Desinfizierung per Ozon die beste Lösung. Im Wasser ist schließlich kein O_3 mehr, das hat man vorher nur durchgeleitet. Aber die Technik ist teuer, und die Schwimmbäder haben sich eben einmal auf Chlor eingestellt. Seltsam überhaupt, wie flexibel die Menschheit im Lauf ihrer Geschichte mit Begriffen wie Gift und Heilmittel umgegangen ist. Es gab Zeiten, da saßen Asthmakranke in Bergwerkstollen und atmeten gierig radioaktives Radon ein – diese Therapie galt als der Königsweg bei Atemwegserkrankungen und Rheuma. Bergarbeiter bekamen Lungenkrebs davon. Mit dem Ozon ist es nicht anders. Mitte des 19. bis ins 20. Jahrhundert hinein gab es in vielen Haushalten Ozongeneratoren, mit denen man sich das eklige Gas in Nase und Ohren blasen konnte, aber auch auf schlecht heilende Wunden oder Hautpartien mit Schuppenflechte.

Quecksilber war auch einmal die angesagte Arznei, bis auffiel, dass mehr Menschen davon vergiftet als geheilt wurden. Na ja, eigentlich hat es ziemlich lange gedauert, davon zeugen die letzten Amalgamfüllungen in Millionen deutscher Zähne. Arsen benutzten die Zahnärzte übrigens noch bis in die 1950er Jahre und töteten damit kranke Zahnwurzeln ab.

Und all das ist auch kein Skandal, denn warum sollte es ausgerechnet in der Medizin anders zugehen als in allen Naturwissenschaften? Alle sind doch von einem Fehler zum nächsten gestolpert, auch wenn sich das Wissen ständig vergrößert hat. Die Geschichte der Wissenschaften ist eine der Irrungen und Wirrungen. Zu jeder Zeit gab es neue Wahrheiten, die als endgültig stabile Fakten galten – bis die nächste Wahrheitsreform sie widerlegte. Verwunderlich ist nur, dass niemand daraus gelernt hat und selbst heute noch jeder glaubt, was momentan »state-of-the-art« ist, muss auch stimmen. Einen gemäßigten Hypochonder beruhigen solche Gedanken natürlich nicht gerade. Denn wenn man sich das medizinische Wissen im Lichte seiner Geschichte ansieht, muss man auch den aktuellen Wissensstand als äußerst vorläufig begreifen, quasi als das letzte Update, als Medizin 2.10.

Mit solchen Gedanken stieg ich aus dem Wasser, denn jetzt kamen die dicken Damen.

Auf dem Weg zurück zu den Umkleidekabinen kamen wir an dem reichlichen Fitnessangebot vorbei, mit dem das Dante-Bad seine Gäste verwöhnt – Saunen, Dampfbäder, Ruheräume und ein Gerätepark hinter einer Glaswand, durch die man Dutzende schwitzender Menschen auf Strampelrädern, Treppenattrappen und Langlaufsimulatoren beobachten kann. Ohne Fitnesscenter kommt heute keine Billigpension mehr aus, in den meisten Firmen gibt es einen Fitnesskeller (war früher der Bumskeller oder die Hausbar) und schon in jeder Kleinstadt einen *MacFit* oder *BodyCare*.

Das war für mich immer das große Grauen, bis ich vor einem Jahr Mitglied in einem solchen Verein werden musste. Ich betone: musste!

Fitness-Hypochonder

Besonders lächerlich wird es, wenn Fitnesstrainer den römischen Dichter Juvenal mit *mens sana in corpore sano* zitieren und damit andeuten wollen, in einem gesunden Körper wohne auch ein gesunder Geist. Der römische Spötter (etwa 60 bis 120 nach Chr.) hatte es aber etwas anders gemeint. Sein kompletter Kommentar zur römischen Sportbesessenheit lautete nämlich: *Orandum est ut sit mens sana in corpore sano*. Weil ihm schon damals der grassierende Fitnesskult auf die Nerven ging, schrieb er ironisch, dass man darum beten solle, dass in diesen gesunden Körpern auch ein gesunder Geist leben möge.

Das wollte ich Helmut aber nicht sagen, als er mich zur »Schnupperstunde« begrüßte und mir die Hand gab. Er hatte wahrscheinlich gelernt, dass der Händedruck eines Fitnesstrainers seine Visitenkarte ist. Sehr beeindruckend, in Papier etwa vergleichbar einer Büttenkarte mit Goldprägung. Ich habe auch keinen schlechten Händedruck, und so standen wir eine stumme Viertelminute da und drückten dem anderen jeweils die Rechte.

»Wenn der Rest auch so gut beieinander ist, kann ich dir nicht viel helfen«, sagte Helmut.

»Das ist leider meine einzige trainierte Stelle. Sie werden sehen ...«, upps, hier herrscht doch Duz-Zwang! Hatte ich glatt vergessen. In Fitnessstudios kommt man sich deshalb oft wie in einem Swingerclub vor, spätestens an der Saftbar. Dort gibt es nur isotonische Getränke und bunte Limonaden, aber alle tun so aufgedreht, als hätten sie mindestens drei Cuba Libre intus.

Ich stand mit dem Rücken zur Saftbar und hörte wildes Gequietsche. Drei Damen saßen auf Barhockern, mit – wie bei

Sportlerinnen anscheinend üblich – übereinander geschlagenen Beinen und hochgesteckten, wilden Haarbüscheln. Die vorherrschenden Farben waren zitronengelb, violett, neonpink und hellblau.

»Daran gewöhnst du dich schon«, sagte Helmut und schlug mir auf die Schulter. An die Damen? An das Duzen? Dass man hier immer »gut drauf« ist? Niemals. Aber ich musste trainieren, schließlich war ich vier Monate an Krücken gehumpelt, das rechte Bein war dünn und kraftlos geworden, und sein Volumen hatte sich komplett um meine Hüften gelegt, und zwar erstaunlicherweise nicht als Muskelstrang, sondern als Fettrolle. Ein medizinisches Wunder. Wäre meine Hypochondrie etwas stärker ausgeprägt, hätte ich an eine seltene Krankheit geglaubt, etwa an *Morbus Darmstadt* oder *Retroperitonealfibrose*. Aber ich wusste, dass diese vier bewegungsarmen Monate nun in ebenso vielen Monaten und mit harter Arbeit wiedergutgemacht werden mussten. Schrecklich war nur, dass hier alle um einen herum stöhnten, schwitzten oder Illustrierte lasen, die besser unter der Ladentheke geblieben wären. Und dass man sich ständig duzen musste. Außerdem herrscht in Fitnessstudios absolute Humorfreiheit. Bei meinem war es jedenfalls so. Als mir Helmut die ersten fünf Geräte erklärt hatte, meinte ich, dass für die individuellen Einstellungen an jedem Gerät eine Feinmechanikerlehre sicher sehr hilfreich wäre.

Er sagte: »Ach, das schaffst du schon.«

Na prima. Seitdem versuchte ich keinen Witz mehr. Ich machte jeden zweiten Tag Krafttraining, wobei ich zwei Hanteln, die man kaum in meinen Händen erkennen konnte (große Hände!), seitlich hob und senkte – während stämmige Männer gewaltige Gewichte drückten, Hantelstangen mit einem Dutzend schwarzer Eisenscheiben daran hoch über die Köpfe hoben, an Stahlfedern und Seilen rissen, einarmig Liegestütze machten und dabei stöhnten, schnauften und kehlig aufschrien. Ich war froh, wenn ich wieder in Ruhe auf meinem Crosstrainer stehen durfte, zwei Stöpsel im Ohr, und auf den riesigen Flatscreen schauen durfte, auf dem nur Kochshows oder Lifeübertragungen aus dem Zoo liefen, natürlich niemals arte, 3sat oder wenigstens ein harmloser öffentlich-rechtlicher Sender. Manchmal sprühte einer die Griffe seines Crosstrainers mit etwas Desinfektionsspray ein und putzte sie mit einem Taschentuch ab, aber darauf konnte man sich nicht verlassen. Dabei weiß man ja, dass gerade solche Griffe die perfekten Infektionsherde sind. Ich gewöhnte mich daran, jeden Griff zu desinfizieren, bevor ich ihn anfasste, und noch einmal, nachdem ich mit dem Gerät fertig war. Das gab seltsame Blicke. Wenn man die Blicksprache übersetzte, hieß das: »Schaut euch diesen Schlappschwanz an! Richtige Männer desinfizieren mit Schweiß! Bestimmt ein Hypochonder.«

Es mag ja sein, dass Fitnessstudios gesund sind, aber was sie einem an körperlicher Gesundheit bringen, geht an psychischer wieder verloren.

Außerdem hatte ich den starken Verdacht, dass hier nach dem Hoffnungsprinzip »forever young« trainiert wurde, und das geht ja gar nicht. Da sind sich alle Hypochonder und einigermaßen intelligenten Menschen einig: Für immer jung? Wie schrecklich!

In der »Bibliothek« (links neben der Saftbar, Bestand: 17 Taschenbücher) fand ich dann auch eine detaillierte Anleitung, wie man 100 Jahre alt wird. Falls Sie Interesse haben, es geht ganz einfach: nicht rauchen, nur saubere Luft atmen, Stress vermeiden, früh aufstehen, wenig Alkohol trinken, oft verreisen, nur an morgen denken, aktiv und flexibel sein, nur dünnen

Kaffee trinken, die körperlichen Selbstheilungskräfte unterstützen, jeden Tag eine Banane essen, keine öffentlichen Duschen benutzen, positiv denken, keine Tabletten einnehmen, dreimal Sport pro Woche, eine gute Beziehung und großartigen Sex haben, Fett und Zucker meiden, ebenfalls Weißmehl und künstliche Aromastoffe, auf die Übersäuerung des Körpers achten, kein Fleisch essen, ein Hobby ausüben, keine Diäten machen, sich nicht sorgen, viel frisches Obst und Gemüse essen, sich um Freunde und die Familie kümmern, viel Wasser trinken, wenig fernsehen, lachen, kein Handy benützen, Tagebuch führen, früh zu Bett gehen, meditieren, Kreuzworträtsel lösen, auf die Körperhygiene achten, sich ab und zu mal eine kleine Freude machen, gute Bücher lesen, klassische Musik hören, singen und ein Instrument spielen, und jedes Jahr einmal zum Hausarzt und zum Zahnarzt gehen.

Das ist schon alles, was man beherzigen muss, um alt zu werden und jung zu bleiben. Das Buch hatte allerdings 300 Seiten, ich gebe nur eine knappe Zusammenfassung. Aber wahrscheinlich hatte es keiner meiner Kollegen im Fitnessclub gelesen, denn über Duzen, Hanteltraining und Laufbänder stand nichts darin. Ich weiß nicht, was schlimmer ist, Fitnessstudios oder Gesundheitsbücher, aber wahrscheinlich gehören sie beide zu den Sieben Plagen der Neuzeit. Sie erinnern sich? Die Sieben Plagen der Endzeit aus der Johannisoffenbarung waren: schlimme Geschwüre an allen Menschen, die das Zeichen des Tieres tragen, das Meerwasser wird zu Blut und alle Meereslebewesen sterben, Flüsse und Quellen werden zu Blut, die Sonne versengt die Menschen, das Reich des Tieres wird verfinstert, der Euphrat trocknet aus, und ein großes Erdbeben vernichtet alle Inseln und Berge.

Das hat den Menschen vor 2000 Jahren vielleicht Angst gemacht, heute braucht man schon ordentliche Drohungen. Ich nenne sie die Sieben Plagen der Neuzeit: Fitnessstudios, Ratgeberbücher, Gesundheitsforen, Paybackkarten, Distanzzonen, Morningshow-Radiomoderatoren und Callcenter.[6]

Sollten Sie jetzt glauben, ich wäre etwas vom Pfad abgekommen, kann ich Sie beruhigen: Ich weiß durchaus, dass wir noch beim Thema Hypochondrie sind. Besser gesagt, beim Thema Hypochondrie und Sport. Es gibt Sportarten, die gefährlich sind, solche, die problematisch sind, andere, die die Gelenke schädigen, die Wirbelsäule, das Immunsystem, Sehnen und Muskeln. Und es gibt Sportarten, die gesund sind. Kein Nichthypochonder würde jedoch Yoga, Tai-Chi oder Qi-Gong als Sportarten bezeichnen. Dann noch eher Stretching, Schach oder Fang-den-Hut. Aber vorstehende asiatische Bewegungsstrategien werden eben von Hypochondern bevorzugt. Natürlich auch fernöstliche Meditationen, tibetisches Klangschalenreiben und Fadenspiele, bei denen jedoch die Verletzungsgefahr relativ hoch ist, weil man sich bei bestimmten, komplizierten Fingerstellungen und Fadenverknüpfungen leicht die Blutzufuhr abschneiden oder einen Finger brechen kann.

Kurz und gut, Hypochonder sind keine Sportler. Die Familie Eberling, die einzige mir bekannte Partnerschaft zweier Hypochonder, hat mich allerdings letzten Winter zu einem *Wellness-Snow-Event* eingeladen. Ich dachte, wir würden uns in Heubädern rumfläzen, dabei politisch korrekten Nicaragua-Cappuccino schlürfen, uns von zarten ceylonesischen Mädchen mit warmem Aromaöl betropfen lassen und gleichzeitig eine Fußreflexzonenmassage genießen – mit Blick auf das verschneite Matter-

6 Ich empfehle zu diesem Thema übrigens das Standardwerk *Grauen des Alltags*, vom nämlichen Autor und erschienen in ebendiesem Verlag.

horn. Weit gefehlt. Heinz Eberling fragte mich nach meiner Schuhgröße.

»Sechsundvierzigeinhalb«, sagte ich. Das entspricht einerseits fast der Wahrheit, andererseits ist diese Größe ein probates Mittel, geliehenen Schlittschuhen und den bunten Plastikklötzen, mit denen sich der Mensch auf Carvingskiern befestigt, elegant aus dem Weg zu gehen.

»Also XXL. So genau geht es beim Power-Snow-Walking nicht zu.«

»Power-Snow-Walking? Ist das dieser Eskimoschwachsinn, bei dem man sich Tennisschläger an die Füße schnallt und durch den Tiefschnee hüpft?«

Natürlich hätte ich nicht Eskimos sagen sollen. Es heißt Inuit, ich weiß. Richtige Hypochonder sind auch politisch extrem korrekt (siehe Anhang unter pc). Aber damals war ich einfach zu angefressen, um korrekt zu sein.

Nicht, dass ich es provoziert hätte, aber es wurde tatsächlich ein sehr anstrengender und stellenweise hysterischer Sporturlaub. Meine Frau war natürlich nicht mitgefahren, sie kann die Eberlings nicht ausstehen.

»Nervensägen und Jammerlappen alle beide!«, lautet ihre wissenschaftliche Diagnose. »Sie reden den ganzen Tag über ihre erfolgreichen Kinder, über den Ärger, den man mit einem Ferienhaus in der Toskana hat, und was man alles nicht mehr machen kann, wenn man älter wird. Schrecklich.«

»Ich weiß. Aber Heinz ist mein ältester Freund. Schlimm, dass er diese Frau geheiratet hat. Lu hat ihm besser getan.«

Lu war seine Ehemalige, Kieferorthopädin und eine handfeste Hamburger Blondine. Wenn Heinz über Schmerzen im Ellenbogen klagte und laut darüber nachdachte, ob es vielleicht ein Knochentumor oder beginnende Osteoporose sein könnte, nahm ihn Lu am Arm und sagte: »Komm, Heinz, wir fahren in die Klinik und lassen ein CT machen. Vielleicht behalten sie dich ja gleich stationär, ich kenne den Chef.«

Dann war Ruhe. Lu hatte eine sehr handfeste Art, die gedämpfte Hypochondrie (wie ich sie mal nennen möchte, und die meinen Freund Heinz und mich verbindet) auszubremsen. Leider trennten sich die beiden, und Heinz ging es fast ein Jahr sehr schlecht. Wir trafen uns häufig, betranken uns regelmäßig, was die Sympathie meiner Frau zu meinem ältesten Freund deutlich verminderte, und bei einer Selbsthilfegruppe lernte Heinz dann Elisabeth kennen. Seitdem grüble ich darüber nach, wie viel Leid im modernen Leben wohl daher kommt, dass Menschen sich in Selbsthilfegruppen kennenlernen und anschließend ein Paar werden. Früher konnten ausgleichende Charaktere zusammenleben, ein Choleriker und eine Melancholikerin, ein Narziss und eine Frau mit Helfersyndrom, ein amerikanischer Konzeptkünstler und ein italienisches Pornomodel. Heute lernt man sich auf Treffen der Anonymen Alkoholiker kennen, bei Raucher-Selbsthilfegruppen und Osteoporose-Foren. Wobei ich finde, dass Literaturkränzchen, Yogaklassen und Volkshochschulkurse für Landschaftsmalerei nicht viel besser sind. Jedenfalls kommen immer die Leute mit denselben Macken und Marotten zusammen, und das kann ganz schön schrecklich sein.

Das Wintersportwochenende mit Heinz und Elisabeth war ganz schön schrecklich. Dabei hätte es so entspannt und informativ werden können. Denn Hypochonder unter sich können sich wundervoll unterhalten. Man tauscht Neuigkeiten über Krankheiten und Anregungen für Therapien aus, man bekommt jede Menge Tipps und vor allem – Teststreifen. Es gibt inzwischen eine Unmenge von Schnelltests, die man zu Hause machen kann. Das Beste – jedenfalls für Hypochonder – ist, dass man auch die Auswertung alleine besorgen kann. Man kann etwa einen Darmkrebs-Früherkennungstest selbst auswerten, einen Spermatest, einen Schnelltest zur Erkennung von Prostata-Erkrankungen und einen Menopausentest; man kann seinen Blutzucker testen, sein Säure-Basen-Gleichgewicht, man kann mit einem Allergie-Schnelltest herausbekommen, ob man auf Birke, Roggen, Beifuß, Lieschgras, Hausstaub, Mehlmilben, Katzen, Hunde oder Schimmelpilze allergisch reagiert. Formaldehyd ebenso wie Schwangerschaften ... alles ist per praktischem Schnelltest nachweisbar, der Himmel auf Erden für aufgeschlossene Hypochonder. Und man kann sich untereinander über die richtige Anwendung von Teststreifen und Einmal-Lanzettiergeräten austauschen. Die Farbe auf Teststreifen mit der Vorlage zu vergleichen, ist ein beliebter Sport: Ist es nun eher gelb oder orange? War das wirklich der Morgenurin, nüchtern, Mittelstrahl? Fast so spannend wie ständig den Blutdruck zu messen. Wenn man vierzigmal hintereinander die Manschette aufbläst, fühlt sich der Arm langsam ganz lahm an – und außerdem kommt jedes Mal ein anderes Ergebnis heraus. Magisch.

Hypochonder unter sich garantieren immer spannende Unterhaltungen, wobei es am Schluss leider immer zum Streit kommt – wenn einem die anderen nämlich nicht glauben wollen, dass man selbst der Kränkste ist.

Es wurde kein entspanntes Hypo-Weekend, es wurde eine grausame »Mir-geht's-ja-so-gut«-Farce, wahrscheinlich nach Elisabeths Drehbuch. Ich wurde höchstwahrscheinlich nur eingeladen, damit ich die plötzliche Verwandlung eines chronisch kranken Paars zu einem vor Gesundheit strotzenden Powerteam die nötige Bewunderung zollte. Sie schienen beide per Wunderheilung zu Batman und Supergirl geworden zu sein. Und ich war wohl als Kontrast vorgesehen. An diesem Wochenende merkte ich, dass oft das Sein dem Schein unterliegt. In der Theorie war mir das zwar durchaus bekannt, aber noch nie hatte ich es so exemplarisch miterlebt. Heinz hatte zwar immer noch seine Fettringe an den Hüften, aber jetzt nannte Elisabeth sie *Love Handles* und streichelte sie lasziv. Mein Bäuchlein wurde hingegen ziemlich abfällig betrachtet, auch wenn ich es einzog. In unserer Beziehung schien es einen deutlichen Klimawandel gegeben zu haben. Nichts mehr mit Hypochonderspäßen, dem gemeinsamen Interesse an aktuellen Infektionskrankheiten und neuen Medikamenten. Die beiden waren ganz offensichtlich »geheilt«.

Wenn so das Gegenteil von einem Hypochonder aussieht, dann bleibe ich lieber einer, dachte ich. Laut sagte ich jedoch:

»Ihr seht wirklich phantastisch aus! Dann können wir's ja locker angehen. Ich hatte schon Sorge, ihr hättet das ernst gemeint mit dem Sportwochenende.«

Heinz und Elisabeth schauten sich an.

»Lieber Freund«, sagte Heinz, und in seiner Stimme schwang so etwas wie mitleidiges Staunen mit, »von nichts kommt nichts. Wer fit und gesund sein will, muss seinen inneren Schweinehund bekämpfen. Das haben wir beide nämlich gelernt!«

»Ganz genau«, sagte Elisabeth und strich sich stolz über das sonnengebräunte Dekolleté, das von energischen Vertikalfalten gegliedert war. »Es bedeutet Arbeit und verlangt Konsequenz – aber es lohnt sich. Ich habe mich mein Leben lang nicht so gesund und dy-na-misch gefühlt. Herrlich!«

Sie stieß beide Arme ekstatisch in die Luft, zur Seite, nach vorne, so wie die Boxer sich vor einem Kampf warm machen.

»Du wirst dich nach diesem Wochenende auch viel besser fühlen.«

»Es taut«, sagte ich. »Wird wohl nichts mit dem Schneeschuh-Marathon.«

Elisabeth lächelte. »Macht nichts. Das ist ein Fünf-Sterne-Wellness-Hotel. Hier kannst du dich bei jedem Wetter austoben. Fitnessbereich, Tennishalle, Schwimmbad, Kraftraum, Laufbänder, Crosstrainer, Kabeo, Power-Yoga, Sauna, Dampfbad ... was du willst.«

Ich war einigermaßen schockiert. Unter Wellness hatte ich mir ein angenehm temperiertes Ambiente vorgestellt, Massagen, kühle Drinks am Pool und meinetwegen auch ein Dampfbad (wenn es nicht zu heiß ist), gutes Essen und anständige Bioweine. Dazu dezente Klaviermusik, zur Not auch noch Trockenblumensträuße. Aber das hier erinnerte mich verdächtig an die Bundesjugendspiele[7].

Elisabeth stellte das Programm für den Tag zusammen, und schon nach acht Stunden waren wir damit durch. Aber auch nur, weil es höchste Zeit fürs Abendessen geworden war.

Ich konnte kaum noch die Gabel zum Mund führen. Es gab keinen Wein, weil in der *Wellness-Lounge* keiner auf der Karte stand, dafür alkoholfreies Bier, Rhabarber-Schorle und Kombucha, eine gelbliche Flüssigkeit, in der ein paar Wochen lang ein japanischer Riesenpilz schwamm, der diese gesunde Suppe mehr oder weniger hergestellt hatte. War mir egal. Mir konnte

7 Ich war in meiner Schulzeit sehr stolz gewesen, jedes Jahr aufs Neue eine Siegerurkunde mit der Unterschrift des Bundespräsidenten errungen zu haben. Es dauerte lange, bis ich kapierte, dass die fast jeder kriegt. So was wie ein Trostpreis. Die »wahren Sieger« bekamen Ehrenurkunden!

nichts mehr den Appetit verderben, weil man für ein »Zucchini-Auberginen-Duett an gedämpften Shiitake-Pilzen« keinen Appetit braucht. Nur Todesverachtung.

Nach dem Essen humpelte ich auf mein Zimmer, im Rücken noch die freundlichen Abschiedsworte des Fitnessteams, dass »der Schlaf vor Mitternacht« der gesündeste wäre.

Kurz vor Mitternacht wachte ich auf. Ich verspürte eine gewaltige Lust auf eine Zigarette und einen großformatigen Drink, gerne einen 12 Jahre alten Single Malt. Es musste in diesem Gesundheitstempel doch eine Bar geben. Wo sonst konnten sich die Jungs aus der Küche und vom Service nach der Arbeit entspannen?

Es gab eine Bar. Und es gab einen anständigen Whisky. Die Zigarette rauchte ich auf dem Balkon, auf dem schon jemand stand. Ich erkannte Heinz erst, als er die glimmende Zigarette hektisch in die Tiefe warf. Nachdem er sich wieder beruhigt hatte, wurde es noch ein netter Abend. Er begoss seine *Love Handles* mit fünf bis sechs Whiskys und humpelte mit mir gegen zwei Uhr zurück.

Vor seiner Zimmertür verabschiedete ich mich. »Ihr könnt morgen schon mal ohne mich anfangen«, sagte ich. »Ich treffe euch dann später im Abklingbecken.«

Ich schlief bis zum frühen Nachmittag. Es gibt eben doch ein richtiges Leben im falschen. Als wir zurückfuhren, waren beide sehr schweigsam, Elisabeth knirschte nur leise mit den Zähnen.

Das war eine schlimme Erfahrung gewesen, dabei geht es noch viel schlimmer. Aber das weiß ich nur vom Hörensagen. Ganz schlimm ist es nämlich, wenn man mit seinen Arbeitskollegen ein »Fitness-Event« durchzieht. So wie Paul.

Paul läuft nämlich Marathon, das heißt, er muss. Ab einer

bestimmten Position im gehobenen Management muss man heute nämlich Marathon laufen. Früher war es mal völlig ausreichend, in einer Firmenmannschaft Handball oder Bowling zu spielen, aber das ist lange vorbei. Das ist old school! Jetzt fahren die Chefs von Einkauf, Marketing, Presse, Werbung, Buchhaltung, Personal und Verkauf zusammen mit den Geschäftsführern ein Wochenende nach Frankfurt, nach München oder Berlin – zum Marathon. Super. Und der Gipfel ist natürlich der New-York-Marathon, bei dem all die Führungsetagen von Mineralölfirmen, Hedgefonds, Verlagen, Banken und IT-Firmen über den Asphalt hetzen. Hypochonder sind keine darunter. Die haben viel zu viel Angst vor Dehydrierung, Bänderzerrung oder einem Sonnenstich. Und außerdem ist so ein Läuferpulk natürlich ein einziger riesiger Ansteckungsherd.

Marathonläufer sind zähe, kompromisslose Burschen, echte Ausdauersportler eben. Sie leben gesünder, aber nicht länger. Wenn sie sterben, sterben sie einfach gesünder als ihre unsportlichen Kollegen. Der Trainingseffekt ist zwar deutlich bei Muskulatur, Lungenfunktion und Kreislauf nachzuweisen, aber nicht in der Lebenserwartung. Freie Radikale, die Zellen angreifen, werden nämlich ebenso beim Rauchen wie bei körperlicher Anstrengung gebildet. Lässt sich nur sagen: No sports, no fun, no drugs! Und wieso denn überhaupt so lange leben?

Wellness asiatisch: Die Kräfte der Selbstheilung

Ich weiß nicht, wie es bei richtigen Hypochondern ist, bei mir – und wahrscheinlich bei allen anderen gemäßigten Hypos auch – muss Sport nicht unbedingt mit Schwitzen verbunden sein. Dieser Ansicht kommen verschiedene asiatische Sportarten sehr entgegen, und ich meine hier keine Kampfsportarten wie Karate oder Taekwondo. Seit Jahren besuche ich immer wieder Kurse für Qi-Gong und Tai-Chi, nicht sehr konsequent zwar, aber ein gewisses Grundwissen ist durchaus vorhanden. Dabei geht es um das Chi, diese geheimnisvolle Energie, die man mit ein paar nicht allzu anstrengenden Übungen wecken kann. Wer jemals die Bilder von den Parks in Peking gesehen hat, in denen sich jeden Morgen Hunderte von jungen und alten Menschen langsam und elegant bewegen, weiß, dass Fitness auch anders buchstabiert werden kann. Kleine Hypochonder haben eine große Affinität zu solchen »stillen« Sportarten, denn sie verabscheuen Muskelzerrungen, Kreuzbandabrisse und Bandscheibenvorfälle – all das, was man sich bei »normalen« Sportarten eben so holt.

Die Krone der Chi-Kunst ist es, die Übungen ohne sich zu bewegen im Bett auszuführen – nur in Gedanken und mit der Vorstellungskraft. Und dass solche Phantasie-Fitness tatsächlich funktioniert, haben Hirnforscher nachgewiesen. Im Gehirn sind dieselben Bereiche bei stillen Übungen aktiv wie bei tatsächlichen Bewegungen. Das ist die hohe Schule der Körperertüchtigung. Dazu kommt etwas, was Hypochondern sehr plausibel erscheint: In der asiatischen Tradition gibt es keine Trennung zwischen Körper, Seele und Geist. Alles ist mit allem verbunden, und alles wirkt auf alles ein. Die Kraft des Chi weckt auch die Kräfte der Selbstheilung. Beim Leistungssport muss sich der Körper nach der Belastung erst mal erholen – der milde Sport der Hypochonder ist schon die Erholung.

Gefangen im Netz: Die Fundgrube für Hypochonder

»Sei vorsichtig, wenn du Gesundheitsbücher liest. Du könntest an einem Druckfehler sterben.«

MARK TWAIN

Am Freitag besuchte ich Karen, meine IM. Sie saß am Computer und las das aktuelle Online-Rundschreiben des Zentrums für Gesundheit.

»Nimm dir eine Tasse Grüntee und setz dich dazu. Unglaublich, was diese Woche wieder los ist.«

Ich trank einen Schluck Grüntee, widerliches Zeug, aber ich weiß, es ist ein guter Schutz gegen Darmkrebs, und setzte mich zu ihr an den Laptop. Sie bekommt diesen Rundbrief jede Woche und wollte mich schon ein paar Mal in den Verteiler aufnehmen, aber ich habe eine instinktive Aversion gegen dieses Verstreuen meiner E-Mail-Adresse in den Weiten des Internets. Vielleicht ist das einer der guten Aspekte bei einem – mäßigen – Hypochonder wie mir. Man kann sich schließlich auch digital anstecken.

Keine Ahnung, welcher Verein hinter diesem Rundbrief steckt, aber für Karen ist er perfekt. Im Grunde weiß sie auch, dass nicht alles stimmt und manches übertrieben ist, aber Überschriften, wie man sie hier findet, können ihrer Meinung nach höchstens völlig gefühllose Immobilienmakler oder zynische Banker widerstehen. Menschen ohne Körpergefühl und Interesse für medizinischen Klatsch. Ich las über ihre Schulter mit: »Alzheimer durch Trinkwasser« – »Natürlichen Schutz gegen Dickdarmkrebs« – »Keine Lebensverlängerung durch Chemotherapie« – »Gravierende Nebenwirkungen bei HPV-Impfung« – »Neue Studie beweist: Krebs durch Fleischverzehr« – »Gicht durch Softdrinks?« – »Botox: tödliche Nebenwirkungen« – »Übergewicht durch Süßstoff« – »Hämorrhoiden natürlich bekämpfen« – »11.09.2001 – Eine Anhäufung von Zufällen?«

»Ich frage mich, welchen medizinischen Hintergrund das Datum 11.09.2001 wohl hat?«, sagte ich.

Sie klickte auf den Link, und wir befanden uns eine Sekunde später auf einer durchgeknallten Weltverschwörungsseite, auf der mal wieder erklärt wurde, dass in Wirklichkeit die CIA die Twin Towers gesprengt hatte, um einen Krieg in Afghanistan beginnen zu können, um später den Irak anzugreifen, sich das Öl unter den Nagel zu reißen und anschließend den Israelis die arabische Halbinsel zu übergeben. »Bloody shit!«, sagte Karen und sprang zurück zum Zentrum der Gesundheit. »Ich weiß schon, was du jetzt denkst. Aber muss deshalb gleich alles in diesem Rundbrief Mist sein?«

Tief in meinem Inneren flüsterte eine Stimme »Ja«, aber Karen hatte schon recht, die Überschriften lasen sich einfach zu spannend.

»Klick doch mal auf ›*Alzheimer durch Trinkwasser*‹.«

Als Erstes stellten wir fest, dass der Text, der daraufhin erschien, schon vor zwei Jahren veröffentlicht worden war. Also war es etwas erstaunlich, dass wir zwei Profis der Medizinbeobachtung noch nichts davon gehört hatten, dass »zu viel Aluminium im Trinkwasser das Erinnerungsvermögen beeinträchtigen kann«.

Eindeutige Beweise dafür, dass zu viel Aluminium im Trinkwasser das Erinnerungsvermögen beeinträchtigen kann, wurden 1988 erbracht. Ein Zwischenfall im Wasserwerk in Camelford in Cornwall, England, führte dazu, dass die Bevölkerung dort Wasser mit enorm erhöhten Aluminiumsulfatwerten trank. Gedächtnisverlust war ein sehr verbreitetes Leiden unter den bedauernswerten Menschen, die dieses kontaminierte Wasser zu sich nahmen.

Beweise für einen Zusammenhang zwischen Demenz und Aluminium kommen auch von McLachlans Ontario-Studie, bei der 668 Gehirne von verstorbenen Alzheimerpatienten untersucht wurden. Sie bewies, dass das Risiko, an Alzheimer zu erkranken, bei Personen, die in einer Gemeinde lebten, wo das Trinkwasser mehr als 100 Mikrogramm Aluminium pro Liter enthielt, 2,5-mal höher war, als bei solchen, bei denen der Aluminiumanteil im Trinkwasser unter diesem Wert lag. McLachlans Ergebnisse sind sogar noch spektakulärer, wenn man die Personen betrachtet, deren Trinkwasser mehr als 175 Mikrogramm Aluminium pro Liter enthielt.

Je nach Gruppierung der Patienten betrug die Wahrscheinlichkeit, an Alzheimer zu erkranken, bei diesen Fällen zwischen dem 6,7- und 8,14-Fachen. Ihre Gehirne waren also mit einer etwa 7- bis 8-mal höheren Wahrscheinlichkeit von Alzheimer betroffen, wenn sie regelmäßig Wasser getrunken hatten, das hohe Aluminiumwerte aufwies. Verschiedene Autoren haben versucht, den Zusammenhang zwischen Alzheimer und Aluminium in Zahlen zu fassen. Forbes und McLachlan etwa haben diesen Zusammenhang bei Menschen untersucht, die 80 Jahre oder älter waren.

Nachdem sie sechs andere Faktoren untersucht hatten, nämlich Fluoride, Kieselsäure, Eisen, pH-Wert und Trübheit, entdeckten sie, dass die Menschen, die in Gebieten lebten, wo das Trinkwasser mehr als 250 Mikrogramm Aluminium pro Liter enthält, mit nahezu 10-mal so hoher Wahrscheinlichkeit an Alzheimer erkrankten.

»Hol doch mal schnell die Trinkwasseranalyse für München ein«, sagte Karen, »ich brüh uns noch einen Tee auf.«

»Vielleicht mal einen schwarzen zur Abwechslung.«

»Viel zu ungesund. Grüner Tee ist zellschützend und krebsvorbeugend.«

»Ach so. Ja dann.«

Schöne neue Welt. Wer hätte das vor 50 Jahren gedacht, dass man schnell mal eben die Trinkwasseranalyse für München einholen könnte, in der Zeit nämlich, die es braucht, zwei Tassen Grüntee aufzubrühen! Ich klickte mich auf die Website der Münchner Stadtwerke und lud die aktuellen Angaben herunter. Alles war da: Leitfähigkeit, Eisen, Mangan, Chlorid, Sulfat, Nitrat und Nitrit, Calcium, Magnesium, Kalium, Natrium, TOC (organisch gebundener Kohlenstoff), Härte, pH-Wert, Fluorid, Kupfer, Blei, Ammonium ... aber kein Wort von Aluminium.

»Karen! Aluminium kommt nicht vor!«

»Siehst du!«, rief es aus der Küche. »Schon erwischt! Sie verschleiern es! Bestimmt sind die Grenzwerte überschritten!«

Man darf das Karen nicht übelnehmen; sie ist durch ihre Herkunft gehandikapt. Amerikaner vermuten überall eine Verschwörung. Wahrscheinlich haben sie, was ihr Land betrifft, auch recht, aber deutsche Wasserwerke zu verdächtigen, das geht schon etwas zu weit.

»Wahrscheinlich ist einfach kein Aluminium drin«, sagte ich.

»Ha!«, rief sie und ließ sich neben mich auf den Bürostuhl fallen. »Du bist vielleicht naiv. Das werden wir gleich haben.«

In der nächsten Stunde eruierten wir, dass in der westlichen Welt Demenz eindeutig kein seltenes Problem ist. Ein gewisser Dr. Katzman (Amerikaner, also schon verdächtig!) behauptet sogar, dass bei Menschen über 75 Jahren Demenzerkrankungen genauso häufig auftreten wie Herzinfarkte und doppelt so häufig wie Schlaganfälle. Angebliche (das angebliche ist von mir) Beweise für einen Zusammenhang zwischen Demenz und Aluminium kommen auch von McLachlans Ontario-Studie, bei der 668 Gehirne von verstorbenen Alzheimerpatienten untersucht wurden. Die Studie zeigte, dass das Risiko, an Alzheimer zu erkranken, bei Personen, die in einer Gemeinde lebten, wo das Trinkwasser mehr als 100 Mikrogramm Aluminium pro Liter enthielt, 2,5-mal höher war als bei solchen, bei denen der Aluminiumanteil im Trinkwasser unter diesem Wert lag. Dann klickten wir uns zur Weltgesundheitsorganisation durch und lasen deren Grenzwerte für Aluminium im Trinkwasser. 0,2 Milligramm pro Liter, dasselbe wie bei der Deutschen Trinkwasserverordnung. Das brachte uns auch nicht weiter, also rief ich meinen Bruder an, der Professor für Chemie ist und in letzter Zeit etwas genervt reagiert, wenn ich mich melde.

»Hallo, ich sitze bei Karen, und wir haben gerade eine besorgniserregende Geschichte gelesen ...«

»Hör doch auf! Ich weiß schon, wenn du so anfängst, kommt wieder irgendeine Esonummer oder eine Verschwörung der Pharmaindustrie.«

»Nein. Es geht um Aluminium. Ich schreibe doch gerade dieses Hypochonderbuch, und hier steht, dass Alzheimer durch Aluminium im Trinkwasser befördert werden kann.«

Mein Bruder atmete laut aus, so als hätte er ziemlich lange die Luft angehalten. Vor Spannung?

»Alles Quatsch. Aluminium ist völlig unbedenklich. Wenn du's dir nicht gerade aufs Butterbrot streust.«

So was sagt er immer. Chemiker müssen das sagen. Ich erinnere mich, dass im Keller unserer Mutter noch die Reste seines Labors stehen (schon seit über 30 Jahren!), unter anderem Flaschen mit Totenköpfen darauf und so unfreundlichen Aufschriften wie »Arsenmonosulfid«. Jaja, alles ganz harmlos! Ich erinnere mich noch, dass er seinen Zeigefinger in diese Flasche reingesteckt und ihn dann abgeleckt hat. Aber es war nicht der Zeigefinger, es war der Ringfinger, das hab ich Gott sei Dank noch gemerkt. Alter Chemikerspaß.

»Im Ernst. Ich les dir mal eben den Text vor, stöhn nicht! – *Der Tag beginnt mit einer Dusche. Wenn das Wasser sauer ist und zudem zu wenig Kalzium und Magnesium enthält, dann dringt dabei möglicherweise Aluminium durch Poren und Nase in den Körper ein. Dies ist besonders wahrscheinlich, wenn das Wasserwerk Aluminiumsulfat als Antiflockungsmittel einsetzt, um Sedimente zu verhindern. Nachdem man sich abgetrocknet hat, verwenden die meisten Menschen ein Deodorant – meist eines, das Aluminium enthält. So wird der Körper mit einer Schicht Aluminium bestrichen. – In ähnlicher Weise enthält Tee, der mit saurem Wasser zubereitet oder mit Zitronensaft abgeschmeckt wurde, deutlich höhere Mengen an biologisch verwertbarem Aluminium als üblich, denn das Metall, das sich in den Teeblättern befindet, ist in Wasser mit einem niedrigen pH-Wert besser löslich.* – Na, was sagst du?«

»Das Metall, das sich in den Teeblättern befindet? Völliger Blödsinn! Ich muss jetzt zur Vorlesung. Tschüs.«

Karen schnaufte. »Ganz schön arrogant, diese Wissenschaftler. Ich glaube ja, die wissen selber nix.«

Ich schwieg, weil mich mein Bruder mit seinem wie aus der

Pistole gefeuertem Blitzwissen immer ziemlich beeindruckt. Aber eine zweite Meinung sollten wir schon noch einholen.

Das Thema Alzheimer durch Aluminium im Trinkwasser mussten wir also vertagen, das hieß, Karen schrieb es auf einen gelben Post-it-Zettel und klebte ihn an die Pinnwand, wo er neben vielen anderen gelben Zetteln die Themen abbildete, die sie in nächster Zeit ausgiebig zu recherchieren hatte.

Dann wandten wir uns dem nächsten Thema des Zentrums der Gesundheit zu: »Tödliche Nebenwirkungen bei Botox-Injektionen.«

»Können wir glatt überspringen«, sagte ich. »Welcher Hypochonder lässt sich schon freiwillig ein Gift spritzen! Ich wollte sagen, welcher normale Mensch!«

Das war knapp gewesen. Karen hatte die Augenbrauen schon gefährlich zusammengezogen.

Das nächste Thema war *Übergewicht durch Süßstoff*. Ein alter Hut für einen ... medizinisch interessierten Menschen. Klar, die Bauchspeicheldrüse wird ausgetrickst, der Insulinspiegel steigt ständig, damit der Appetit ... jaja, nicht mit uns! Borreliose durch Zeckenbiss war auch kein Thema, das uns vom Stuhl riss. Schließlich hatte Karen eine Zeckenkarte von Südeuropa in der Küche hängen, eine zwar gewöhnungsbedürftige Alternative zu den üblichen Spaghettipostern und Küchenkräuterplakaten, aber um einiges informativer. Dann endlich kamen die Hämorrhoiden, die ich immer noch so schreibe, wie es sich gehört. Aber weil 98 Prozent aller Gymnasiasten dieses Wort traditionell falsch geschrieben haben, wurde von der Gesellschaft für Deutsche Sprache zusammen mit der Duden-Redaktion eine Light-Fassung erarbeitet: Hämoriden. Süß, was? Damit das Bildungsniveau wieder steigt. Aber nicht das finde ich so schrecklich, sondern dass im Duden unter Hämoride zu lesen ist: *leicht blutender Venenknoten des Mastdarms.* Venenknoten?! Wäre das ein Knoten, liebe Leute, würde sich das Blut stauen, bis wir einen Fußball am Hintern hätten. Gesellschaft für Deutsche Sprache: Bleib bei deinem Spezialgebiet, der verbalen Verschlimmbesserung, und überlasse medizinische Feinheiten uns, den Ärzten und Hypochondern! Sogar die Amerikaner schaffen es übrigens, *haemorrhoids* zu schreiben.

Aber zur Sache. Es war für uns nichts Neues, dass es Nahrungsmittel gibt, die das Blut übersäuern und sich auf ein schwaches Gewebe nachteilig auswirken – die besten Voraussetzungen für die Entstehung von Hämorrhoiden. Menschen mit solchen Juckrosetten sollten sich fernhalten von Milchprodukten und tierischem Eiweiß, von Zucker- und Weißmehlprodukten, Kaffee, schwarzem Tee, Alkohol und Nikotin. Also von allen Dingen, die gut schmecken und Spaß machen.

Aber dann kam unser medizinischer Internetdienst auf Touren:

> Außerdem ist es günstig, gleichzeitig Pflanzen oder deren Teile zu verwenden, die die Venen und Kapillaren im Rektum reinigen und regenerieren. Zu diesem Zweck bieten sich die Beinwellwurzel und die Weißeichenrinde an. Beides ist in Pulverform erhältlich.
>
> Vermischt man beide Pulver mit Kakaobutter, kann man sie zu einem Zäpfchen formen, das ungefähr die Größe des kleinen Fingers hat. Anschließend wird es in den Kühlschrank gelegt. Jeden Abend vor dem Schlafengehen wird ein Zäpfchen eingeführt.
>
> Durch die Körperwärme schmilzt die Kakaobutter, und die Pflanzenwirkstoffe werden kontinuierlich an das umliegende Gewebe abgegeben. Dabei desinfizieren und reinigen sie das Gewebe, entfernen Blutgerinnsel und wirken regenerierend und

adstringierend, so dass sich die Hämorrhoiden wieder zurückbilden können.

»Das machen wir«, rief Karen begeistert. »Wir kaufen uns Beinwellwurzel, Weißeichenrinde und Kakaobutter und machen uns Zäpfchen. Superidee!«

Ich finde ihre spontanen Kreativitätsschübe üblicherweise sehr angenehm, aber das mit den selbst gebastelten Hämorrhoidenzäpfchen ging mir dann doch zu weit. Vor allem, nachdem ich auf ihrem Nachttisch (Sie fragen sich, was ich an ihrem Nachttisch zu suchen habe? Na, sie hat mir letzte Woche eine Nackenmassage verpasst, mit einem neuen Luffahandschuh, völlig harmlos!) eine Ausgabe von Charlotte Roches *Feuchtgebiete* entdeckt hatte. Also, diese neue schicke Girlienummer der Spieltherapie mit allen Körpersäften und Rosetteninspektion gehört nicht zu meinen Favoriten. Bin ich einfach zu alt dafür.

»Karen, darf ich dich darauf aufmerksam machen, dass ich gar nicht unter Hämorrhoiden leide.«

»Mein Gott! Erstens weißt du das nicht so genau, sind bestimmt schon welche im Kommen. Es ist immer besser vorzubeugen – wehret den Anfängen. Und außerdem: Schaden kann es ja wohl nicht!«

Das war ein Argument, dem sich kein Hypochonder (nicht einmal so ein kleiner wie ich) verschließen kann: Es schadet wenigstens nicht. Das ist schön, denn wie viele Dinge schaden uns Tag für Tag, Minute für Minute! Feinstaub, Dieseldämpfe, CO_2 und Grippeviren, Uran im Leitungswasser und PAK in den Plastikschlappen, Lösungsmittel in der Druckfarbe der Zeitungen, die kosmische Hintergrundstrahlung und der Krach der Bohrmaschine in der Wohnung über uns – wahrscheinlich schadet uns sogar die Aufzählung all der schädlichen Einflüsse, die das Leben für uns bereithält. Mal mental gesehen.

Wir zogen also tatsächlich los zu Karens Kräuterladen. Sie hat, wie die meisten Hypochonder, ein Netzwerk der verschiedensten Gesundheitsstationen in nächster Reichweite ausgekundschaftet: die beste Apotheke, die zweitbeste Apotheke, die beste Drogerie, einen Kräuterladen, einen alternativen, eher dubiosen Africashop (getrocknete Heuschreckenlarven und Ringelblumen aus Marokko), einen Esoladen (Steinsalz vom Himalaya) und einen Sanitätsfachhandel.

Im Kräuterladen roch es dermaßen kräuterig, dass ich einen schrecklichen Niesanfall bekam, was die Verkäuferin mit einem verschwörerischen Seitenblick zu Karen und den Worten »Ah, do kommt's raus, des isch a tipische Reaktion – do isch ebbes mit'm Immunsischtem ned in Ordnung!« kommentierte. Warum müssen Verkäuferinnen in Kräuterläden eigentlich immer Schwäbisch sprechen? Ich wollte ihr noch erzählen, dass ich solche Niesanfälle auch in Parfümabteilungen von Kaufhäusern bekomme oder wenn ich in der Pause einer Opernaufführung in einer Schlange stark deodorierter Damen an der Bar anstehe, aber ich kam vor lauter Niesen nicht dazu. Karen kaufte außer pulverisierter Beinwellwurzel und Weißeichenrinde noch ein japanisches Minzöl, ein Bärlauch-Kräuterkissen, Sanddorn-Orangensaft, Gelee-Royal-Kapseln mit Kieselsäure und Vitamin E, Propolissalbe, Schweizer-Kräuterzucker-Bonbons mit Holunder und einen Anis-Kümmel-Fenchel-Kräutertee. Die Verkäuferin empfahl Karen noch ein alternatives Nasenspray für mich – »Des isch hundertpro pflanzlich, garantiert!« –, und weil ich mich vor lauter Niesen nicht wehren konnte, kaufte es Karen tatsächlich.

Als wir den Laden wieder verlassen hatten, hörte das Niesen sofort auf. Ohne Spray. Spontanheilung.

Die Kakaobutter kauften wir bei einem Öko-Chocolatier, der uns dazu noch eine Tafel 95-prozentige Bitterschokolade mit Guarana einpackte.

»Wenn ich noch nie Hämorrhoiden hatte, nach dieser Schokolade werde ich bestimmt welche kriegen«, sagte ich.

»Du alter Hypochonder!«, sagte Karen, und das hätte sie nicht tun sollen. Man spricht Hypochonder nämlich besser nicht mit ihrer Spezialbezeichnung an. Das mögen wir nicht, nicht mal so kleine Hypochonder wie ich. Kontrollierte Hypochonder, wie ich mich zu bezeichnen pflege.

»Selber Hypochonder! Ausgerechnet du ... wer hat denn mit dieser Bastelstunde für rektale Butterfinger angefangen!«

»Du nennst mich einen Hypochonder! Wer rennt denn jeden Monat zur Darmspiegelung?«

Das stimmt natürlich nicht. Ich war dieses Jahr nur aus Versehen zweimal gewesen, weil ich im September gedacht hatte, die letzte Darmspiegelung läge schon ein Jahr zurück. Mein Hausarzt hätte mir ja auch was sagen können. Wahrscheinlich kommt das von den Zusatzversicherungen. Da glaubt ja jeder Arzt, wer so viel zahlt, der muss auch was dafür geboten bekommen. Egal, ich war jedenfalls ziemlich beleidigt und marschierte stumm neben der ebenfalls ziemlich beleidigten Karen zu ihr nach Hause.

Wir bastelten keine Rektalfinger, und nach einer Tasse Anis-Kümmel-Fenchel-Kräutertee vertrugen wir uns wieder. Bevor ich mich verabschiedete, beschlossen wir, noch ein Computerspiel zu machen. Bei *www.netdoktor.de* auf der Symptome-Seite kann man das beliebte Hypochonderspiel SMW spielen. Kennen Sie nicht? Warum lesen Sie dann solche Bücher? SMW ist die bekannte Abkürzung für »Symptome – Mögliche Erkrankungen – Weiterführende Untersuchungen«, und das Spiel geht so:

Man sucht sich einen Buchstaben des Alphabets aus, nehmen wir mal das »H«, und klickt darauf. Es erscheinen ein paar interessante Angebote, nämlich: Haarausfall, Harn (übel riechend), Harnverhalt, Harnverlust (unwillkürlich), Hörprobleme, Hörverlust, Hautausschlag (fleckig), Hautblasen, Hautknötchen, Hautpusteln, Hautquaddeln, Hautverdünnungen, Hautverdickungen, Hautverfärbung (gelb, Ikterus), Heiserkeit, Herzklopfen, Herzschmerzen, Husten, Husten mit Atemnot. Das ist nicht viel, aber für eine kleine medizinische Online-Unterhaltung gerade ausreichend. Man durchforstet die Symptome und wird schnell fündig.

Karen begann und tippte auf Hautausschlag (fleckig), obwohl ich diesen Begriff für das blasse Muttermal, das sie mir an ihrem Schenkel zeigte, für ziemlich übertrieben hielt.[8] Folgende Möglichkeiten eröffneten sich anschließend: Scharlach, Fleckfieber, Typhus, Masern, Röteln, Ringelröteln, Allergie, Medikamentenüberempfindlichkeit. Karen entschied sich für Ringelröteln, denn die meisten Kinderkrankheiten hatte sie schon gehabt, und Typhus war ihr dann doch zu hoch gegriffen.

»Ringelröteln klingt schön, eigentlich sehr lyrisch.«

»Deshalb hast du es genommen?«

»Man muss auch intuitiv mit Krankheiten umgehen. Ich hab das so aus dem Bauch raus entschieden.«

Aus dem Bauch raus – wie ich diese Formulierung hasse. Egal, wir lasen die Beschreibung dieser »lyrischen Krankheit«.

8 Das ist ein typisches Symptom für Hypochonder: Ein anständiger Hypochonder hält jeden anderen, der mit einer möglichen Erkrankung punkten will, für einen Hypochonder. Sich selbst allerdings – bis auf mich, der ich eingestandenerweise ein »kleiner Hypochonder« bin – niemals.

Ringelröteln (Erythema infectiosum) sind eine gutartig verlaufende Infektionskrankheit, die durch Viren (Parvo-Viren) verursacht wird. Sie tritt im Winter und Frühjahr gehäuft auf. In Kindergärten oder Schulen kann es zu richtigen Epidemien kommen. Die Infektion ist am charakteristischen Hautausschlag auf Wangen und Nase in Form eines Schmetterlings zu erkennen.

Die Krankheit betrifft vor allem Kinder zwischen 5 und 15 Jahren, aber auch andere Altersgruppen können sich anstecken. Eltern kleinerer Kinder und Personen, die mit Kindern arbeiten, tragen ein besonders großes Erkrankungsrisiko. Wer einmal an Ringelröteln erkrankt ist, ist lebenslang geschützt (immun).

»Na also, da hat der Bauch mal wieder schwer daneben getippt.«

»Wieso denn?«

»Kinder zwischen 5 und 15 Jahren, tritt meist im Frühling und Herbst auf und zeigt sich als Hautausschlag auf Nase und Wangen in Schmetterlingsform.«

Karen deutete stumm auf ihren Oberschenkel. Ja, gut, man konnte diesen Fleck als Schmetterling ansehen, allerdings auch als geballte Faust oder einen Micky-Maus-Kopf.

»Du musst diese Beschreibungen genau lesen«, sagte sie. »Auch andere Altersgruppen können sich anstecken. Lass uns mal unter Parvo-Viren nachsehen.«

Wir googelten Parvo. Eine Viertelstunde später waren wir parvomäßig auf dem neuesten Stand. Und natürlich haben Hypochonder (auch so kleine, kontrollierte Hypochonder, wie ich einer bin) keine Schwierigkeiten, mit Fremdwörtern wie »humanpathogene Viren mit einzelsträngigem DNA-Genom« und »autonome Replizierung« umzugehen. Wir wunderten uns etwas, als wir erfuhren, dass diese Parvo-Viren ausschließlich bei

Tieren Krankheiten auslösen sollten. Aus dem Virus der Katzenseuche war 1978 die canine Form entstanden, die eine Pandemie auslöste, die weltweit Millionen von Opfern forderte. Millionen von Hunden waren Ende der siebziger Jahre an Karens Ringelröteln gestorben!

»Hast du das gewusst? Unglaublich!«

Das passiert jedes Mal, wenn man mit Karen lange genug am Computer sitzt. Man stößt auf einen Skandal, eine Pandemie oder wenigstens einen vom amerikanischen Geheimdienst verursachten (und gleich vertuschten) ABC-Unfall. Aber oft reicht auch die nackte geschichtliche Wahrheit. Hätten Sie gewusst, dass an der Spanischen Grippe von 1918 bis 1920 weltweit 500 Millionen Menschen erkrankten und fast 50 Millionen daran starben? Na, eben. Dass weltweit über 40 Millionen an AIDS infiziert sind? Oder dass die zweite Pest Mitte des 14. Jahrhunderts ein Drittel der europäischen Bevölkerung dahinraffte?

Selbstdiagnose und Wahnsinn: Sprechstunde bei Doktor Google

Das Internet ist nicht nur eine Fundgrube für exotische Sexmaniacs, süchtige Ballerspieler, Musikfreaks, verzweifelte Schüler und betrügerische Doktoranden, es ist auch das Eldorado für Hypochonder. Denn Doctor Google hat immer Sprechstunde, 24 Stunden am Tag, auch an Sonn- und Feiertagen.

Per Google oder anderen Suchsystemen ist die Selbstdiagnose ganz leicht geworden, und man kann so auch viel leichter jede Menge Angst kriegen. Ich schaute mir testhalber mal ein paar Einträge an: Zungenbrennen (17 300, für *burning tongue disease* kriegt man aber locker 318 000), Nickelallergie (36 000), Tinnitus (3 760 000), Blähungen (409 000 Einträge), und für Psoriasis findet man gar 8 790 000 Einträge. Wer kann und will so was und so viel lesen?

Die Psychologin Gaby Bleichhardt, die an der Mainzer Universität zu dem Thema Hypochondrie forscht, sagt dazu: »Das Internet ist oft die erste Anlaufstelle für Menschen mit Krankheitsängsten, einfach weil die Hemmschwelle hier niedriger ist.« Die Gefahr besteht ihrer Meinung nach darin, dass sich im Netz zu jedem Symptom gleich eine passende Krankheit als Erklärung finden lasse. »Dadurch verschlimmert das Internet die Ängste der Betroffenen oft noch.« Hypochonder erhielten so im Handumdrehen passende Belege für ihren Krankheitsverdacht: Bauchschmerzen deuten dann auf ein Magengeschwür hin, und ein Kribbeln in den Fingern wird zum ersten Anzeichen von multipler Sklerose. Solche Einträge stehen friedlich einen Mausklick von den verwegenen Theorien der Cyber-Hypochonder entfernt.

Im Internet findet man alles, aber eben hauptsächlich das, was man sucht – soll heißen: Der homöopathisch ausgerichtete Krankheitsinteressierte findet homöopathische Foren, der Pharmafreak findet die besten Angebote der Internetapotheken, der Esoteriker findet heilende Klänge und Zaubersprüche, der Unentschlossene findet jede Menge interessanter Einträge zu seinem Leiden. Denn im Netz kursieren unendlich viele Krankheitsgeschichten, deren Wahrheitsgehalt man unmöglich einschätzen kann.

Hypochonder war gestern – heute leidet man virtuell

Der moderne Hypochonder heißt schon lange nicht mehr so, er nennt sich nun *Cyberchonder.* Angeblich (Google!) hat der amerikanische Forscher Brian Fallon von der Columbia-Universität in New York dieses neue schicke Wort erfunden. Seinen Studien zufolge macht der moderne Cyberchonder nichts anderes mehr, als im Internet seine Symptome zu prüfen. Zur Krankheitssucht kommt dann die Sucht, die Weiten des Internets nach Leidensgenossen zu durchstreifen – und dabei kein Ende zu finden.

Und wie leicht da eine Theorie, eine fixe Idee, sogar ein Missverständnis zur »Realität« werden kann, ist bei der globalisierten Geschwätzigkeit leicht vorstellbar. Neben den privaten Blogs und Foren gibt es auch professionelle Medizin-Portale, solche Seiten, die einerseits informieren – andererseits etwas verkaufen wollen. Und wenn es nur eine verdeckte Gemeinschaftswerbung aller deutschen Dermatologen ist. Die Betreiber von solchen Gesundheits-Portalen weisen allerdings jede Schuld von sich, der Net-Hypochondrie Vorschub zu leisten. Bei *netdoktor.de* etwa heißt es: *Wir wollen Menschen keine Angst machen – es geht darum, mögliche Symptome und Krankheiten besser verständlich zu machen.*

Mag ja sein. Aber diese Seite – wie alle anderen vergleichbaren auch – ist eine schöne Mischung aus Information und Werbung. Man findet hier alle Medikamente, kann sie gleich online bestellen, man kann hier nach Kliniken und Ärzten suchen, nach Pflegeeinrichtungen, Prothesen und Diäten, sogar eine Schönheitsklinik aus Prag bietet auf diesem Forum ihre Dienste an. Ich dachte mir, such doch mal nach einem Zahnarzt in München, mal sehen, ob mein hochverehrter Doktor M. dabei ist. Ich gab also meine Wünsche nach einem Zahnarzt in München ein, der sich mit Keramikfüllungen auskennt – und schwupps, schon hatte ich eine Vorschlagsliste mit acht (!) Zahnärzten, die diese keineswegs abenteuerlichen Voraussetzungen erfüllten. Die Kopfzeile lautete: *Die nachfolgende Liste zeigt die zu Ihrem Wohnort nächstgelegenen Praxen/Kliniken.* Die ersten beiden waren tatsächlich in München, der Rest jedoch nicht – sie waren in Forchhheim, Marburg, Düsseldorf, Berlin und Hamburg. Aber bei jedem stand säuberlich dabei, wie viele Kilometer er von meiner Wohnadresse entfernt praktizierte, der Hamburger immerhin 616 Kilometer entfernt. Und mein Zahnarzt war natürlich nicht dabei, Gott sei Dank. Hätte mich andererseits auch misstrauisch gemacht.

Dass Medizin und Kommerz eng verbandelt sind, ist keine Verschwörungstheorie. Pharmavertreter erfreuen die Ärzte nicht nur mit Probepackungen neuer Mittel, sondern auch mit Einladungen zu Seminaren und Symposien, wobei Reise und Unterkunft natürlich frei sind. Doch das sind Kleinigkeiten angesichts der Internetpower, mit der alles und jeder verknüpft wird. Da werden therapeutische Komplett-Pakete angeboten, Ärzte empfohlen, wie sie das selbst nicht dürften, und die Krankheitsaufmerksamkeit wenn nicht geschürt, so doch wenigstens angekurbelt.

Um auf mein Zungenbrennen zurückzukommen: Es gibt eine kleine Selbsthilfegruppe zu den Problemen der Wechseljahre (mit denen ich wahrscheinlich nichts zu tun habe, aber was weiß der Mensch?!), und da erfuhr ich beim Durchblättern der letzten Einträge jede Menge spannender Details, die sogar mir völlig neu waren. Zum einen soll Zungenbrennen von einem Vitamin-B_{12}-Mangel kommen. Eine zweite Stimme berichtet von einem Hausarzt, der Zungenbrennen als »Kolibri-Krankheit« bezeichnet. Nur weiß kein Mensch, was das sein soll. In einem Forum von Medizinstudenten wird diskutiert, ob Lippenbläschen vielleicht damit in Zusammenhang stehen könnten. Dann soll Vitamin C mit Zink helfen (man verwies darauf, dass es das bei Aldi günstig gibt), dazu noch Johanniskraut und Baldrian (auch von Aldi, langsam hatte ich den Verdacht, die PR-Abteilung von Aldi würde sich im Internet in alle Foren einschleichen, eigentlich keine schlechte Idee) – und da hielt ich es nicht mehr aus. Ich meldete mich an und schrieb meinen ersten Forumsbeitrag:

Hallo, ich heiße Bruno und leide schon seit Jahren unter Zungenbrennen. Zuerst dachte mein homöopathisch eingestellter Zahnarzt, das könnte eine Amalgamreaktion sein. Also ließ ich mein Gebiss sanieren. Das Zungenbrennen blieb. Ein TCM-Arzt aus Peking bepinselte meine Zunge mit flüssigem Stickstoff. Das half zwei Tage lang. Ich habe probeweise für ein halbes Jahr mit Rauchen aufgehört, aber das Zungenbrennen blieb. Ich trinke keinen Schnaps mehr. Das Zungenbrennen ist immer noch da.

Das war's. Dieser Eintrag entsprach beim Fischen dem Werfen einer Angelschnur, an deren Ende ein Haken mit einer köstlichen Herbstfliege hing. Der erste Fisch biss noch am selben Abend an:

hi bruno, kennst du den artikel des israel forsch. joel epstein? unser thema, habe auch schon zb seit jahren. epstein schreibt, er setzt benzodiazepine ein und capsaicin. ist in der chili. esse seit wochen salatsaucen mit viel chili und mache mir son tabascomix. hilft immer nur kurz. Ist es bei dir auch abends schlimmer als am morgen? Peter

Chili also. Prima Idee. Wenn man etwas findet, das noch stärker auf der Zunge brennt, als sie es von selbst schon tut, hat man auf jeden Fall gewonnen. Man kann sich sicher sein, dass die Zunge noch funktioniert. Was mich bei all diesen Foren etwas stört, ist, dass sehr schlampig geschrieben wird. Groß- und Kleinschreibung? Rechtschreibreform? Am nächsten Tag kam es noch schlimmer:

Bruno, hast du dich schon auf Anämie untersucheh lassen? Ganz ganz wichtig, wenn du zu wenige Blutplättchen hast oder Mangelernährung oder Diabetes. Ich hatte auch mal Zungenbrennen aber jetzt isses weg. KarlaLittle

Zu wenig Blutplättchen? Jede Menge gute Ideen, und dass Karla inzwischen schmerzfrei ist, freute mich sehr. Hätte allerdings gerne erfahren, wie sie das angestellt hat. Die nächsten Beiträge kamen lawinenartig, noch dazu aus allen diagnostischen Richtungen. Herpes? Trockener Mund, Medikamentenallergie? Schizophrenie? Zahnstein? Ich stellte fest, dass man als Internet-Hypochonder ein ziemlich dickes Fell haben muss, sonst kommt man leicht auf den Horror.

Soor im Mun doder Herpes oder so. Wenn der Mund trocken ist, kann es auch ne medikamentenallergie sein. Gute site ist www.dentaldean.com
Gute besserung, toto

Burning Zunge wird auch bezeichnet als Glossonydie, schau mal drunter nach
Hug
Herbert

Könnte von scharfen zahnkanten kommen oder zahnstein, vielleicht hast du auch eisenmangel. Meine ärztin sagte mir, ich hätte vielleicht eine glossitis oder stomatitis, eisenmangel, b6 oder b12 mangel – würde aber das allgemeinempfinden nicht stören! Unglaublich. Die kann sich ncith vosrtellen, wie einen so was stören kann.

Trägst du piercing? TZ556

Unter onmeda.de findest du jede Menge dazu, könnte auch Depression sein oder sogar Schizophrenie. Also Vorsicht!
Elli2000

Hast du auch Geschmacksverlust und Taubheitsgefühle auf der Zunge.
Uhu

Versuchs mal mit backpulöver statt zahnpasta zum zähneputzen

Hefepilze im mund, mach eine zucker- und weißmehlfreie diät, soweiso sehr gesund, zucke rudn weißmehl sind das schädlichste überhaupt! Davon kommt alles!

Ich hatte eine schmerzhafte Zunge für <Jahre. Dann nahzm ich einen Vitamin-B Komplex. Nach vier Tagen wurde aus meiner brennednen Zunge eine eunde Zunge. Dann fünf Tage spätrer hörte das Wundsein auf und ich bin inzwischen schnmerzfrei

Es gibt ein mundwaser, peroxyl, hat mir geholfen. Good luck!

Können auch Würmer sein. Das wusste noch unser alter hausarzt, er hat meinen Großeltern eine Wurmkur mit Cognac und Erdbeeren empfohlen.

Meine allerliebste Nachricht aber war diese:

Wenn du eine Frau bist, kann es auch sein, dass du in den Wechsel kommst. Lass mal dein Östrogen kontrollieren. Bei mir dachten sie zuerst hauch es wäre ein Reizdarm.
Alle Liebe Kuschi

Klar, schließlich ist Carla Bruni auch eine Frau, da kann man schon mal auf solche Gedanken kommen. Aber nach dieser Flut von Tipps und guten Ratschlägen fiel mir eine Episode aus Till Eulenspiegel ein, und die geht so: Eulenspiegel saß mit ein paar Stadtverordneten in einer Schenke, und sie unterhielten sich darüber, welcher Beruf wohl der häufigste in der Stadt wäre. Jeder der Anwesenden hatte eine andere Idee, und man wollte sich am nächsten Tag wieder treffen, um das Ergebnis einer offiziellen Zählung abzuwarten. Am nächsten Tag ging Eulenspiegel mit einer verbundenen Backe durch die Stadt und klagte über Zahnschmerzen, und jeder Bürger hatte einen guten Ratschlag für ihn. So gewann er schließlich die Wette, denn Arzt war jeder. Und daran hat sich auch heute nichts geändert, nicht einmal im Internet.

Eine Nacht in der Apotheke

Es war spät in der Nacht. Ich war die letzten Tage umgeben von niesenden und hustenden Menschen gewesen, nur ich hatte mir noch nichts eingefangen. Komisch. Ein Verdacht kommt einem in einer solchen Situation natürlich ziemlich schnell (und da muss man gar kein Hypochonder sein!): Wer sich nicht so leicht ansteckt wie andere, hat wahrscheinlich eine schwere Krankheit. Eine Krankheit, die dermaßen viele Antikörper angeregt hat, dass ein dämlicher grippaler Infekt überhaupt keine Chance hat. Ich kannte mal einen Lithographen, der immer sagte: Wer Krebs hat, kriegt keine Grippe! Er lebt nicht mehr. Ich weiß nicht, ob er an Krebs gestorben ist, jedenfalls war er in den letzten Jahren schwer depressiv, weil keine Lithographen mehr gebraucht wurden. Und zum Online-Druckvorstufen-Fuzzy, wie er das neue Berufsbild nannte, wollte er sich nicht ausbilden lassen. Jedenfalls war ich müde und fühlte mich grippebedroht. Ich brauchte baldigst Vitamin C, hochdosiert, Zink und eine ordentliche Koffeinbombe, die bombigste, die frei verkäuflich ist.

Ich entschloss mich zu einem Besuch bei *medpex*, es hätte aber jede andere Internet-Apotheke sein können – von *Apo* über *DocMorris* zu *QuickPharma* und *Pharma24*.

Eine Online-Apotheke macht es einem Hypochonder (auch einem sehr gemäßigten) leicht und schwer zugleich. In eine normale Apotheke geht man, sagt sein Begehr, nimmt die Medikamente in Empfang, zahlt und geht. Vielleicht kann man in der kurzen Zeit, die die Apothekenhelferin braucht, das Gewünschte herauszusuchen, noch ein wenig durch den Laden stöbern – aber aufsehenerregende Entdeckungen wird man dort nicht machen. In der virtuellen Apotheke ist das anders. Hier lockt im Disney-Land der Hypochonder ein Schaufensterbummel für Körperbewusste und Angsthasen. Auf der Willkommensseite wird man schon mit einem bunten Strauß von Sonderangeboten empfangen. Und auch wenn ich eigentlich nur nach Koffeintabletten und Zink schauen wollte, reizte mich spontan dieses Angebot:

> Laif 600, bei Niedergeschlagenheit und Lustlosigkeit, die sich durch Antriebsarmut, eingeschränkte Leistungsfähigkeit, Bedrücktheit, innere Leere, Mutlosigkeit sowie Angst und nervöse Unruhe bemerkbar machen. Häufig gehen diese Symptome einher mit Schlaflosigkeit, nervösen Herzbeschwerden, Magen-Darm-Beschwerden, Appetitlosigkeit, unspezifischen Rücken- oder Muskelschmerzen, für die es keine organischen Ursachen gibt. Verschiedene Faktoren sind an der Entstehung einer depressiven Verstimmung beteiligt. Dieser Zustand kann u.a. ausgelöst werden, wenn Stress und Alltagssorgen in Beruf und Familie überhandnehmen. Auch können Stimmungsstörungen in den Wechseljahren, deren Ursache in der hormonellen Umstellung und den damit verbundenen körperlichen Veränderungen liegt, dazu beitragen.

Seien Sie ehrlich: Da ist doch bestimmt etwas darunter, das Sie bei sich auch konstatieren würden. Nein? Nicht manchmal niedergeschlagen? Nie nervös oder lustlos? Immer topfit und durchgeladen? Na also. Außerdem war die Großpackung mit

9 Man sagt eben so. Der Korb ist zwar nur virtuell, aber es ist trotzdem ein gutes Gefühl. Es hat etwas von einem richtigen Einkauf in einem nächtlichen medizinischen Supermarkt an sich, in dem man ganz alleine durch die Flure streift und endlich mal Zeit und Muße hat, all die Packungsaufschriften durchzulesen, Preise zu vergleichen und sich zu informieren, was die Pharmaindustrie so an Neuigkeiten anzubieten hat. Für Männer, die das nicht nachvollziehen können: Denken Sie einfach an einen Besuch bei der Internationalen Automobilausstellung – für Frauen: Versetzen Sie sich im Geiste in ein Outlet-Center der teuersten Nobelmarken.

100 Tabletten von 54,30 € auf 48,87 € herabgesetzt. Ein Schnäppchen! Ich legte die Großpackung in meinen Warenkorb[9] und schaute mich weiter um.

Unter den Sonderangeboten gab es ein paar, die man immer nehmen kann, denn bei so was wie *Aspirin*, *Listerine* und *Voltaren* kann man nichts falsch machen. Also rein in den Korb. Bevor ich nach den Medikamenten suchte, wegen derer ich eigentlich hier war, schaute ich noch schnell auf die Bestsellerliste. Es gibt hier tatsächlich etwas der *Spiegel*-Liste für Literatur Vergleichbares, nur eben für Medikamente. Wollen Sie die Top-Ten wissen? Ist ja inzwischen eh egal, entweder mein Lektor schmeißt die ganzen Produktnamen raus (weil er mich der heimlichen Schleichwerbung verdächtigt, dabei bin ich doch gar kein Arzt!), oder er lässt sie drin, dann sollen wenigstens ein paar Firmen mehr ihre Chance kriegen. Also, hier die Top-Ten im November 2008. Ich glaube, 2010 wird die Liste nicht viel anders aussehen:

- Voltaren Schmerzgel
- Paracetamol-ratiopharm 500 mg
- Grippostad C
- Aspirin plus C
- Umckaloabo
- Notfall Bonbons nach Dr. Bach
- Dolo-Dobendan Lutschpastillen
- Gingium intens 120
- Meridol Mundspüllösung
- Bepanthen Wund- und Heilsalbe

Na ja, werden Sie sagen, nicht gerade aufregend. Alles ziemlich öde und langweilig. Eben, wie in der Literatur auch. *Paraceta-*

mol ist der Harry Potter unter den Medikamenten, und *Bepanthen* sind die Feuchtgebiete.

Jetzt aber weiter. Statt »Zink und Vitamin C« in die Suchmaske einzugeben, klickte ich (nur interessehalber) auf den Button »Erkältung & Abwehr«. Vielleicht gab es ja eine neue Allzweckwaffe.

Der Effekt war enorm. 50 Angebote, eines überzeugender als das andere – Inhalierstifte, Erkältungssäfte, Nasensprays, Abwehrkapseln, Erkältungssalben, Hustenlöser und Halstabletten, und natürlich jede Menge Zink und Vitamin C. Schon vom Lesen begann meine Nase zu jucken und mein Hals zu kratzen. Ich beschränkte mich jedoch auf Zink, *Sinupret, GeloMyrtol* und *Prospan*.

Jetzt auf zu den Koffeintabletten, dem Kokainersatz für Arme. Auch hier eine verwirrende Vielfalt wie an einer deutschen Wursttheke: Koffein-Sport, Black Current mit Koffein, Koffein Weich- und Hartkapseln, mit Vitaminen und Schmerzmitteln, sogar ein Shampoo war im Angebot. Wahrscheinlich für Haare, die länger wach bleiben wollen.

Ich legte (nur interessehalber!) auch das Shampoo zusammen mit zwei verschiedenen Tablettenpackungen in den Warenkorb. Inzwischen belief sich die Rechnung auf 148,70 €. Es war langsam an der Zeit, zur Kasse zu gehen. Auf dem Weg dahin stolperte ich noch in die Abteilung »Medizinische Geräte«, informierte mich ausführlich über eine Lichtdusche (283,10 €), einen Beckenbodentrainer (66,95 €) und ein Blutdruckmessgerät mit PC-Schnittstelle, den Rolls Royce unter den Blutdruckmessern. Für unglaublich günstige 107,91 €. Die seltsamen Preise kommen meines Wissens daher, dass sie aus irgendeiner fremden Währung umgerechnet werden.

Ich hatte meine Frau nicht kommen gehört, sie schleicht sich immer so an, wenn ich Internetrecherchen betreibe. Wahrscheinlich will sie kontrollieren, ob ich mich auf Erotikseiten rumtreibe. Jedenfalls legte sie ihre Hand auf die meine, die gerade mit der Maus auf »In den Warenkorb« klicken wollte, und sagte leise, aber bestimmt: »Das kaufst du nicht. Wir haben schon ein Blutdruckmessgerät.«

Eigentlich haben wir zwei, eines hier in der Stadt und eines in unserer Wochenenddatscha auf dem Land.

Vom statistischen Risiko des Kantinenessens

»Er bewegt sich, schläft, isst und trinkt genau wie alle anderen. Trotzdem ist er sehr leidend.«

MOLIÈRE: DER EINGEBILDETE KRANKE

Lissi lernte ich vor ein paar Jahren in einer Münchner Redaktion kennen, für die ich manchmal Artikel ablieferte. Lissi ist der Prototyp des fleischgewordenen Sozialkitts, der eine Bürogemeinschaft zusammenhält. Sie ist klein und etwas zu dick und nicht hübsch, sie hat eine weiche, warme Stimme, die auch hoch und scheppernd werden kann und dann jeden Presslufthammer übertönt, sie hat funkelnde Augen und immer beste Laune. Eine Frau, mit der man keine Affäre beginnen will, aber als beste Freundin ist sie unschlagbar. Und außerdem als Gesundheitsberaterin.

Ich arbeite gewöhnlich alleine und kenne solche Bürocliquen nur als Besucher, aber es fiel mir sofort auf, dass Lissi die gesamte Redaktion fest im Griff hatte – vom Chefredakteur bis zur Volontärin, die der Grafikerin am Computer über die Schulter schauen durfte. Sozialer Klebstoff, gepaart mit medizinischem Fachwissen, ist meiner Meinung nach die beste Voraussetzung für eine gute Büroatmosphäre. Dabei weiß ich bis heute noch nicht, welche Position Lissi eigentlich in dieser Redaktion innehat. Sie textet nicht, sie liest nicht Korrektur, sie ist keine Grafikerin und arbeitet nicht in der Anzeigenabteilung. Sie war einfach überall, und überall freute man sich, wenn sie da war.

Vielleicht hatte sie die Position einer heimlichen Personalchefin inne oder war der medizinisch-psychologische Abfalleimer, so wie der Vertrauenslehrer an der Schule. Sie kannte jedes Wehwehchen, jede Allergie und Anfälligkeit, jedes Privatgeheimnis und jede erotische Vorliebe – und das von jeder Mitarbeiterin und jedem Mitarbeiter. Wahrscheinlich kannte sie sogar die verschiedenen Blutgruppen und Zahnarzttermine aller Mitarbeiter.

Das Geheimnis von Lissi war Empathie. Das sagten jedenfalls ihre Fans. Die Menschen, die sie etwas kritischer sahen – es gab nicht viele –, nannten es eher Neugierde und Geschwätzigkeit. Aber auch die wurden sofort zu Fans, wenn etwa einer von ihnen mit einem Schal um den Hals in die Redaktion kam. Im Sommer.

»Mandelentzündung? Lass mal sehen ...«, Lissi tastete vorsichtig den Hals ab, »... könnten auch geschwollene Lymphknoten sein. Muss man vorsichtig sein. Könnte eine Zahninfektion sein, oder eine Toxoplasmose ... kann auch Pfeiffersches Drüsenfieber sein. Warm halten, und ich koch dir jetzt gleich mal einen Kamillentee.«

Der Mann mit dem Schal um den Hals fragte sicherheitshalber gar nicht erst, was eine Toxoplasmose ist.

Als sie mit dem Tee zurück war, erzählte sie eine Geschichte, bei der sämtliche Grafikerinnen die Computermäuse links liegenließen und sogar der Chefredakteur stumm und aufmerksam im Türrahmen stehen blieb. Normalerweise hätte er »Hopphopp, die Damen. Wir basteln hier nicht am Großen Brockhaus!« geraunzt, aber jetzt lauschte er gebannt Lissis Erzählung, während der arme Kranke seinen Kamillentee trank.

»Ein guter Freund meiner Schwägerin hatte mal exakt dieselben Symptome, stechende Schmerzen hier ...«, sie drückte zur

Illustration noch einmal gegen den Hals des Opfers, was ein dumpfes Stöhnen auslöste, »... und er glaubte erst, er hätte eine normale Mandelentzündung. Aber es war ganz anders.« Lissi machte eine Kunstpause, während der sie den eigenen Hals umklammerte. »Es war nämlich eine südafrikanische Winzspinne, die sich der arme Kerl eingefangen hatte, als er Trauben gegessen hatte. Diese Spinnen knabbern in die Mundschleimhäute von Säugetieren kleine Löcher und legen ihre Eier da hinein. Nach ein paar Tagen schlüpfen die kleinen Spinnen aus. Ihr könnt euch vielleicht den Schock vorstellen, den der arme Kerl bekam, als er eines Morgens beim Zähneputzen eine Horde winziger Spinnen auf seiner Zunge herumspazieren sah.«

»Herrlich!«, dachte ich damals. »Schreck, Ekel und Suspense! Warum arbeitet die Frau nicht als Drehbuchschreiberin für die Coen-Brüder?«

Der Mann mit dem Schal um den Hals saß während dieser Erzählung schweißgebadet auf seinem Drehstuhl und sackte immer mehr in sich zusammen. Man sah, wie sich seine Zunge in der Mundhöhle vorsichtig bewegte, um nach kleinen Spinnen zu tasten. Ich hatte nicht viel Mitleid mit ihm, schließlich hatte mich Lissi auch schon einmal so erwischt. Das war gleich zu Beginn unserer Bekanntschaft gewesen.

Ich lernte sie kennen, als ich gerade ein Manuskript abgeliefert und unvorsichtigerweise dabei etwas gehüstelt hatte.

»Reizhusten?«

»Nö. Ich habe mich nur geräuspert. I cleared my throat, wie der Engländer sagt.«

»Nana.«

»Was – nana?«

Lissi schaute mich an, wie meine Mutter es früher getan hatte, als sie mich im Verdacht hatte, die Schule geschwänzt zu haben.

»Rauchst du?«

»Natürlich.«

Damals rauchte jeder, wenigstens jeder, der etwas mit Journalismus zu tun hatte. Im Zimmer des Chefredakteurs hing sogar ein Zigarettenautomat. Heute ist er – der Chefredakteur – allerdings militanter Nichtraucher und hat sogar das Whiskytrinken aufgegeben.

»Du solltest mal eine Lungenaufnahme machen lassen.«

»Wie bitte! Willst du mich auf den Horror schicken? Lungenkrebs oder was!«

»Ich mein's doch nur gut. Im Frühstadium ist noch viel zu machen.«

Wie ich diesen Satz hasse. Ich bin ihm im Lauf meines Lebens immer wieder begegnet, und er hat mich nicht gerade beruhigt. Im Gegenteil.

Lissi erzählte mir, dass kein Raucher eigentlich weiß, wie sich Lungenkrebs überhaupt anfühlt.

»Man spürt ihn nicht kommen, das ist das Schreckliche. Wenn du eine Erkältung kriegst, merkst du es vorher, auch wenn du ein Gerstenkorn hast oder eine Sehnenscheidenentzündung. Aber bei Krebs? Nichts! Man merkt es erst, wenn es zu spät ist.«

»Mal langsam«, sagte ich und unterdrückte einen plötzlichen Hustenreiz, »ich lasse mir von dir doch keinen Krebs einreden. Vielleicht habe ich ja gerade ein Pfefferminzbonbon verschluckt, das an meiner Speiseröhre festklebt und einen Hustenreiz auslöst. Schon mal an so was gedacht?«

Lissi schenkte mir ein therapeutisches Beruhigungslächeln. Ein Verlier-die-Hoffnung-nicht-Lächeln, etwa so ☺ – ein Gesicht wie ein Smiley.

»Natürlich. Entspann dich. Es muss ja kein Lungenkrebs sein. Ich sage nur: Raucher, über 40, Stress, Journalist, dem Alkohol nicht gerade abhold (woher sie das nur wusste?) – gibt auf der Risikoskala 98 Punkte ... von 100. Es kann natüüürlich auch ein Pfefferminzbonbon sein, das an deiner Speiseröhre festklebt und einen Hustenreiz auslöst.«

Als wir uns dann besser kannten, unterließ sie es, mich in Panik zu versetzen. Ich hatte damals meinen Hausarzt angerufen und gefragt, wo und wie man schnell seine Lunge röntgen lassen könnte. Er antwortete völlig unsensibel: »Lunge röntgen? Wieso das denn?! Würde ich ohne zwingende Indikation niemals machen lassen!«

Ich konnte ihm schlecht erzählen, dass ein Redaktionsmitglied, das nicht einmal eine erkennbare Position innehatte, meine zwingende Indikation war. Ich ließ es also. Bin bis heute beschwerdefrei.

Lissi hat nach eigenen Angaben der halben Redaktion schon das Leben gerettet. Etwa Hanna, der Layouterin, die unter einer extremen Schuppenproduktion ihrer Kopfhaut litt, so schlimm, dass ihre Tastatur immer wie frisch beschneit wirkte. Im Winter ganz hübsch, aber mitten im August ...

»Schuppen abwerfen bedeutet, dass sich dein Körper von etwas befreien will. Die Haut ist unser sensibelstes Organ, und wenn etwas mit ihm nicht in Ordnung ist, meldet es sich natürlich. Schuppen sind die Schmerzensschreie der Haut!«

»Und du hast sie kuriert?«

»Sie hat sich selbst kuriert. Unsere Selbstheilungskräfte sind nämlich die beste Medizin. Sie hat es mit Eigenurin geschafft.«

Eigenurin, na hoffentlich! Wäre ja noch schöner, wenn uns Fremde auf den Kopf pinkeln. Sensible Menschen würden vielleicht ihre Schuppen verlieren – sich dafür jedes Mal erbrechen müssen, wenn sie auf die Toilette gehen.

Lissi war eine seltsame Erscheinungsform der Hypochondrie;

ich klassifiziere sie mal als eine Passiv-Hypochondra oder Sozialhypo. Ich kann mich nicht erinnern, dass sie jemals krank war oder auch nur vorgab, an einer Krankheit zu leiden. Aber für andere fand sie zu jeder noch so banalen Indikation ein paar passende Krankheiten, und zwar solche, die sich gewaschen hatten. Keinen Kleinkram wie Reizhusten oder Muskelkater, sondern beginnende Lungenfibrose oder ALS[10].

Sie wusste auch, an welchen Krankheiten welche Prominenten litten oder gerade leiden. Sie hatte Jörg Immendorffs Krankheit vor dessen Ärzten diagnostiziert und wusste längst, dass Otti Fischer an Parkinson litt.

»Sieht man doch schon an der steifen Haltung ... wundert mich, dass sie da jetzt erst draufgekommen sind.«

Bei Politikern, die man sich bei Bundestagsdebatten lange und konzentriert ansehen konnte, fand sie sofort die passende Ferndiagnose.

»Wenn der Schäuble nicht im Rollstuhl säße, hätte er ein ziemliches Problem mit seinem Blutdruck. Ist doch ein Dampfdrucktopf. Der Seehofer übrigens auch. Als Bayer musst du Hochdruck haben, wenn du in der Politik etwas werden willst. Der Bayer akzeptiert ja nur Menschen, die einen gebratenen Schweinefuß und drei Liter Bier aufnehmen können (ohne zum Pinkeln zu gehen) und immer noch aufrecht auf der Bank sitzen. Und natürlich müssen sie auch noch reden können, besser noch schreien. Was sie sagen, ist nicht so wichtig, bei Politikern

10 Die amyotrophe Lateralsklerose ist eine degenerative Krankheit des motorischen Nervensystems. Die Patienten leiden an einer zunehmenden Muskelschwäche und einem Muskelschwund, bis die Muskellähmung den ganzen Körper erfasst hat und auch die Atmung gelähmt ist. Eines der prominenten Opfer war der Maler Jörg Immendorff.

jedenfalls. Ein Wunder nur, dass ein Asket wie Stoiber (Magengeschwüre!) es so lange gemacht hat.«

Ich bat sie um die Diagnose der aktuellen Politikmannschaft. Die Antwort kam schnell, präzise und messerscharf:

»Merkel hat eine Borderline-Störung, Steinmeier hat Gallensteine, nomen est omen, aber manchmal ist es eben so einfach, Peer Steinbrück hat Krampfadern, Guido Westerwelle hat Herpes, Gysi hat Migräneanfälle, Lafontaine hat Bluthochdruck, trinkt auch zu viel, Wowereit hat eine Fettstoffwechselstörung, Fischer hat Zucker ...«

Vor allem aber ist Lissi die perfekte Ernährungsberaterin. Eigentlich ein kleines Wunder, dass sie mit ihren diesbezüglichen Weisheiten auf offene Ohren stößt, denn ihr Äußeres lässt nicht den Verdacht aufkommen, man hätte eine Frau vor sich, die sich gesund und ausgewogen ernährte. Sie ist nicht gerade fett, aber sehr kompakt – und es liegt eine gewisse Logik darin, wenn sie sagt: »Wenn sich einer mit Abnehmen auskennt, dann ich. Wollt ihr vielleicht Tipps von irgendwelchen Schmalhennen, die ihr Leben lang dürr waren?«

Da war was dran.

Für die Recherche zum Hypochonderbuch besuchte ich also auch Lissi, obwohl ich mit der Redaktion schon lange nichts mehr zu tun hatte. Es war alles unverändert: Die Chefsekretärin spielte immer noch Patiencenlegen am Computer, und der Chefredakteur ließ immer noch die Tür zu seinem Büro offen stehen, damit jeder sehen konnte, dass seine Füße auf dem Tisch lagen.

»Na, Griesbeck, immer noch keinen Bestseller geschrieben? Sie sollten auf Rapper umsatteln oder wenigstens eine Pilgerreise nach Lourdes machen!«

Lissi winkte mir schon von weitem zu. Sie saß neben der Bildredakteurin, die sich mit tränenden Augen Fotos auf dem Bildschirm anschaute. Sie klickte sich mit atemberaubender Geschwindigkeit durch die Digitalbilder … klick, klick, klick … mir wurde schon nach ein paar Sekunden schwindelig.

»Du solltest dich desensibilisieren lassen, Helga«, sagte Lissi zu ihrer Kollegin. »Eindeutig eine Pollenallergie. Ich kenne einen Spitzenheilpraktiker, der kriegt das im Nu in den Griff.«

»Vielleicht kommt es ja vom ständigen Starren auf diesen Bildschirm«, mischte ich mich ein, erntete aber nur ein paar böse Blicke. Der naive Eindringling, der sich auf das glatte Parkett der medizinischen Fachberatung begibt – lächerlich! Ein unwissender Störenfried.

»Bildredakteure müssen sich nun mal Bilder ansehen«, sagte Helga, ohne mich eines Blickes zu würdigen. »Du kannst auch einem Bankkassierer schlecht erklären, er hätte eine Allergie gegen Papiergeld.«

Solche Vergleiche liebe ich ja.

Lissi schrieb Helga die Adresse des Heilpraktikers auf und stand auf.

»Ich wollte ein kleines Interview mit dir machen, Lissi. Ich schreibe nämlich ein Buch über Hypochondrie.«

Helga lachte auf, aber es klang wie ein Hustenanfall.

Lissi schob mich auf den Gang hinaus.

»Lass uns in die Kantine gehen«, sagte sie leise. »Hier wird nicht mehr so gerne über Krankheiten geredet.«

Oh.

»Wir hatten ein paar schlaue Jungs von einer Unternehmensberatung im Haus«, sagte sie, als wir im Lift ins Erdgeschoss fuhren. »So was wie die McKinseys, nur preiswerter. Aber die machen doch alle dasselbe: horizontale Strukturen, Kerngeschäft, ein Drittel der Belegschaft fliegt – alles windschnittige Heißluftbeutel!«

»Und deswegen darf man hier im Haus nicht mehr über Krankheiten reden?«

»So ähnlich. Einer von denen saß wochenlang in der Redaktion herum – Situationsanalyse – und horchte und schaute nur zu. Ein Spion eben. Aber mit der Zeit nimmt man solche Typen nicht mehr wahr, ich glaube, da werden extra die unscheinbarsten eingestellt, oder vielleicht sind das alte Stasiköppe. Jedenfalls lässt mich der Chef nach zwei Wochen rufen und teilt mir unter vier Augen mit, dass man ihm empfohlen hat, sich – neben anderen – von mir zu trennen. Weil ich angeblich kein deutlich definiertes Wirkungsfeld hätte. Kannst du dir das vorstellen?!«

Das konnte ich. Aber ich schüttelte trotzdem den Kopf.

»Außerdem würde ich zu viel über Krankheiten reden und störende Unterhaltungen über Diäten und richtige Ernährung – und jetzt halt dich fest – den Kollegen aufdrängen! Ha! Aufdrängen, als ob ich schon jemals einem anderen etwas aufgedrängt hätte. Oder?«

Ich schüttelte wieder den Kopf.

»Der Chef bat mich, mir ganz schnell ein Wirkungsfeld zu suchen und nicht mehr über Krankheiten zu sprechen.«

»Nett von ihm, dass er dich nicht gefeuert hat.«

Lissi lächelte. »Das würde ich eher hilflos nennen. Er kann mich nicht feuern – sonst macht ihm nämlich seine Frau die Hölle heiß. Sie lebt streng nach meinen Diätempfehlungen.«

Wir waren bei der Essensausgabe angekommen. Lissi griff sich ein Tablett und schob es über die Metallschiene, vorbei an Glasschälchen mit Kartoffelsalat, Wurstsalat, Buletten und Käsecreme, in der Salzstangen steckten. Sie schnaubte nur abfällig, als sie an diesem Angebot vorbeirauschte. An der Salatbar hielt sie an und lud sich den Teller voll: Rote Bete, Sellerie, Mais, Schwarzwurzeln und Tomaten, ein Vollkornbrötchen und eine Apfelschorle – fertig. Als ich hinter ihr durch die Kasse gegangen war, warf sie einen traurigen Blick auf mein Tablett und sagte leise: »Weißmehl und Zucker, dazu viel zu lange gebrühten Kaffee und Wasser mit Kohlensäure – das ist aber nicht dein Mittagessen, oder?«

»Nein. Mein zweites Frühstück.«

Wir setzten uns an einen freien Tisch. Ich rührte unter Lissis tadelnden Blicken zwei Löffel Zucker in den Kaffee und biss in mein Hörnchen.

»Und du willst über Hypochonder schreiben? Wer so unsensibel mit seinem Körper umgeht, hat doch zu so was keinen Zugang.«

»Es häufen sich die Hinweise, dass ich in einem gewissen Maße selbst zu dieser Gruppe von Menschen gehöre.«

Lissi schnaubte. Dann wurde ihr Interesse plötzlich abgelenkt, sie trat mir unter dem Tisch ans Bein und flüsterte: »Ausgerechnet! Schau nicht hin!« Ihre Nase wies zur Tür, in der gerade ein sehr aufrechter Mann mit grauem Bürstenhaarschnitt erschienen war, grauer Anzug, schwarzes Hemd und Stahlbrille – die lässige Variante, die in einem Verlag ebenso als Art Director wie als Oberbuchhalter durchgeht.

»Hermann von Leising. Er hält sich für einen intellektuellen Aufklärer, und dabei ist er nur eine besserwisserische Nervensäge. Wahrscheinlich hat er ein Magengeschwür, das größer als sein Magen ist.«

Sie beugte sich noch tiefer über ihren Salatteller, aber es war schon zu spät. Der Mann winkte und deutete mit einer Geste an, dass er schon verstanden hatte, wie sehr wir uns freuen würden, wenn er sich gleich zu uns an den Tisch setzte.

Lissi beugte sich noch weiter vor, so weit, dass ihre Haare meine Nase kitzelten und ein seltsamer Geruch in meine Nase stieg. Teebaumöl! Ich glaubte es nicht. Ich hätte schwören können, dass kein normaler Mensch seine Körperoberfläche noch immer mit dieser grässlichen Essenz aus Australiens Stinkebäumen traktiert. Teebaumöl war mal (vor 15 Jahren vielleicht?) der große Hit gewesen, aber nur eine Saison lang – und das war meines Erachtens schon eine Saison zu viel gewesen. Jedes Jahr erscheint etwas Neues auf dem alternativen Gesundheitsmarkt: Magnetarmbänder, Heilsteine, hochdosiertes Vitamin C, Grassaft, Rescue Remedy, Ohrenkerzen und was weiß ich, und im nächsten Jahr ist das Wundermittel auch schon wieder weg vom Fenster. Etwa wie das Sonnengebet oder die Sieben Tibeter. Kennen Sie jemanden, der noch die Sieben Tibeter macht? Es wird mal wieder Zeit für ein neues Gymnastikwunder, etwa die Fünf Indios oder die Geheimen Nasenmassagen der Mongolen.

Lissi schüttelte meine Schulter. Ich verfange mich in letzter Zeit öfter in solchen Tagträumen. Ob das beginnende Demenz ist? Oder ein spät entwickelter Asperger-Autismus?

Der Mann hatte unseren Tisch erreicht, nickte kurz und setzte sich. Lissi stellte mich vor. Dann kontrollierte sie das Tablett, das Hermann mitgebracht hatte.

»Leberkäse mit Spiegelei, Kartoffelsalat, alkoholfreies Bier und eine Cappuccinocremeschnitte – na toll! Sehr ausgewogene Ernährung!«

»Es ist kein alkoholfreies Bier«, sagte Hermann würdevoll.

»Noch besser. Eine Cholesterinbombe plus Zucker und Alkohol, keine Ballaststoffe und keine Vitamine. Guten Appetit!«

Hermann lächelte. »Verbindlichen Dank.«

Lissi deutete mit der Gabel, auf der sich blasse Selleriestreifen krümmten, auf ihren Nachbarn:

»Das ist Hermann von Leising, unser Wissenschaftsredakteur – aber leider völlig schimmerlos, was die moderne Ernährungswissenschaft angeht.«

Hermann grüßte zurück, indem er mit seiner Gabel winkte, auf die er ein Stückchen Leberkäse gespießt hatte.

»Neu hier?«

»Er recherchiert«, sagte Lissi. »Er schreibt ein Buch über Hypochonder.«

»Über Hypo…«, Hermann verzog das Gesicht, als hätte er auf einen Kieselstein gebissen, »…chonder! Diese Trauerklöße, die alle Krankheiten auswendig kennen. Über Krankheiten reden ist was für Kranke, meinetwegen noch für alte Leute, denen der Gesprächsstoff ausgegangen ist. Wichtigtuer im Wartezimmer.«

Oh, ein Hypochonderhasser! Solche Menschen trifft man eher selten. Ich habe ja die Theorie, dass sie genauso funktionieren wie Angsthasen, die besonders laut im dunklen Keller pfeifen. Wahrscheinlich haben sie nur Angst vor der Angst und geben sich deshalb so unerschütterlich und gepanzert. Wenn man schon eine Stahlrandbrille trägt …

»Die Einstellung passt zu dir«, sagte Lissi und zerbiss krachend eine Karotte, »was dir fehlt, ist Empathie. Und das Schlimmste: Du hast nicht mal Empathie für dich selbst!«

»Hör doch auf. Ihr Frauen steht nur deshalb so auf diese empfindlichen Männer, weil ihr sie dann mit dem Muttergriff kriegt. Ich kenne doch diesen Blick: Ach, der arme Kerl! Jetzt aber husch-husch ins Bett und eine leckere Hühnersuppe gekocht. Wahrscheinlich hat er nichts, so sind Männer eben, aber jetzt ist Mutti am Drücker …«

Lissi stöhnte und umkrampfte den Griff ihrer Gabel.

»… und wenn er dann stöhnt und jammert, dann legt sie ihm die kühle Hand auf die Stirn und sagt: Mein armer kranker

Hase! Und dabei denkt sie: Männer! Sie wissen ja gar nicht, was Schmerzen sind. Denn das wissen nur Frauen, die schon mal ein Kind zur Welt gebracht haben. So ist es doch!«

»Blödmann!«, zischte Lissi, dann stieß sie mich mit dem Ellenbogen an. »Sag du auch mal was!«

»Ich? Ich bin nur als neutraler Beobachter hier. Das nennt man recherchieren.«

Hermann wedelte mit der Leberkäsegabel.

»War nicht auch Adolf Hitler ein Hypochonder? Doch, doch – Hypochonder und Vegetarier. Das sollte euch doch zu denken geben. Von wegen Em-pa-thie!«

»Und Himmler trug eine Brille wie du!«, schnappte Lissi.

»Na, na, nur nicht persönlich werden.«

»Ist hier noch frei?«, sagte eine Stimme hinter mir.

»Nein«, sagte Hermann.

»Aber ja«, sagte Lissi, »setz dich zu uns, Tim.«

Ein schmaler Junge mit blasser Haut und starrem Blick setzte sich neben Lissi, die ihm mütterlich Platz auf dem Tisch frei machte, Salz und Pfeffer zuschob und die Papierserviette aufhob, die Tim beim Hinsetzen zu Boden gefallen war. Sie stellte ihn mir vor.

»Tim ist zweiter Art Director, sehr, sehr begabt und ...«, dabei wandte sie sich an Hermann, »... sensibel und kreativ, ein Künstler eben.«

»Und wahrscheinlich auch ein Hypochonder«, sagte Hermann.

Lissi erklärte dem erschrockenen Jungen, welches Thema diesen Mittagstisch gerade beherrschte.

Tim räusperte sich und sagte mit heller Stimme:

»Ich finde das überhaupt nicht zum Lachen. Krankheiten sind doch auch immer Hilferufe der Seele, oder?«

»Jaja, und Blähungen sind die Stimmen von ermordeten Bohnen! Ist doch alles Käse. Hypochonder sind einfach Masochisten, die stecken alle voller Schuldkomplexe. Was meinst du?«

»Ich bin immer noch der neutrale Beobachter«, sagte ich. In diesem Moment schien es mir schlimmer zu sein, sich als kleiner Hypochonder zu outen, als sich wie ein feiges Arschloch zu benehmen. Man kann es auch neutraler Beobachter nennen.

»Bei manchen Menschen sorgt die schlechte Ernährung dafür, dass sie nur noch böse und destruktiv denken können«, sagte Tim, allerdings ohne Hermann dabei anzusehen. »So entstehen Zyniker.«

»Na, wenigstens leiden wir Zyniker nicht an Bulimie oder Anorexie!«

Lissi wollte die Atmosphäre entspannen und fragte mich: »Wie sieht es denn da bei Hypochondern aus? Würde mich interessieren.«

»Das sind keine Krankheiten, an denen Hypochonder üblicherweise leiden, pardon, zu leiden glauben. Man müsste nämlich schon sehr verwirrt sein, als 96 Kilo schwerer Mann den Verdacht zu haben, an Magersucht zu leiden. Wer das doch tut, ist schlicht bescheuert. Nein, solche Krankheiten sind Hypochondern einfach zu öde und unappetitlich. Denn der Hypochonder ist ein Konservativer, jedenfalls was die Wahl seiner Krankheiten anbelangt.«

»Trotzdem sind Hypochonder wahrscheinlich auch nicht immer mit ihrem Gewicht und ihrer Figur zufrieden«, beharrte Lissi. »Ich glaube ja, eine gesunde und ausgewogene Ernährung ist die Basis für einen gesunden Körper.«

»Aber es reicht nicht, sich nur gesund zu ernähren«, mischte sich Tim ein, »man muss vor allem gegen die Übersäuerung vorgehen. Die meisten Krankheiten sind nur Zeichen dafür, dass unser Säure-Basen-Haushalt aus dem Gleichgewicht geraten ist.«

Jetzt war er deutlich in seinem Element. Lissi strahlte ihn an und klopfte ihm, ganz Büroglucke, zustimmend auf den Arm.

»Ja, erzähl mal, Tim. Du warst doch früher auch viel hibbeliger, aber seitdem du diese Basenkur gemacht hast ...«

»Typische Symptome für eine Übersäuerung sind Unwohlsein, Energielosigkeit, Müdigkeit und Kopfschmerzen. Und das hatte ich alles. Aber seit ich meine Ernährung umgestellt habe und meinen pH-Wert kontrolliere ...«

»Du kennst deinen pH-Wert?«, fragte ich Tim.

»Natürlich. Ich kontrolliere ihn mindestens jede Woche einmal mit einem Teststreifen. Morgens ist er leicht sauer, so um die 6,7, zum Mittag hin wird er neutral, also 7, und abends sollte er leicht basisch sein.

Durch einen ständigen Säure-Überschuss werden die körpereigenen Depots so weit geleert, dass im Lauf der Zeit das Bindegewebe schwach wird, die Knochendichte abnimmt, die Zähne locker werden, die Haare ausfallen und Rheuma, Gicht, Arthrose und Pilzinfektionen auftreten.«

Ich bemerkte einen leichten Stich im großen Zeh meines linken Fußes, ein Brennen, das ich schon ein paar Mal gespürt hatte und das man auch als Vorzeichen eines Gichtanfalls bewerten konnte. Das klang ja schauderhaft. Für einen großen Hypochonder wäre dieser Vortrag bestimmt unerträglich gewesen – doch sogar ein kleiner wie ich fand die Vorstellung eines übersäuerten Körpers ziemlich unangenehm.

»Also«, dozierte Tim mit einem mitleidigen Seitenblick auf Hermanns Leberkäse weiter, »keine tierischen Eiweiße wie Fleisch, Wurst, Fisch, Eier, Milch und Milchprodukte, keine

Weißmehlprodukte und Süßspeisen, kein kohlensäurehaltiges Mineralwasser, keine süßen Getränke, Kaffee, Alkohol, Nikotin, keine Konservierungsstoffe, Farbstoffe und Geschmacksverstärker – dafür Gemüse, Kartoffeln, Obst, Salate und stilles Wasser. Aber das Wichtigste ist immer die Entgiftung, die Reinigung des Körpers von Giften und Schlacken.«

Hermann lachte. Er hatte endlich seinen Leberkäse aufgegessen und sich anständig übersäuert.

»Es gibt keine Schlacken, anders als die meisten Menschen das glauben. Der Körper ist nämlich kein Hochofen, in dem Erze zu lauterem Metall geröstet werden, wir verwerten unsere Nahrung recht ordentlich. Der Abfall wird gesammelt und fliegt hinten raus! Das klingt wahrscheinlich erstaunlich für viele Hypochonder, die glauben, der Körper belaste sich ständig mit Giften und Abfall, würde mit den Jahren gar einem Castor-Behälter für abgebrannte Brennstäbe immer ähnlicher. Nichts da! Wir nutzen uns ab, unser Knochengerüst wird porös und instabil, die Muskeln schwinden, die Organe kümmern vor sich hin, die Gelenke werden schwergängig, die Augen lassen nach, wir hören schlechter, der Sex wird langweilig, die Zähne wackeln – aber wir sind keine Mülleimer, in die immer mehr gestopft wird und die am Ende so voll sind, dass man kaum noch den Sargdeckel zukriegt.«

Tim schüttelte sich. »Ich sag's doch – ein Zyniker! Der Körper ist keine Maschine, er ist ein Wunder!«

»Ein Wunder? Na ja, vielleicht für Esoteriker. Für mich bedeutet er eher lebenslange Arbeit, manchmal sogar ein Schlachtfeld. Ernährung, Diäten, Gewicht halten und all dieser Gesundheitswahn. Bei mir in der Redaktion wird schließlich jede Woche eine neue Sau durchs Dorf getrieben, ich kann's schon nicht mehr hören: die gesunden und die ungesunden Fette, links- und rechtsdrehende Fettsäuren, Ernährungspyramiden, die verschiedenen Diäten, Übersäuerung und Pilzerkrankungen des Darmtrakts – aber trotzdem verzweifeln die Leute an ihrem Gewicht. Dabei sind statistisch nicht die Dünnen, sondern die Dickeren gesünder, wusstet ihr das? Die berühmte Albany-Studie von 1988 zeigte nämlich, dass Männer mit 10 Kilo Übergewicht nicht kürzer, sondern länger leben als ihre Kollegen mit Idealgewicht.«

Lissi und Tim schauten ziemlich genervt, aber mir begann Hermann zu gefallen. Frech und gut informiert, nur leider kein Hypochonder. Aber vielleicht ließ er sich trotzdem irgendwie ins Buch einbauen.

»Wer wirklich weiß, wie sein Körper aufgebaut ist, wie er funktioniert und wer (und wie viele!) auf ihm, in ihm und von ihm leben, der kann leicht das große Grausen kriegen. Vor allem, wenn er phantasiebegabt ist. Nimm nur als Beispiel die Bakterien, diese kleinen Mistviecher. Wir glauben vielleicht, wenn wir frisch aus der Sauna kommen und uns die Haare gewaschen haben, ist unsere Oberfläche sauber, keimfrei und unbelebt. Welch ein Trugschluss! Wir sind übersät von Milliarden einzelliger Lebewesen, die man zwar nur unter dem Mikroskop sehen kann, die sich aber trotzdem emsig tummeln. Im Mund leben etwa 10 Milliarden Bakterien[11], und in unserem Dickdarm ist sogar noch mehr los. Eigentlich unglaublich, dass man das bei einer Darmspiegelung nicht sieht, denn hier leben

11 10^{10}! Gleichzeitig! Und nur im Mund! Herrschaften, das muss man sich einmal vorstellen. Und wenn die Biester noch so klein sind, man bekommt doch schon bei der Vorstellung einen ganz seltsamen Geschmack auf der Zunge! Ein mittlerer Hypochonder jedenfalls, ein starker Hypochonder sollte diese Zeilen besser gar nicht lesen.

99 Prozent all unserer Mikroorganismen. Manchmal habe ich den Verdacht, die kleinen Biester huschen alle schnell in Spalten und Winkel, wenn die Sonde auftaucht, so wie die Silberfischchen auf einem Küchenfußboden. Sie bilden die Darmflora. Ein Mensch besteht aus etwa 10 Billionen Zellen, und mit ihm zusammen leben etwa zehnmal so viele Bakterien. Ein Wunder, aber wie gesagt – bei etwas Phantasie auch ein Alptraum!«

Tim hatte eine sehr ungesunde Gesichtsfarbe bekommen und Gabel und Messer weggelegt.

»Stimmt«, sagte ich, »wenn man sich vorstellt, was im eigenen Körper so los ist, da können sensible Menschen schon das große Grausen kriegen. Ekel ist auch so ein Thema, das man bei der Hypochondrie nicht unterschlagen darf. Ekel vor Schimmelpilz, vor Spinnen, vor dem eigenen Schweiß ...«

»Was dann zu solchen Hygieneheinis führt, die ohne Deoroller und Intimzonensprays nicht mehr auskommen. Dabei machen die alles nur noch schlimmer – ich sage nur: die natürliche Schutzschicht der Haut. Ekel vor Körpersäften führt zwangsläufig zu Einsamkeit, jedenfalls wenn man es nicht zu einer Lebenseinstellung à la Charlotte Roche macht. Den chinesischen Kaisern hat es auch nicht vor der eigenen Kacke gegraust. Sie hatten sogar eigene Kotbeschauer, die aus der Form und Farbe des Stuhlgangs die Gesundheit des Herrschers ableiteten. Die Sauberkeitserziehung im Westen ist sowieso ...«

Lissi war abrupt aufgestanden. »Was ich nicht vertragen kann, sind diese unappetitlichen Sachen, über die Männer ständig reden müssen. Ich geh jetzt!«

Lissi schaute mich an. »Kommst du mit?«

»Ach nein, ich bleibe noch ein bisschen und unterhalte mich ...«

Tim schloss sich ihr an, und die beiden zogen deutlich beleidigt ab. Hermann grinste.

»Ich dachte schon, du wärst auch so ein Hypo.«

»Nur ein ganz kleiner, quasi als Verständnisbasis. Wer sich nicht in ein Thema hineinversetzen kann, kann auch schlecht darüber schreiben.«

»Mag sein. Aber ich schreibe nur über Fakten, Schwerpunkt Naturwissenschaften, da gibt es dies Gefühlige nicht.«

»Deshalb tun sich Lissi und Tim wahrscheinlich auch so schwer mit dir. Das scheinen mir zwei unverträgliche Weltsichten zu sein.«

»Unverträglichkeit stimmt. Das ist ein weites Feld. Man kann auf Haselnüsse allergisch reagieren, aber auch auf Dummheit, Arroganz, Populismus ...«

»... auf gelangweilte und inkompetente Ärzte ...«

»... Intoleranz, Rassismus ...«

»... Politiker ...«

»Es gibt übrigens einen ganz anständigen Cabernet Sauvignan hier. Wir könnten ja noch etwas plaudern, du kannst es als Recherche abrechen – und ich habe eh schon Feierabend.«

Ich willigte ein, und Hermann ging zur Theke. Unverträglichkeiten waren tatsächlich ein Thema, das in das Buch gehörte. Die erste Unverträglichkeit, die ein kleiner Hypochonder kennenlernt, ist die Milchunverträglichkeit. Ich meine Kuhmilch, nicht Muttermilch. Darüber reden Hypochonder zwar auch gerne (ja, sogar männliche!), aber dieses Spezialgebiet habe ich in den Anhang expediert (siehe Muttermilch).

Eine klassische Hypochondertheorie ist, dass der Körper auf Kuhmilch nicht eingerichtet ist. Höchstens auf Milchschaum (Latte, Cappuccino), Schlagsahne auf dem Eisbecher und französischen Rohmilchcamembert. Butter? Bäh! Margarine? Doppelbäh! Um die Streichfette tobt ein Kulturkampf, der Hypochonder in zwei Lager spaltet. Der armselige Rest, der sich auf Ziegenmolke oder Pferdeschweiß eingeschworen hat, soll hier ausdrücklich ignoriert werden, denn Hypochonder sind vor allem auch stilbewusste Menschen! Um den großen Hans Zippert zu diesem Kampf der Streichfette zu zitieren: Geiger und Margarine sind immer streichfähig! Ich füge hinzu: Max und Moritz auch. Aber wir wollen bei diesem ernsthaften Thema nicht abschweifen.

Also, der Kampf zwischen Butter und Margarine ist ein uralter Menschheitskonflikt, vergleichbar dem Konflikt zwischen Duschern und Badewannenliebhabern, zwischen Kaffee- und Teetrinkern oder Kraul- und Rückenschwimmern. Alkoholiker und Antialkoholiker sind niemals so zerstritten wie gesellschaftliche Gruppen, von denen die eine nur »stilles Wasser« trinkt und die andere einen anständigen CO_2-Eintrag bevorzugt. Raucher, die filterlos rauchen, sehen auf Filterzigarettenraucher herab und verachten sie weit mehr als Nichtraucher. Logisch? Natürlich, schließlich schießt die SPD auch stärker gegen die LINKE als gegen CDU und FDP, obwohl man doch gemeinsame Eltern hatte. Irgendwann mal. Na ja, offiziell wird jedenfalls geschossen, und wahrscheinlich hat sich das bis zur dritten Auflage dieses Buchs auch deutlich geändert.

Hypochonder sind da beständiger. Niemals wird ein stilles-Wasser-und-Tee-trinkender-filterlos-rauchender Rückenschwimmer im Lauf seines Lebens seine Einstellung ändern. Wenn ein Hypochonder einmal beschlossen hat, dass Kuhmilch für alle Menschen über sieben Monate schädlich ist, bleibt er auch dabei. Er weiß, dass solche Unverträglichkeiten böse Spätfolgen haben können: Allergien, frühzeitigen Haarausfall, Schuppenflechte und Aversion gegen Schweinefleisch. Er wird schon aus Stilgründen niemals so werden wie diese muskulösen Männer im Unterhemd, die die Kühlschranktür aufreißen, sich eine Literpackung Milch schnappen und sich die Hälfte im Stehen (!) in den weit offenen Mund (!!!) laufen lassen. Möglicherweise wirkt ein solches Verhalten anregend auf einen bestimmten Frauentyp, aber wahrscheinlich sind das ausschließlich diese turbogebräunten Walkout-Tussies, die mit Neonstulpen und strassbestickten T-Shirts rumhüpfen. Und auf die kann jeder Hypochonder verzichten. Auf Milch übrigens auch.

Ich dachte nach, wogegen ich denn noch allergisch bin, und mir fiel außer Kutteln, saurer Lunge und Piercing nichts ein. Ich glaube ja, dass sich Hypochonder grundsätzlich weder piercen noch tätowieren lassen, sie lassen sich keine Metallringe in die Vorhaut oder die Schamlippen einsetzen und keine Diamanten auf einen Schneidezahn kleben. Hypochonder haben Stil und Format – und vielleicht ein kleines bisschen Schiss. Infektion!

Hermann war mit zwei Gläsern Rotwein zurückgekommen. Wir stießen an und beobachteten, wie sich die Kantine langsam leerte.

»So, jetzt können wir uns mal anständig unterhalten«, sagte er, »ich meine, auf einem akzeptablen Niveau. Das Thema ist doch nicht Hypochondrie, sondern Angst. Und woher kommt sie? Von Unwissen, Halbwissen oder – noch schlimmer – von solchen Schlaubergern wie den beiden gerade.«

»Du darfst dich gerne an die eigene Nase fassen«, sagte ich. »Ausgerechnet die Medien sind die größten Angstmacher. Sie übertreiben Risiken und informieren systematisch falsch. Aus Quotengründen jagt man den Konsumenten Angst ein. Für eine gute Schlagzeile nimmt man auch Panik in Kauf. Ich sage nur

BSE, Amalgam oder Vogelgrippe. Dabei weiß doch jeder, dass es zum Leben gehört, dass es auch riskant ist. Man sollte viel lieber darüber berichten, wie man mit kalkuliertem Risiko leben kann.«

»Jaja, die alte Leier mit den Skandalmedien. Ich bin Wissenschaftsredakteur – und außerdem habe ich BWL und Statistik studiert, also erzähl mir nichts von Risiken. Bevor ich hier angefangen habe, war ich bei einer Rückversicherung in der Abteilung für Risikostatistik. Weißt du überhaupt, was Risiko bedeutet?«

Ich nickte, aber die Formel fiel mir gerade nicht ein.

»Ein Risiko ist die kalkulierte Prognose eines möglichen Schadens«, dozierte Hermann und nahm genüsslich einen Schluck Wein, »also Eintrittswahrscheinlichkeit mal Schadensausmaß.

Man kann Risiken aber auch aus dem Weg gehen, und zwar in Richtung Sicherheit. Klar? Das Gegenteil von Risiko ist Sicherheit, nur gibt es keine hundertprozentige. Aber im Alltag setzen wir Risiko oft mit Gefahr gleich, mit einer gefühlten Gefahr. Mit dieser ganzen Fühligkeit liegt man aber immer daneben. Fehleinschätzungen von Risiken müssen nicht zu Katastrophen führen, aber sie können – nach der Devise: Wer wagt, gewinnt – außer er verliert.«

»Aber wenn du bei Versicherungen gearbeitet hast, weißt du ja auch, dass man Risiken bis zu einem gewissen Grad aus dem Weg gehen kann.«

»Man kann manche Risiken vermeiden, wobei meist andere Risiken wieder ansteigen, man kann auf Risiken hinweisen und vor ihnen warnen – aber man wird niemals alle Risiken ausschließen können.«

»Das ist mir bekannt. Das Leben ist riskant und führt zum

Tod, sagte mein Biologielehrer, wenn er mal wieder einen Frosch zwecks Gemeinschaftssezierung getötet hatte.«

»Ein weiser Mann. Das Leben ist voller Risiken, von kleinen, wie vom Fahrrad zu stürzen – hoffentlich haben wir einen Sturzhelm getragen! –, bis zu großen, einer Pandemie, einem Weltkrieg oder dem Einschlag eines Asteroiden. Astronomen haben sogar einen passenden gesichtet, einen, der am Donnerstag, den 26. Oktober 2028 knapp an der Erde vorbeifliegen wird. Aber so genau weiß man es ja nie. Er könnte auch einen Tag früher daherkommen und die Erde treffen. Er heißt 1997XFII, ist ein gewaltiges Trumm von mehr als 1,6 Kilometern Durchmesser. Du kannst davon ausgehen, dass in diesem Jahr ziemlich viele Endzeitpartys stattfinden werden, denn sollte der Asteroid tatsächlich einschlagen, könnte das mehrere Millionen Opfer bedeuten, riesige Flutwellen oder Staubwolken, die das Erdklima für Jahre verändern würden.«

»Das ist zwar theoretisch möglich, doch äußerst unwahrscheinlich.«

»Wie unwahrscheinlich? Etwa so unwahrscheinlich wie ein Sechser im Lotto mit Superzahl? Oha! Dabei spielen doch Woche für Woche Millionen Deutsche Lotto. Für sie scheinen diese extremen Unwahrscheinlichkeiten also kein Hindernis darzustellen.«

Ich muss zugeben, dass es einigermaßen anstrengend war, mit Hermann zu diskutieren. Wahrscheinlichkeiten und statistische Risiken sind mir zu hoch. Ich bin ein Mensch, der eher literarisch-mythologisch denkt und nicht mathematisch. Mich hat Hermann schon mit der schlichten Frage gekriegt: Eine Familie hat zwei Kinder, und eines davon ist ein Sohn. Wie hoch ist die Wahrscheinlichkeit, dass auch das andere Kind ein Sohn ist? Sie werden wahrscheinlich auch 50 Prozent sagen (hoffe ich jedenfalls), aber es ist falsch.[12] Deshalb hasse ich diese Wissenschaft.

»Na schön, Schlaumeier. Aber was hat das mit Hypochondrie zu tun?«

»Ganz einfach. Hypochonder haben Angst. Angst, krank zu werden oder sogar schon eine Krankheit zu haben, die keiner erkennt oder ihnen auch nur glaubt. Eine, wie ich meine, meist grundlose Angst. Aber sie hat mit Risiko und Statistik zu tun, denn wir alle lesen Tag für Tag solche Statistiken. So was wie: 43 Prozent aller Männer über 55 haben das Risiko einer vergrößerten Prostata, was zu 27 Prozent ein Anzeichen für eine karzinogene Veränderung der Vorsteherdrüse bedeuten kann, wobei man mit 48-prozentiger Wahrscheinlichkeit auf eine gute Behandlungschance hoffen darf. Das zähl mal zusammen! Hypochonder kriegen bei so was nasse Hände.«

Ich muss zugeben, dass ich bei dem Gedanken an meine Prostata nasse Hände bekam. Aber die würde doch jeder Mann über

12 Wenn Sie 50 Prozent oder 1:2 sagen, beweisen Sie, dass Sie nicht mathematisch denken können. Und wahrscheinlich (!) glauben Sie auch, dass es viel wahrscheinlicher wäre, einen Sechser im Lotto zu haben, als von einem Meteoriten getroffen zu werden. Das hat übrigens nichts damit zu tun, dass jede Woche im Schnitt einer diesen Tipp richtig hat. Die Wahrscheinlichkeit, dass das zweite Kind auch ein Junge ist, liegt nämlich bei 1:3, also 33,333... Prozent. Wie das? Ganz einfach: Hätte die Frage gelautet, das Erstgeborene ist ein Junge, dann wäre die Wahrscheinlichkeit, dass das Zweitgeborene auch ein Junge ist, tatsächlich 1:2, also 50 Prozent. So gibt es aber drei Möglichkeiten:

erstgeborenes Kind: Junge	zweitgeborenes Kind: Junge
erstgeborenes Kind: Junge	zweitgeborenes Kind: Mädchen
erstgeborenes Kind: Mädchen	zweitgeborenes Kind: Junge

Eklig, aber wahr. Das nenne ich die Dramatik der Mathematik, und deshalb bleibe ich lieber ein kleiner Hypochonder.

55 kriegen, oder? Ich ging zur Theke und holte noch zwei Cabernet Sauvignon. Nur gut, dass in der Kantine inzwischen Rauchverbot herrschte, sonst hätte ich mir drei Zigaretten gleichzeitig angesteckt.

Hermann beugte sich vor und zwinkerte mir beruhigend zu. »Aber gegen statistische Risiken kann man sich wehren. Man unterläuft sie einfach. Wer nicht raucht, keinen Alkohol …«, er schaute auf mein Glas, »… in Unmengen trinkt, nicht Ski fährt, niemals auf ein Motorrad oder in ein Flugzeug steigt, der hat sich schon gegen ziemlich viele Risiken versichert. Nicht zu hundert Prozent natürlich – denn auch Nichtraucher können Lungenkrebs bekommen, sogar als Nicht-Passivraucher –, aber immerhin. Gegen manche Risiken kann man sich nicht so leicht schützen, und dazu gehören die meisten Krankheiten. Die eine Sache ist es, zu beschließen, dass das Leben eben riskant ist und grundsätzlich immer mit dem Tod endet. Das setzt eine gewisse buddhistisch-indianisch-bayrische Grundeinstellung voraus. Die andere Möglichkeit ist es, zu versuchen, Risiken zu kontrollieren, ihnen möglichst aus dem Weg zu gehen und sich selbst ständig zu überwachen – oder überwachen zu lassen. Diesen Weg gehen meiner Meinung nach die Hypochonder, und sie leben nach der Statistik sicherer als die Laissez-faire-Typen.«

»Ach!«, sagte ich überrascht. »Das ist ja mal eine wirklich gute Nachricht.«

»Aber ob es ihnen psychisch besser geht als den buddhistisch-indianisch-bayrischen Typen, ist noch sehr fraglich. Man kann mit Risiken so oder so umgehen. Es scheint gerade modern zu sein, sich und andere mit möglichst vielen Sicherheitsvorkehrungen zu schützen – mit Kindersicherungen, Überrollbügeln, Fahrradhelmen, doppelwandigen Öltanks, Airbags …«

»In Norwegen sind Erdnüsse für Kleinkinder verboten«, sagte

ich. »Weil sie daran ersticken könnten. Keine schlechte Idee, oder?«

Er sah mich seltsam an.

»Du möchtest darauf doch nicht wirklich eine Antwort! Lass uns bei Airbags bleiben. Ist der Effekt tatsächlich mehr Sicherheit? Nein. Das Risikoverhalten steigt, wenn man sich sicherer fühlt. Die Auffahrunfälle finden öfter und bei höherem Tempo statt, wobei die Fahrer in großen Wagen mit anständigen Knautschzonen und Mehrfachairbags deutlich profitieren. Wer als Unfallgegner sicherheitstechnisch nicht ebenso gut gerüstet ist, sieht schnell zerknautscht aus. Sicherheit muss schon auf dem gleichen Niveau stattfinden.«

So hatte ich es noch nicht betrachtet. Dann wäre ja die moderne Sicherheit gleichzeitig ihr Gegenteil. Diese Risikostatistiker machen einen ganz wirr im Kopf.

»Nimm zum Beispiel die modernen, hochgerüsteten Autos. Für einen Autodieb alter Schule sind sie uneinnehmbare Festungen – aber gibt man es deshalb auf, Autos zu stehlen? Nein. Es gibt den neuen Autodieb. Und der ist viel gefährlicher. Er wartet, bis der Besitzer sein Safety Car aufsperrt, tritt dann hinzu und bittet nachdrücklich um den Schlüssel. Vielleicht mit einem Schnappmesser in der Hand. Im Notfall nimmt man den Fahrer als Geisel, bei solchen Superkarossen lohnt sich das schon, und schon ist aus dem schlichten Diebstahlsdelikt eine Geiselnahme geworden. Profis ziehen daraus den Schluss: Weniger Sicherheit = weniger Vandalismus. Und was ABS betrifft – damit sind mehr Unfälle verursacht worden als ohne. Das Sicherheitsgefühl führt dazu, dass die Leute riskanter fahren.«

»Na schön, aber wir reden hier über Krankheiten. Je mehr man forscht und je mehr man weiß, desto sicherer wird das Leben doch? Denk nur an die ganzen Impfungen!«

Hermann winkte ab.

»Impfungen! Prima Sache. Jede Impfung ist eine induzierte Krankheit. Ich denke nur an die Zeckenhysterie und die Angst vor FSME[13]. Die Wahrscheinlichkeit liegt allerdings nur bei einer einzigen Übertragung bei 5000 Zeckenbissen.«

»Die eine reicht«, sagte ich. »Es ist immer nur die eine. Die nämlich, die ich kriegen kann!«

»Da hast du recht. Das ist die Sorge. In Deutschland sind davon etwa 100 Menschen pro Jahr betroffen, von denen allerdings 90 ohne Nachwirkungen wieder gesund werden. Dann kam die Impfhysterie. Anfang der 90er Jahre ließen sich mehrere Hunderttausend Deutsche gegen FSME impfen. Der Effekt war, dass der durch die Impfung verursachte medizinische Schaden etwa zehnmal so groß war wie der durch die Zeckenbisse zuvor!«

»Ein typisches Dilemma«, murmelte ich dunkel, »ein griechisches Drama. Du kannst machen, was du willst, du machst es immer falsch. Ich nehme noch einen Cabernet Sauvignon.«

»Wir schließen«, sagte die Frau an der Theke und deutete auf den Ausgang.

»Wir können in mein Büro gehen«, sagte Hermann. »Ich hab da noch ein paar Bücher, die ich dir gerne zeigen würde. Quasi eine Zusatzrecherche zu deinen Hypos.«

Hermanns Büro lag im zweiten Stock und war einer dieser typischen Käfige der modernen Redaktionslegehennenfabriken:

13 FSME oder Frühsommer-Meningoenzephalitis, aber das kann kein Mensch aussprechen, wird durch ein Virus ausgelöst, das von Zecken übertragen wird. Davon kann man Fieber kriegen, aber auch eine Gehirnhautentzündung – und wenn es ganz übel kommt, treten Lähmungen, Gleichgewichtsstörungen, sogar Epilepsien auf.

Glastür, damit jeder gleich sehen kann, ob man auch arbeitet, weißer Pressspan für Regale und Schreibtisch, ein Drehstuhl, ein Glastischchen in der Ecke, zwei Freischwinger daneben und etwa 15 Quadratmeter Buchrücken. Telefon und Computer, das war's.

Er bot mir den einen Freischwinger an und holte ein zerlesenes Buch aus dem Regal, eine Sammlung von Statistiken der britischen Armee aus dem Zweiten Weltkrieg.

»Weißt du, wie man zu eindrucksvollen statistischen Zahlen gelangt? Man muss sie nicht einmal manipulieren, man muss nur die richtigen zusammenzählen. Hier ist ein schönes Beispiel. Was schätzt du, wie viele zivile Tote es im Zweiten Weltkrieg gab? Die sechs Millionen Juden des Holocausts mal außer Acht gelassen. Nur die zivilen Toten durch Kampfhandlungen?«

Ich hatte keine Ahnung.

»Keine gute Frage nach zwei Cabernet Sauvignon – vielleicht zwei Millionen?«

»Genau 6 548 233. Aber lies selber.«

Er drückte mir das aufgeschlagene Buch in die Hand. Ich las.

Großbritannien	60 595
Belgien	90 000
China	unbekannt
Dänemark	unbekannt
Frankreich	152 000
Niederlande	242 000
Norwegen	3638
UdSSR	6 000 000
Gesamt	**6 548 233**

»Schrecklich – aber was hat das mit Statistik zu tun?«

»Sehr viel. Man denkt sich, vielleicht sind ein paar vergessen worden, aber diese Zahl ist unbedingt glaubwürdig – einfach weil sie glaubwürdig aussieht. Aber wie kam sie zustande? Man fragte von jedem Land die zivilen Opfer ab und addierte sie. Es ist kein Wunder, dass das kleinste Land die genauesten Zahlen hat und damit einer Liste Genauigkeit beschert. Und wem glaubst du eher, wenn du ein Ehepaar fragst, wie lange sie schon verheiratet sind? Ihr, wenn sie sagt: »Schon fast acht Jahre.« Oder ihm, wenn er sagt: »Genau neun Jahre, zwei Monate und 14 Tage.« Na klar, das ist kein Beispiel aus der Praxis, weil Männer sich nie ein genaues Datum merken können – aber es illustriert, dass man dem mit den genaueren Zahlen mehr glaubt. So ist es bei medizinischen Statistiken auch. Hypochonder sollten das wissen.«

»Aha, sind wir endlich wieder beim Thema!«

»Ja, denn eine gute Statistik muss krumm sein. So wie eine gute Steuererklärung. Beides glaubt man nur, wenn die Zahlen nicht allzu sauber aussehen. Kannst du mir folgen?«

Hermann gab sich viel Mühe, mir zu erklären, wie ein Statistiker zu einem eindrucksvollen Resultat kommt.

»Es darf nicht zu glatt wirken – obwohl es meist nur sehr glatt und ungefähr ist. Einfach zu viele Variablen, ein echtes Problem. Eine statistische Umfrage, bei der herauskommt, dass 30 Prozent der Befragten nichts von Schmerzmitteln halten, 60 Prozent dagegen schon und 10 Prozent keine Meinung dazu haben, wirkt ziemlich blass, um nicht zu sagen: unglaubwürdig. Dabei ist das sehr nachvollziehbar, wenn man weiß, dass dafür nur zehn Menschen befragt wurden. Besser, man befragt 13 Menschen, dann sieht eine ähnliche Verteilung so aus: 29,78 Prozent halten nichts von Schmerzmitteln, 59,58 Prozent dagegen schon, und 10,64 Prozent haben keine Meinung. Sieht doch gleich viel besser aus. Viel professioneller. Und es wirkt ehrlicher.

Ein Problem der Statistik. Wir vertrauen krummen Zahlen eher als geraden. Dabei sind die meisten Zahlen der Statistik nur deshalb so ›unrund‹, weil zu vielen Schätzungen eine genaue Zahl kommt. Und das sieht dann so aus:

Aufwendungen für Gesundheitsvorsorge 2009:	
Neuer Arzneischrank	280,00 €
Krankenkasse	1200,00 €
Praxisgebühr	40,00 €
Fitnessvertrag	480,00 €
Rezepte	276,32 €
Gesamt	**2276,32 €**

Sieht ziemlich echt aus, obwohl alle Positionen bis auf die letzte ganz glatt waren. Hättest du – etwa dem Finanzamt gegenüber – eine genaue Zahl wie 2.000.- € angegeben, hätte man dir bestimmt unterstellt, geschätzt zu haben.«

»Verstehe ich. Aber was hat das denn mit Hypochondrie zu tun?«

»Aber genau das ist euer Problem«, sagte Hermann, wobei er mit euer wahrscheinlich die Internationale der Hypochonder meinte, der ich niemals beigetreten war. »Statistik ist für Hypochonder so wichtig, weil sie gerne medizinische Forschungsarbeiten lesen und auch ziemlich genau wissen, wie hoch die statistische Wahrscheinlichkeit ist, sich diese oder jene Krankheit zuzuziehen. Dabei ist Statistik die Hölle für jeden bekennenden Angsthasen!«

»Na, na«, sagte ich.

»Statistik ist ein Kaugummiteig, den man sich ziehen kann, wie man gerade möchte. Es kommt nicht nur auf die Fragestellung an, es ändert sich jede Statistik auch mit der Betrachtungsweise. Wenn letztes Jahr 300 Menschen an strangulöser Enzephimose erkrankt sind und dieses Jahr 370, kann man sich aufregen und sagen: Skandal! Fast ein Viertel mehr Erkrankungen! Man kann es aber auch relativieren und beruhigend feststellen: Letztes Jahr lag die Rate gerade mal 18,9 Prozent darunter. Kommt ganz darauf an, woher man etwas betrachtet.

Aber es kommt nicht nur darauf an, wie man misst, sondern auch, welche Einheiten man dafür wählt. Die Radioaktivität eines Stoffes, das heißt die Zahl der Atomkernumwandlungen pro Sekunde, kann man auf zwei Arten ausdrücken, in Curie und Becquerel. Ein Becquerel steht für einen Zerfall pro Sekunde, ein Curie dagegen für 37 Milliarden Zerfälle in einer Sekunde. Ein Tausendstel Curie entspricht demnach 37 Millionen Becquerel, eine Belastung von ein paar hundert Becquerel kann man in Curie kaum noch ausdrücken. Nun darfst du darüber nachdenken, mit welchem Maßsystem die Kernkraftbetreiber arbeiten – und in welchem Maßsystem Umweltaktivisten rechnen.«

Ich wurde müde. Von alle dem wird mir so dumm, als ging mir ein Mühlrad im Kopf herum ... und ich wusste nicht mal, wer diesen schönen Gedanken formuliert hatte. Goethe? Wilhelm Busch? Aber Hermann war nicht mehr aufzuhalten:

»Der streitbare Statistiker hat auch immer wieder mit der Medizin zu tun, denn hier kann man mit Statistiken beruhigen und Angst machen, ganz nach Wunsch. Man kann auch richtige Statistiken falsch bewerten, etwa diese: Ehemänner leben statistisch länger. Stimmt. In Deutschland – statistisch natürlich – etwa fünf Jahre, 15 Jahre sogar in Japan. Das sollte nun eindeutig beweisen, dass eine Ehefrau lebensverlängernde Wirkung hat, egal wie schlecht die Ehe sein mag. Man hat das alles schon in Apothekenblättchen gelesen: Männer ernähren sich gesünder in einer Ehe, gehen öfter (sie werden geschickt) zum Arzt und zur Vorsorge, haben mehr Sex (das ist allerdings fraglich) oder wenigstens Hautkontakt und mehr Ansprache.«

»Stimmt, meine Frau unterstützt diese These, wie fast alle anderen Frauen in unserem Freundeskreis auch, sehr vehement – und zwar mit den Worten: Siehst du!«

»Ich widerspreche ihr offiziell natürlich nicht, aber hier – unter uns – kann ich es. Es bedeutet nämlich nicht unbedingt, dass Ehemänner länger leben, weil sie Ehemänner sind – sondern sie haben rein statistisch größere Chancen, zu einem Ehemann zu werden, weil sie länger leben. Ursache und Wirkung, meine Damen! Die darf man nicht verwechseln.«

»Mein Onkel Georg hat diese Statistik auch mal gelesen, dass Ehemänner länger leben. Er winkte damals nur müde ab: Kommt ihnen nur länger vor! So kann man Statistik natürlich auch sehen.«

Hermann lehnte sich zurück und holte zum entscheidenden Schlag aus.

»Wenn du mal richtige Medizinstatistik hören willst, dann halte dich fest: Hohe Krebssterblichkeit ist ein Zeichen für eine gute medizinische Versorgung! Dieser scheinbare Widerspruch erklärt sich so: Der beste Indikator für hohe Umweltqualität und gute medizinische Versorgung ist eine hohe statistische Lebenserwartung. Jedoch, je älter wir werden, umso höher wird auch die Wahrscheinlichkeit, an Krebs zu erkranken. Japanische Männer haben die höchste Lebenserwartung, nämlich 74 Jahre, und gleichzeitig die höchste Krebssterblichkeit. 25 Prozent! In ärmeren Ländern liegt die Krebssterblichkeit meist unter 10

Prozent, aber nicht etwa, weil die Menschen dort so gesund leben, sondern so ungesund. Mangelernährung und schlechte Hygiene löschen viele Leben aus, bevor sich Krebs entwickeln kann. Erst im mittleren Lebensalter werden die meisten Krebsarten zu einer statistisch relevanten Gefahr. Früher starb man in Europa eher selten an Krebs, man wurde einfach nicht alt genug dafür. Die Dimensionen haben sich verschoben, bei manchen Krankheiten muss man nicht einmal bis ins Mittelalter zurückgehen, da reichen schon 100 Jahre. 1905 etwa starben in Deutschland 3,7 Prozent an Krebs, 1995 waren es schon 21,5 Prozent. Andererseits starben 1905 noch 10,3 Prozent an Tuberkulose, 1995 nur noch 0,2 Prozent. Und die Sterbefälle, die auf Herz-Kreislauf-Erkrankungen zurückgehen, verfünffachten sich: 1905 starben 10,3 Prozent daran, 1995 50,7 Prozent.«

Natürlich hatte Hermann all diese Zahlen nicht im Kopf, er zitierte aus einem Buch, ging dabei in seinem Büro auf und ab und tremolierte wie ein hitziger Lyrikhengst, wie Marcel Reich-Ranicki, wenn er gerade einen Lebenspreis ablehnt. Statistiklyrik.

»Finnische Forscher wollten es ganz genau wissen. Fakt war, dass etwa 0,21 Prozent der älteren Menschen an Schilddrüsenkrebs erkranken. Also untersuchten die Mediziner die Schilddrüsen Verstorbener – die nicht an Schilddrüsenkrebs litten oder gar deshalb gestorben waren – und fanden tatsächlich in 36 Prozent der Drüsen kleine Krebsgeschwülste. Als sie die Untersuchungsmethode noch verfeinerten und die Abstände zwischen den Gewebeproben noch weiter verringerten, konnten sie noch weitere Winzkarzinome feststellen. Was bedeutet das? Je genauer man hinsieht, umso eher findet man etwas – und umso mehr von diesem Etwas findet man. Aber macht das Sinn? Führende Krebsforscher bekennen, dass fast jeder Mensch irgendwo im Körper ein paar Krebszellen hat – und trotzdem erfreuen sich die meisten bester Gesundheit. Und sie sterben höchstwahrscheinlich nicht an Krebs. Es scheint also sogar normal zu sein, mikroskopisch kleine Tumore mit sich herumzutragen.«

»Das könnte man als gute Nachricht ansehen. Klingt irgendwie beruhigend.«

»Tja, aber die schlechte – und ganz besonders für hypochondrisch veranlagte Menschen – ist, dass unsere Untersuchungsmethoden immer besser werden. Und wenn ein Arzt einen Tumor findet, muss er etwas tun. Die Skalpell-Chemo-Bestrahlungsmaschinerie kommt in Gang, und man weiß nicht immer, ob es besser gewesen wäre, den kleinen Tumor nicht entdeckt zu haben. Eine einfache Antwort darauf gibt es nicht. Manchen Menschen bringt eine Früherkennung Heilung, anderen beschert sie Ängste und überflüssige Therapien.

Am Beispiel Prostatakrebs lässt sich zeigen, wie gefährlich Früherkennung sein kann. Autopsien an Männern, die alle nicht den Krebstod gestorben waren, zeigten, dass 50 Prozent der über 60-Jährigen und sogar 80 Prozent der über 70-Jährigen Prostatakrebs hatten. Aber sie starben nicht daran.«

»Man könnte also sagen, dass immer genauere Diagnostik aus gesunden Menschen kranke machen kann.«

»Exakt. Inzwischen kann man schon Herzen scannen, und bei dieser Kernspinaufnahme kommt bei vielen Herzen, die schon länger als 70 Jahre schlagen, heraus, dass sich in ihnen Kalk abgelagert hat. Das ist normal, aber muss man nicht automatisch etwas tun, wenn man das durch eine teure und aufwendige Untersuchungsmethode herausgefunden hat?«

»Ein Dilemma der modernen Medizin. Man kann immer mehr Krankheiten immer früher entdecken und hat immer mehr Therapien entwickelt, die man natürlich auch einsetzen muss. Was ist die Alternative? Dass wir nicht mehr krank werden oder Krankheiten stärker ignorieren? Oder dass wir vorbeugen und risikofrei leben?«

»Risikofreies Verhalten gibt es ebenso wenig wie giftfreie Stoffe. Man kann nur sagen, dass der Giftgehalt unterhalb der Nachweisgrenze ist. Auch alkoholfreies Bier enthält immer noch etwas Alkohol. In Saudi-Arabien werden alkoholfreie Biertrinker auch verhauen. Wie blöd!

Jedoch wird die Nachweismethode immer genauer, und wenn man vor 40 Jahren noch Stoffe im ppm-Bereich[14] nachweisen konnte – alles, was darunter lag, galt schlicht als nicht vorhanden–, konnte man vor 20 Jahren schon ein Milliardstel Gramm pro Kilo nachweisen.

Da kamen plötzlich ganz viele Gifte und Schadstoffe zutage, man fand etwa in unbehandelten, frei wachsenden Himbeeren allein 34 verschiedene Aldehyde und Ketone, 32 verschiedene Alkohole, 20 verschiedene Ester, 14 Säuren, drei Kohlenwasserstoffe und andere Stoffe, darunter auch das die Leber gefährdende Cumarin. Nun ist es natürlich einigermaßen lächerlich, frei wachsende Himbeeren zu verbieten, weil sie Gifte enthalten. Aber in den Medien wurden solche Nachrichten mit großer Freude verbreitet. Es war die große Zeit, in der jede Woche eine neue vergiftete Sau durchs Dorf getrieben wurde, alles wurde in allem entdeckt. Dabei wissen Chemiker es schon seit langem, dass alles in allem steckt. Aber sie haben den Mund gehalten, weil sie wohl schon ahnten, welche Hysterie diese altbekannte Nachricht auslösen würde, eine Nachricht, die schon im Mittelalter zu den Basics gehörte. Es ist alles Gift, es kommt nur auf die Dosis an. In-

14 parts per million – zum Beispiel 1 Milligramm Pflanzenschutzmittel in einem Kilo Weizen

zwischen kann man ein Trilliardstel – eine Zehn mit 21 Nullen – Gramm nachweisen und mit der Fluoreszenz-Spektroskopie gar ein einziges Molekül. Unglaublich. Unvorstellbar. Und dieses Molekül greift unser Immunsystem an? Wow!«

»Trotzdem ist der Fortschritt der Wissenschaften natürlich beeindruckend. Ich frage mich nur, ob es besonders heilsam für Nichtwissenschaftler ist, wenn sie alle möglichen Neuigkeiten erfahren, die sie leicht überfordern könnten. Also, für Hypochonder ist das Wissen, dass auch unbehandelte Früchte Gift enthalten können, sicher schrecklich.«

»Mit den heutigen Analyseverfahren kann man überall alles finden – denn überall befindet sich auch alles. Deshalb ist es auch keine besondere Meldung, wenn in einer Plastikschlappe etwa polyzyklische aromatische Kohlenwasserstoffe gefunden werden. Die sind grundsätzlich krebserregend, aber ab welchem Grenzwert? Weiß keiner. Dann legt man eben einen fest, und wenn der überschritten wird, kann man solche Texte lesen.«

Er legte mir einen Artikel vor, in dem es hieß: *Diese Badeschlappen können gefahrlos nicht länger als 30 Sekunden auf der bloßen Haut getragen werden.*

»Irre. Alle halbe Minute die Schlappen ausziehen, das wäre dann also sicher?«

»Je mehr man nach Sicherheit ruft, umso mehr Verunsicherung entsteht. Oder: Je genauer man hinschaut, umso mehr findet man. So ist es auch erklärbar, dass 2003 das Institut für Biomedizinische und Pharmazeutische Forschung in Nürnberg auf neun von zehn Zehn-Euro-Scheinen Spuren von Kokain feststellte. Koksspuren auf Toiletten des Bundestags? Hat sogar Frau Merkel einen Koksschein im Portemonnaie? Möglich. Hat aber nichts zu sagen, denn die feinen Kokainstäubchen übertragen sich durch die Zählmaschinen der Banken aufs Beste.«

»Da kommen wir wieder zu den Hypochondern: Wissen ist ja gut und schön, aber es fragt sich, wie man mit dem Wissen umgeht. Wie kann ein Amateur relevantes und irrelevantes Wissen auseinanderhalten?«

»Es stellt sich die Frage: Ist unser Leben durch dieses Wissen sicherer geworden? Sicher nicht. Das Gegenteil ist der Fall. Die Verunsicherung hat zugenommen, und die Medien dürfen sich dafür an die Brust klopfen. Jaja, ich weiß, ich gehöre auch dazu. Was wir allerdings nicht vermelden, und dabei wäre das doch eine erstklassige Schlagzeile, ist: Gift im menschlichen Körper gefunden! Ohne Zusatz und Einfluss der Pharmazie oder einer Imbisskette. Im menschlichen Körper sind alle bekannten Gifte enthalten! Einfach so. Ohne dass wir sie über verstrahlte Pilze oder Genmais zusetzen mussten. Sie sind einfach da, wenn auch in kleinsten Mengen, die wir erst durch ausgeflippte Techniken wie die Fluoreszenz-Spektroskopie feststellen konnten. Und das ist das Thema: Was ist denn die Menge, bei der wir die Ampel auf Rot schalten sollten? Unterhalb welcher Grenze gilt das vernachlässigbare Risiko, das international anerkannte *negligible risk*?«

»Jaja, ich weiß – die Dosis macht's!«

»Ganz genau. Aber Grenzwerte und Dosierungen sind ein undurchdringlicher Dschungel, in dem sich sogar Profis verlaufen können – umso mehr ist das ein gefährlicher Ort für Hypochonder. Ein Grundgesetz der Toxikologie ist die Frage nach der Dosis und dem Grenzwert. Jeder Stoff hat irgendeinen Effekt im menschlichen Körper, und meist funktioniert es so – und da hat der gesunde Menschenverstand ausnahmsweise mal recht –, dass eine geringe Dosis keinen oder kaum einen Effekt hat, mit der Steigerung stellt man immer mehr Effekte fest, und ab einer bestimmten Dosis stirbt man. Die Dosis hängt jedoch nicht nur vom Stoff ab, sondern auch vom Zustand der »Versuchsperson«. Ist man dick oder dünn, alt oder jung, anfällig oder stabil, allergisch oder nicht? Einen Grenzwert für jedermann zu finden, ist also fast unmöglich. Trotzdem muss man Grenzwerte finden, sonst könnte man sie später – vor allem bei einem aktuellen Medieninteresse – nicht senken. Toxikologen arbeiten immer noch mit Tierversuchen, wenn sie sich an menschliche Grenzwerte herantasten wollen. Und das geht so: Die Dosis eines Stoffes wird so lange gesteigert, bis die Hälfte der diesem Stoff ausgesetzten Tiere stirbt. Das nennt sich dann *Letaldosis 50*. Dieser Test wird natürlich nicht an Elefanten vorgenommen, sondern an Mäusen oder einer anderen empfindlichen Säugetierrasse. Mit dieser Letaldosis 50 werden anschließend andere, gesunde Tiere gefüttert, wobei man die Dosis nach und nach reduziert, so lange, bis in keinem Organ eine Schädigung nachweisbar ist und diese Tiere auch nicht früher sterben als gesunde. Das ist die Grundlage für dem Menschen zumutbare Belastung. Der Unbedenklichkeitswert wird durch 100 dividiert – bei Substanzen, die im Verdacht stehen, krebsauslösend zu sein, sogar durch 1000 bis maximal 5000 – und ergibt den Humangrenzwert. Das bedeutet: Was für eine Maus unbedenklich ist, wird für uns hundert- bis fünftausendmal verdünnt zugelassen.

Natürlich gibt es auch Einflüsse, die man nicht so einfach testen kann, die aber auch wunderbare Schlagzeilen hergeben. Etwa solche: Gesundheitsgefahr durch Kondome (muss man sich mal vorstellen, angesichts einer Abwägung gegen eine mögliche AIDS-Infektion!), Gift aus dem Backofen, krebserregende Plastikschlappen, krank durch Klimaanlagen. Die Woche ohne Katastrophenmeldung ist keine anständige, da wühlt sich der Schlagzeilenjournalist gerne mal durch neue Studien im Internet. Und irgendeine Auffälligkeit findet sich immer, wenn man richtig sucht.

Unsere Risikowahrnehmung ist durch die Medien so verfeinert, dass man ständig in Furcht und Schrecken leben müsste. Nur haben die meisten von uns sich inzwischen ein so dickes Fell zugelegt, dass sie solche Meldungen zwar aufnehmen, aber gleich wieder vergessen.«

»Nur haben die Hypochonder immer noch ein dünnes Fell, und daran prallen all diese Katastrophenmeldungen nicht ab. Sie machen zuerst Angst und später krank. Und für einen Hypochonder muss es doch eine Bestätigung sein, dass doch etwas dran ist, wenn sich so viele Menschen ängstigen.«

Hermann seufzte und ließ sich in seinen Schreibtischstuhl fallen. »Es beißt sich in den Schwanz: Nicht die Risiken haben zugenommen, sondern unsere Aufmerksamkeit für sie. Gleichzeitig steigt unser Sicherheitsanspruch. Natürlich will niemand an Krebs erkranken, aber gleichzeitig wollen wir auch immer älter werden. Das eine geht aber ohne das andere kaum, denn Krebs bedeutet entartetes Zellwachstum, und mit der Häufigkeit der Zellteilung steigt das Risiko, dass Zellen entarten. Der Körper verfügt über ausgeklügelte Schutz- und Reparaturmechanismen, und in einem jungen Körper ist es sehr unwahrscheinlich, dass eine Zelle sich an all den Kontrollen vorbei wild fehlentwickelt. Je länger wir leben, umso mehr steigt die Wahrscheinlichkeit, dass das doch passiert. Außerdem sind wir länger schädlichen Einflüssen ausgesetzt – Strahlung, Giften und Infektionen –, was wiederum die korrekte Zellteilung beeinflusst.«

»Gut, dass dir kein Hypochonder zugehört hat«, sagte ich, »jedenfalls kein großer. Obwohl ich sagen muss, dass es schon mir als kleinem, eher gemäßigtem Hypochonder graust, wenn ich mir vorstelle, dass überall Krankheiten, Gifte und Infektionen lauern.«

Hermann lächelte. »Es kann dir gleich noch mehr grausen, denn mit Statistik kann man auf einen Schlag vom gesunden zum kranken Menschen werden. Man kann zum Beispiel unsere halbe Bevölkerung auf einen Schlag in Risikopatienten verwandeln. Wie? Ganz einfach, man dreht an der Grenzwertschraube. 1999 senkte man den Grenzwert von 240 Milligramm Cholesterin pro Deziliter Blut auf 200 Milligramm – und schon waren Millionen Deutsche potenziell krank.«

»Und wenn man zurückdreht, sind sie alle wieder gesund?«

»Stimmt. So einfach ist das. Aber Hypochonder haben neben ihren Problemen mit der Krankheitsangst wahrscheinlich noch ein paar andere, zum Beispiel die mit der Diagnose-Vergiftung. Natürlich wissen sie, dass Röntgenstrahlen nicht unbedingt gesund sind und dass man dem Körper eine zu hohe Strahlenbelastung ersparen sollte. Aber wer viele Untersuchungen – und ich nehme mal an, dass ordentliche Hypochonder viele Untersuchungen haben – machen lässt, nimmt auch eine große Dosis Strahlung auf. Röntgengeräte und Computertomographen sind inzwischen die größten Verursacher von Strahlenkontaminierung. Nur in Japan lassen sich die Menschen noch intensiver durchleuchten als hierzulande. Nach einer britischen Studie erkranken 2000 Menschen in Deutschland pro Jahr an einem Krebs, der durch Röntgenuntersuchungen ausgelöst wurde.«

»Da haben wir das nächste Dilemma – das Leiden an der guten Diagnostik. Ein Radiologe, den ich mal dazu befragte, sagte nur: Ein gesunder Mensch ist einfach noch nicht ausgiebig genug untersucht. Das ist doch krank!«

»Nein. Es klingt paradox, aber es ist traurige Realität: Je präziser die Diagnostik, umso eher sinkt die Gesundheitsrate. Dabei heißt das nicht unbedingt, dass wir kränker werden, wir können nur mehr kleine Erkrankungen feststellen. Oft allerdings welche, die uns wahrscheinlich unser Leben lang nicht behelligen würden. Bevor die moderne Ultraschalluntersuchung üblich war, galt es als Durchschnitt, dass etwa 20 Prozent der Menschen Knötchen in der Schilddrüse haben – mit Ultraschall findet man inzwischen bei bis zu 67 Prozent der Untersuchten welche. Oft sind die Knötchen harmlos, aber sie werden trotzdem entfernt, denn welcher Arzt kann mit Sicherheit sagen, dass sie auch harmlos bleiben? Kritiker dieser übergenauen Untersuchung schätzen, dass etwa 90 Prozent der Operationen überflüssig sind, denn meist sind die Knötchen harmlos.«

»Könnte gut sein, dass solche Entwicklungen nicht nur Hypochonder heranzüchten, sondern auch schuld daran sind, dass wir unsere Gesundheit fast nicht mehr bezahlen können.«

»Klar, warum soll ausgerechnet das Gesundheitssystem nicht den kapitalistischen Normen entsprechen? Angebot und Nachfrage regeln auch die medizinische Versorgung. Erhöht man die Zahl der Herzchirurgen in einem Krankenhaus, steigt die Zahl der Bypass-Operationen um die gleiche Rate. Aber nicht, weil es plötzlich mehr Menschen gäbe, die nach den alten Kriterien einer solchen OP bedürften, es sind einfach mit den Medizinern auch neue Kriterien hinzugekommen. Nach der Devise: Jetzt sind sie schon da, also müssen sie auch was zu tun kriegen. Medizinische Unterversorgung ist schrecklich, aber medizinische Überversorgung kann auch ganz schön schlimm sein.«

Ich wusste nach dieser Nachhilfestunde in Statistik nicht, ob mich Hermann nun beruhigt oder noch mehr aufgeregt hatte. Er musste jedenfalls nach Hause und gab mir zum Abschied der Beratung noch ein paar Bücher mit. Darunter eines über die Geschichte der Statistik. Ich las vor dem Einschlafen noch ein

Kapitel, und das will ich Ihnen nicht vorenthalten. Die Geschichte spielt im Zweiten Weltkrieg. Die britische Luftwaffe bekam Besuch von ein paar cleveren amerikanischen Statistikern, die die Beschussverteilung an den englischen Bombern untersuchen wollten, um mögliche Schwachstellen am Rumpf nachträglich zu verstärken. Man untersuchte also jedes nach einem Kampfeinsatz gelandete Flugzeug mit einem Rasternetz von unten und übertrug jedes Einschussloch auf genormte Pläne. Dabei stellte sich heraus, dass die Verteilung eine völlig gleichmäßige war (die deutsche Flak hielt ja nur in den Himmel) – bis auf eine Stelle. Im hinteren Drittel jedes Flugzeugs gab es ein zwei Meter langes und etwa einen Meter breites Areal, das von allen Einschüssen verschont war. Seltsam, dachten die Statistiker – widerspricht eigentlich jeder Logik. Die Bomberpiloten konnten die Mathematiker aufklären: An dieser Stelle befand sich nämlich der Tank, und wenn dort ...

Mit einem breiten Grinsen schlief ich ein.

Sterbewahrscheinlichkeiten:	
durch einen Unfall zu Fuß	1 : 610
durch Komplikationen bei einem Klinikaufenthalt	1 : 1170
durch einen Motorradunfall	1 : 1295
durch einen Flugzeugabsturz	1 : 4608
versehentlich erschossen zu werden	1 : 4613
Sturz von einer Leiter	1 : 8689
Ertrinken in der Badewanne	1 : 10948
Wespen- oder Bienenstiche	1 : 66297
Unfall mit einem Feuerwerkskörper	1 : 716010
(Quelle: American National Safety Council's Lifetime Risk of Death Study 2000)	

Fanatische Wasser-Hypochonder und Ökomärchen

»Der Hypochonder ist ein Mensch, der gerade genug Geist und Lust am Geiste besitzt, um seine Leiden, seinen Verlust, seine Fehler gründlich zu nehmen.«

FRIEDRICH NIETZSCHE

Es gibt Hypochonder, die von jeder Terrorgruppe sofort als Ausbilder angestellt werden würden. Louis ist so einer. Ein Wasser-Terrorist. Fanatische Hypochonder, die man natürlich auch niemals Hypochonder nennen darf, haben sich meist Nischen ausgesucht, in denen sie sich wie die Zecken verbeißen und wohnlich einrichten. Es gibt fanatische Pilz-Hypochonder, fanatische Weichspüler-Hypochonder, fanatische Schwermetall-Hypochonder, fanatische Säure/Basen-Hypochonder, fanatische Darmflora-Hypochonder, fanatische Schimmel-Hypochonder, fanatische Vogelgrippe-Hypochonder. Louis ist ein fanatischer Wasser-Hypochonder. In welchem Terrorcamp er ausgebildet wurde, weiß ich nicht, aber er indoktriniert mich mit seinen Wassersuren mit einer Heftigkeit, zu der kein radikaler Islamist und kein ultraorthodoxer Katholik imstande wären. Deshalb gehe ich ihm auch aus dem Weg, wann immer es geht. Aber als ich mir gerade einen dieser Wasserbereiter kaufen wollte, traf ich ihn – natürlich in der Abteilung Wassertechnik. Was gibt es inzwischen schon alles an Wasserspielzeug! Früher waren es Wasserpistolen, Wasserkocher und Wasserschläuche – heute hat ein mittleres Kaufhaus ein halbes Stockwerk zu diesem Thema frei geräumt: Wasserfilter, Wasserenthärter, Wasserkocher, Wasseraufbereiter, Ionentauscher, Umkehrosmose, Reise- und Aquarienfilter, Siphons und Sprudelbereiter ...

»Was machst du denn hier?«, fragte er.

»Ich will mir einen Wasserbereiter kaufen. Du weißt schon, so ein Sprudelding. Ich hab's nämlich satt, ständig Mineralwasserkästen in den vierten Stock zu schleppen.«

»So 'nen Sodasiphon also. Ja, wenn auch du deinen Beitrag zum weltweiten CO_2-Ausstoß leisten willst ...«

Echte Fanatiker sind keine freundlichen Plauderer, sondern knallharte Agitatoren. Wasser-Hypochonder machen da keinen Unterschied.

»Ich dachte eigentlich, dass ich mit jeder Patrone CO_2 etwas des bösen Treibhausgases meinem Körper zuführe und somit vernichte.«

Louis winkte barsch ab. »Blödsinn. Lass die Finger davon. Komm mal mit, ich erzähl dir was.« Er packte mich am Ärmel und zerrte mich in Richtung der Cafeteria. Andere Menschen hätten vielleicht gefragt, ob ich Lust hätte, mit ihnen eine Tasse Kaffee zu trinken, aber Wasserfanatiker, wie gesagt ...

Wir bestellten Espresso, ich mit einem Glas Mineralwasser. Louis zog die Augenbrauen hoch.

»Mi-ne-ral-wasser! Ausgerechnet. Und du glaubst wahrscheinlich noch, dass du deinem Körper damit etwas Gutes tust!«

»Mir schmeckt es einfach.«

»Dieser ganze Mineralwasserhype ist doch nur eine Gelddruckmaschine. Weißt du, dass der Wasssermarkt einer der wenigen wachstumsstarken Getränkemärkte ist? Hatte in den letzten Jahren eine Wachstumsrate von über zehn Prozent. Man schätzt das weltweite Marktvolumen im Moment auf 38 Milliarden Euro! Mineralwasser! Und ausgerechnet ein Konzern wie Coca-Cola ist in diesen so gesunden Markt eingestiegen. Das könnte sogar dich nachdenklich machen.«

Der Kaffee kam und mein Fläschchen Sprudel auch. Louis schnappte es sich, bevor ich eingießen konnte, und studierte das Etikett.

»Na ja, wenigstens kein Dasani, schon mal was.«

»Was ist denn Dasani?«

»Kennst du nicht? Noch nie vom Dasani-Skandal gehört?« Und er erzählte mir, dass vor ein paar Jahren Coca-Cola in den Kampf um die europäischen Mineralwässerchen eingestiegen war, mit ebendieser Marke. Die Amerikaner wollten auch etwas von dem Kuchen haben, den sich Marken wie Evian, Volvic, Perrier, Vittel und San Pellegrino teilen.

»Doch dann gab es gleich zu Beginn der Kampagne einen kleinen PR-Unfall in England. Dort stellte sich nämlich heraus, dass die Quelle von Dasani ein schlichter Wasserhahn in Sidcup war, einer Kleinstadt im Südosten Londons, aus dem gewöhnliches Leitungswasser sprudelt. Die Bewohner von Sidcup zahlten für einen halben Liter ihres Leitungswassers umgerechnet 0,04 Cent, während der halbe Liter Dasani 1,40 € kostete. Eine ziemliche Preissteigerung, ich schätze mal: um die 3500 Prozent. Coca-Cola rechtfertigte sich damit, dass das Leitungswasser einen »ausgeklügelten Reinigungsprozess« durchlaufen würde. Bakterien, Salze, Mineralien und Proteine würden aus dem Leitungswasser gefiltert, und danach würde man das saubere Wasser wieder mit Calcium, Magnesium und Natriumbicarbonat anreichern.«

»Na ja, das macht man heute eben so. Ist wie beim Wein. Muss alles gleich schmecken. Markenkapitalismus. Nicht was drin ist, macht den Wert aus, sondern was draufsteht!«

Louis lachte. »Aber die örtlichen Wasserwerke fühlten sich auf den Schlips getreten. Sie fanden, es klingt irgendwie abwertend, wenn man ihr Wasser erst reinigen muss, bevor man es trinken kann.«

Ich starrte misstrauisch auf die Mineralwasserflasche.

»Musst dir keine Sorgen machen«, sagte Louis. »Hier läuft Dasani unter Tafelwasser. In Deutschland nehmen wir es nämlich ganz genau. Mineralwasser muss aus einer Quelle kommen, Tafelwasser kann aus der Leitung kommen. Und dann ist es dasselbe wie das, was du dir mit deinem Siphon aufblubbern wolltest.«

»Und wieso soll ich dann die Finger davon lassen? Ich denke, hier wird das Trinkwasser so genau geprüft wie nirgendwo sonst.«

»Mich stört an diesen Tafelwässern auch weniger die Qualität als der irrwitzig hohe Preis im Vergleich zum Trinkwasser. Du zahlst eine schicke Flasche und viel Marketing. Aber das ist ja nicht der Punkt! Der Punkt ist, dass man das mit unserem Wasser macht … mit dem Wichtigsten und Geheimnisvollsten, das es auf diesem Planeten gibt!«

Ich hatte für einen Moment vergessen, dass Louis ja Wasser-Hypochonder ist. Jetzt merkte ich, dass er sogar Wasser-Hypochonder-Esoteriker ist. Er beugte sich vor und schob mein Wasserglas zur Seite.

»Wasser lebt! Es ist viel mehr als nur H_2O. Wasser ist viel zu kompliziert, als dass irgendwelche Chemiker oder Laborfritzen jemals erfassen könnten, was es wirklich ist.«

Ich erfuhr, warum Louis sein Wasser besser kennt als jeder Chemiker. Er macht jeden Monat einen Wassercheck. Anfangs hat er seine Leitungswasserproben noch an ein Labor geschickt, aber das war (sogar) ihm auf die Dauer zu teuer. Also hat er sich einen Analysebaukasten zusammengestellt, mit dem er sein Leitungswasser auf Blei, Cadmium, Eisen, Kupfer und Zink untersucht, aber auch auf Nitrate, auf Keime und Bakterien. Er bestimmt den pH-Wert, die Gesamthärte und den Salzgehalt. Er macht sogar einen Warmwasser-Check zur Überprüfung auf Legionellen – sehr unangenehme Begleiter beim Baden und Duschen, die die berüchtigte Legionärskrankheit auslösen können. Und die deutsche Trinkwasserverordnung[15] hat er bis auf die zweite Stelle hinter dem Komma im Kopf.

»Aber die wirklich schweren Hämmer kann ich mit so einer Amateuranlage natürlich nicht rauskriegen. Du erinnerst dich? Uran im Trinkwasser! Du weißt auch, dass man in amerikanischem Trinkwasser die Schmerzmittel *Ibuprofen* und *Naproxen* nachgewiesen hat, auch Psychopharmaka und synthetische Hormone. Und dass deshalb in den westlichen Ländern die Spermienanzahl ständig sinkt! Na?«

»Na, na«, sagte ich und winkte der Bedienung. Ich wollte so schnell wie möglich weg. Fanatische Hypochonder machen mir Angst.

Bis die Bedienung kam, erzählte er mir noch ein paar unappetitliche Wasseranekdoten aus Amerika. So zum Beispiel, dass sich die Teenager bei den schuleigenen Wasserspendern, die auf Knopfdruck Leitungswasser in den Mund spritzen, mit Vorliebe Pfeiffersches Drüsenfieber einfangen. Und dass die Riesenwasserflaschen, die fast in jedem Büro stehen und bei denen man

15 In der deutschen Trinkwasserverordnung (TVO) sind 33 Stoffe mit einzuhaltenden Grenzwerten ausgewiesen, während es in der deutschen Mineralwasserverordnung nur 10 und diese Grenzwerte zum Teil um ein Vielfaches höher sind. Manche Mineralwässer würden daher keine Zuordnung als Trinkwasser gemäß der deutschen TVO erhalten.

sich in Pappbechern Wasser holen kann, eine berüchtigte Brutstätte für Keime sind, wenn das Wasser zu lange steht. Er hätte bei seinem letzten USA-Besuch angeblich schon grünlichen Algenbewuchs in einer solchen Flasche gesehen. Endlich kam die Bedienung; ich zahlte und ging.

Ich ging nicht mehr in die Wasserabteilung zurück. Vielleicht würde ich mir später mal einen Siphon kaufen, mal sehen.

Ein klassisches Hypochonder-Missverständnis

Wenn man destilliertes Wasser trinkt, platzen die Zellen, und man stirbt.

Was jeder weiß, muss nicht unbedingt stimmen. Wahre Wasser-Hypochonder glauben zum Beispiel fest daran, dass man stirbt, wenn man destilliertes Wasser trinkt. Wie soll das gehen? Schließlich ist außer H_2O doch nichts drin im Wasser! Da meldet sich die akribische Halbbildung des Hypochonders: Es stimmt nämlich, dass Zellen (tierische wie pflanzliche) durch Osmose platzen können. Osmose – Sie erinnern sich vielleicht noch an die Schulzeit – bezeichnet das Durchdringen (Diffundieren) von Flüssigkeitsmolekülen durch eine halbdurchlässige Membran mit der Tendenz, die Konzentrationsunterschiede gelöster Teilchen auf beiden Seiten auszugleichen. Den Druckunterschied auf den beiden Seiten der Membran nennt man osmotischen Druck. Wird der Druck zu groß, können tatsächlich Zellen platzen, wie man an Baumobst nach einem Regenschauer oft sehen kann. Ähnliches könnte auch mit unseren Blutkörperchen passieren, wenn ... ja, wenn wir uns das reine Wasser direkt in die Adern spritzen würden. Wenn wir es aber trinken, wird es im Magen wieder mit

Mineralstoffen angereichert, so dass unsere Zellen gar nicht erst damit in Berührung kommen. Manche Menschen schwören darauf, sich Tee oder Kaffee mit destilliertem Wasser aufzubrühen, und auch das ist völlig ungefährlich. Trotzdem sollte man es nicht übertreiben. Die Deutsche Gesellschaft für Ernährung warnt vor dem ausschließlichen Gebrauch von destilliertem Wasser, vor allem bei einer Diät. Denn auf Dauer und ausschließlich genossen, entzieht das reine Wasser den Zellen Kalium- und Natriumionen und kann so den Elektrolythaushalt des Körpers durcheinanderbringen.

Ich machte mich auf den Weg zu Karen, meiner Internet-Spezialistin, denn ein paar von Louis' Erzählungen wollte ich nachprüfen.

Natürlich vibrierte genau in dem Moment das Handy, als ich in die Straßenbahn einstieg. Es war meine Mutter. Bei jedem anderen Anrufer hätte ich sagen können, ich würde später zurückrufen – aber nicht bei meiner Mutter.

»Wo steckst du?«

»In der Straßenbahn.«

»Ist das nicht verboten?«

»Straßenbahn fahren?«

»Telefonieren in der Straßenbahn!«

»Nein, nicht direkt ... nur etwas ... störend für die anderen.«

»Da hast du recht. Wohin fährst du?«

Mütter wollen immer wissen, wohin ihre Söhne fahren, auch wenn die schon längst Väter geworden sind. Kann man nichts machen.

»Zu Karen, muss etwas recherchieren.«

»So. Wegen deinem Behindertenbuch?«

»Mutter! Es sind keine Behinderten. Es geht um Hypochonder. Ich bin selber einer ... ein wenig.«

»Ha! Das bildest du dir nur ein!«

»Richtig, darum geht es ja: Die Leute bilden sich ein, krank zu sein, und das ist schon die ganze Krankheit. Kann manchmal ziemlich schlimm werden.«

Meine Mutter sagte im Brustton der Überzeugung:

»Mein Sohn ist kein Hypochonder!«

Pause: »Und wenn doch, dann hast du das nicht von mir!«

Stimmt. Wenn es überhaupt das Gegenteil von Hypochonder gibt[16], dann ist es meine Mutter. Sie verfolgt die Arbeit an diesem Buch mit größtem Misstrauen, denn sie ist der Überzeugung, dass man sich leicht an einem Thema infizieren kann. Ihr Sohn jedenfalls.

»Wie weit bist du schon?«

»Ich recherchiere gerade über Wasser-Hypochondrie.«

Sie sagte nichts, aber ich wusste, dass sie gerade mitleidig den Kopf schüttelte und die Augen gen Himmel hob.

»Etwa diesen Unsinn, dass man jeden Tag mindestens drei Liter Wasser trinken soll, vor allem äääällltere Menschen? Das ist völliger Quatsch!«

»Ja, Mutter.«

»Hat mir in der Reha die Schwester auch gesagt: Trinken Sie

16 Muss ich unbedingt recherchieren! Vielleicht Sanguiniker, aber das ist noch zu wenig. Jemand, der sich einfach absolut sicher ist, dass er nicht krank ist und alle Bakterien, Viren, Handystrahlen, Polyäthersulfonamide und Abgase vor ihm kapitulieren. Mein jüngster Sohn, befragt nach einer Einschätzung seiner Großmutter, sagte einfach: »Sie ist cool!« Na gut, lassen wir es dabei.

viel! Jeden Tag drei Flaschen – mindestens! Hab ich aber nie gemacht.«

»Ja, Mutter.«

»Und? Bin ich etwa ausgetrocknet?«

»Nein, Mutter.«

»Man trinkt, wenn man Durst hat. Oder?«

»Ja, Mutter.«

»Oder bin ich vielleicht eine Stabhochspringerin und trainiere jeden Tag drei Stunden in der prallen Sonne?«

»Nein, Mutter.«

»Das weiß ich selber. War nur ein Beispiel. Wann kommst du mal wieder vorbei? Ich hab drei Kisten Mineralwasser geliefert bekommen, und jemand muss sie mir in den Keller tragen.«

Ich verkniff mir die passende ironische Bemerkung.

»Morgen, Mutter.«

»Dann bis morgen.«

Karen saß am Rechner, wo sonst. Neben ihr deutete eine leer gekratzte Aluform darauf hin, dass sie gerade zu Mittag gegessen hatte. Sie ist die einzige Angehörige meiner Hypochonderbekanntschaft, die sich von Fastfood ernährt, sogar eine Mikrowelle besitzt und darin völlig ungerührt Dinge wie Champignon-Schinken-Lasagne oder Pizzabrot Hawaii aufheizt. Na gut, nicht jeder Hypochonder ist gleichzeitig Feinschmecker oder gar Makrobiotiker, aber es kommt mir trotzdem etwas unpassend vor.

Karen nahm einen Schluck Cola light, biss in einen Schokoriegel und lächelte mich an. Strahlend weiße Zähne!

Diese Amerikaner ernähren sich schrecklich, aber sie haben kaum Karies. So was macht einen Hypochonder fertig, selbst einen kleinen wie mich. Dabei ist das Geheimnis amerikanischer Zahngesundheit schnell erklärt. Ein Zahnarzt aus Colorado entdeckte Anfang des 20. Jahrhunderts den Effekt, dass mit Fluorid versetztes Trinkwasser die Zähne vor Karies schützt (und ganz nebenbei auch bei Osteoporose wirkt), und 1945 starteten die USA den ersten Großversuch. Das Trinkwasser der Stadt Grand Rapids in Michigan wurde komplett fluoridiert. Der Effekt war erstaunlich: Karies ging um etwa 50 Prozent zurück. Seitdem nahm dieser Zahnschutz per Trinkwasser weltweit zu. Heute sind etwa 67 Prozent des amerikanischen Leitungswassers mit Fluorid versetzt, 40 Prozent beträgt die Quote in Kanada und 10 Prozent in Großbritannien. Für die australische Regierung gilt es sogar als Vorsorgepflicht, jeden Bürger mit fluoridiertem Wasser zu versorgen.

Die Fluor-Debatte wird höchst kontrovers geführt – es gibt ebenso viele Befürworter wie Gegner der »Zwangsbeglückung«. Einen der ersten Gedanken dazu verpackte Stanley Kubrick in seinem Film *Dr. Seltsam oder wie ich lernte die Bombe zu lieben* als Ausdruck der amerikanischen Kommunismusangst nach dem Krieg. Peter Sellers als durchgeknallter General Jack D. Ripper nimmt die Fluoridierung als Beispiel für eine kommunistische Verschwörung. Sein Text: »Wann begann die Fluoridierung? 1945! Das deutet doch ganz klar auf eine kommunistische Verschwörung hin: Eine fremdartige Substanz wird in unsere wertvollen Körperflüssigkeiten eingeschleust, ohne dass der Einzelne es merkt. Und ohne dass er die Möglichkeit der Wahl hat. Genau so funktioniert der Hardcore-Kommunismus doch!«

Fluorgegner sind aber nicht nur Kommunistenfresser, viele glauben, die Lobbyisten der Zuckerindustrie wenden diesen Kunstgriff an, um wie bisher Süßigkeiten zu verkaufen und trotzdem die Zähne zu schützen. Anderen Wirtschaftszweigen, wie Aluminium-, Stahl- und Phosphatindustrie, bei denen Fluor als Abfallprodukt anfällt, unterstellt man, eine günstige Müllverwertung gefunden zu haben.

In der DDR wurden manche Städte fluormäßig zwangsbeglückt, außerdem bekamen die Schulkinder Fluortabletten, aber das war nicht der Grund, warum es im Westen kein fluoridiertes Trinkwasser gibt.

Westdeutschland gehörte nämlich zu den Staaten, die sich gegen Fluoride im Leitungswasser entschieden haben, weil das gegen den Grundsatz verstoßen würde, dass Trinkwasser völlig frei von Zusätzen sein soll. Mögen sie gesund sein oder nicht. So wie nach dem bayerischen Reinheitsgebot nichts außer Wasser, Malz und Hopfen im Bier zu suchen hat.

Die WHO, die eine Fluoridierung ausdrücklich empfiehlt, lässt als Ausgleich auch Speisesalz mit Fluorid für Privathaushalte zu. Seit 1991 ist das die deutsche Alternative. So hat jeder die Wahl – eine Überdosierung ist jedoch auch mit Fluoridsalz möglich. Nur ist man daran dann selbst schuld.

Karen winkte ab.

»Ich komme aus Manhattan. Da trinkst du sowieso kein Wasser aus dem Hahn. Bei uns sind ganz andere Sachen im Wasser – Medikamente! Die Kläranlagen können die vielen Wirkstoffe kaum ausfiltern. Und wenn die Vogelgrippe einmal die USA erreicht – good grieve!«

Sie hatte (natürlich im Internet) von dem Rechenmodell gelesen, das Umweltforscher der Universität Oxford aufgestellt hatten. Sie wollten wissen, welche Konzentration das Grippemittel *Tamiflu* in Flüssen erreichen könnte, wenn es Millionen Menschen während einer Grippewelle einnehmen und wieder ausscheiden würden. Eine nicht allzu komplizierte Rechnung, aber die Ergebnisse waren erschreckend: *Tamiflu* wäre im Wasser gerade so hoch konzentriert, dass sich die meisten Grippeviren nicht mehr in Vögeln vermehren würden, wenn diese davon trinken. Die meisten, aber nicht alle. Einige widerstandsfähigere Erreger könnten überleben und sich zu resistenten Keimen entwickeln, gegen die *Tamiflu* wirkungslos wäre. Für die nächste Grippewelle hätte das fatale Folgen: Eine der ganz wenigen wirksamen Waffen gegen die Grippe wäre plötzlich stumpf.

Wie viel vom Grippemittel ins Wasser gelangt, beschreibt das Team aus Oxford auch. 90 Prozent des eingenommenen *Tamiflu* scheiden Menschen einfach wieder aus. Im Abwasser überwindet das Medikament Kläranlagen fast vollständig und gelangt in die Umwelt. Ob Schmerzmittel, Betablocker oder Cholesterinsenker, ob Antibiotika oder Antidepressiva – immer häufiger tauchen die Medikamente in nennenswerten Konzentrationen in der Umwelt auf. Die Stoffe gelangen auf natürlichem Ausscheidungsweg ins Abwasser, schwappen in Bäche, Flüsse und Seen und gefährden die Gesundheit von Fischen, Algen und anderen Lebewesen.

Auch erste Forschungsergebnisse zu Diclofenac, dem Wirkstoff des Schmerzmittels *Voltaren*, sind alarmierend. Das Bayerische Landesamt für Wasserwirtschaft entdeckte, dass er bei Regenbogenforellen Nierenschäden auslösen kann. Das Schweizer Bundesamt für Umwelt, Wald und Landschaft in Bern fand Bachforellen, deren Immunsystem geschwächt war – und das bei Diclofenac-Werten, wie sie schon heute in Oberflächengewässern gemessen werden.

Die Folgen für die Gewässer und ihre Bewohner sind schwer abzuschätzen. So existiert nur für etwa 150 Wirkstoffe und Abbauprodukte ein Nachweisverfahren – in der Europäischen Union sind aber etwa 3000 Wirkstoffe zugelassen, die der Organismus zudem teilweise zu verschiedenen Abbauprodukten verstoffwechselt. Zudem werden bislang nur einzelne Stoffe an »Modellorganismen« wie Algen, Plankton und Fischen getestet. Demnach lassen die Sexualhormone aus der Antibabypille Fischmännchen verweiblichen, und zwar schon in niedrigen, gewässerüblichen Konzentrationen. Andere Stoffe schädigen dagegen die Modellorganismen gar nicht oder erst in einer mehrfach höheren Dosis.

Das sei jedoch kein Grund zur Entwarnung, gibt Thomas Ternes von der Bundesanstalt für Gewässerkunde in Koblenz zu bedenken: »In der Natur haben wir es mit einem Gemisch aus womöglich Tausenden von Wirkstoffen und Abbauprodukten zu tun. Und dieser Cocktail nimmt Einfluss auf höchst unterschiedliche Ökosysteme.«

Eine neue Krankheit: der Umwelt- oder Öko-Hypochonder

In Europa drohen ähnlich dramatische Folgen. Ternes beobachtete, dass *Tamiflu* kein Einzelfall ist, und Kläranlagen auch viele andere Wirkstoffe nicht aus dem Wasser filtern können. Der Wasserexperte koordinierte ein internationales Projekt namens Poseidon, in dem Wissenschaftler aus neun europäischen Ländern und den USA prüften, wie effektiv verschiedene Methoden zur Abwasserreinigung sind. Die unheimlichen Ergebnisse wurden Ende 2006 veröffentlicht: Mit Klärschlamm, der als Dünger verwendet wird, gelangen Arzneimittelrückstände auf die Felder. Wenn es regnet, sickern sie ins Grundwasser und gelangen in den Nahrungskreislauf. Inzwischen können die Spuren einiger Dutzend Medikamente im Trinkwasser nachgewiesen werden, darunter Antibiotika und Röntgenkontrastmittel.

Schon heute erreichen Pillenrückstände in manchen Gewässern ähnlich hohe Konzentrationen wie Pestizide. Darunter sind auch synthetische Hormone, denen der Poseidon-Bericht eine extrem hohe biologische Wirksamkeit bescheinigt. Zum Beispiel EE2, der Wirkstoff von Antibabypillen. Winzige Mengen genügen, um die Befruchtungsraten bestimmter Fischarten zu senken. Weichtiere wechselten sogar ihr Geschlecht aufgrund der EE2-Belastung. Fachleute zerbrechen sich nun die Köpfe, ob auch beunruhigende Phänomene wie der Rückgang der Spermienanzahl oder die immer früher einsetzende Pubertät von Kindern etwas mit der Allgegenwart von Hormonen zu tun haben könnten.

Derzeit sind Arzneimittel auf Persistenz, also langes Überdauern in ihrer Umwelt, gedrillt. Tabletten zum Beispiel würde schon die Magensäure zerstören, hätten sie nicht eine stabile Hülle. Selbst im Dünndarm, wo der Wirkstoff in den Blutkreislauf gelangt, ist der Inhalt noch so gut geschützt, dass oft nur ein Bruchteil sein Ziel im Körper erreicht. Der Rest wird in die Toilette entsorgt. Was danach mit ihm passiert, ist den Pharmakonzernen bisher gleichgültig. Auf Nebenwirkungen am Menschen müssen sie die Arzneimittel zwar testen, die chronischen Umweltauswirkungen aber interessieren die Firmen nicht so recht. Es gibt nicht einmal allgemein anerkannte Testverfahren.

Die Angst vor Umweltkatastrophen müsste eigentlich zu einem gesteigerten Umweltbewusstsein führen. Das tat sie auch vor etwa 20 Jahren, als nämlich 1985 bei einer Umfrage 76 Prozent aller jungen Deutschen die Überzeugung äußerten, dass der technologische Fortschritt unseren Lebensraum zerstören werde. Doch seit Mitte der 90er Jahre nimmt die Angst vor Umweltschäden ständig ab. Nachdem die wenigsten Menschen »Umwelt-Hypochonder« sind, lässt sich eine derart starke Angst nicht allzu lange aufrechterhalten. Das mag nun zynisch klingen, denn schließlich sind die Umweltprobleme heute mindestens ebenso bedrohlich wie vor 20 Jahren, aber die Menschen verlieren im Allgemeinen mit der Zeit die Energie, sich an nicht direkt erfahrbaren Problemen abzuarbeiten. Besser wäre es für uns alle, würden Politiker hypochondrisch mit solchen Bedrohungen umgehen, sie jedenfalls nicht verdrängen oder zu schnell in den Hintergrund schieben.

Wie Menschen sich ängstigen, liegt daran, wie sie denken. Und üblicherweise denken wir alle monokausal. Das heißt, wir neigen dazu, etwaige Fehlentwicklungen auf eine einzige Ursache zurückzuführen. Das Leben ist aber komplizierter. Und ebenso wie die Umwelt, das Klima und die Finanzmärkte hochkomplexe Systeme sind, ist das auch der menschliche Körper.

Trotzdem denken (und fürchten) wir uns auf eine schlichte Art und Weise. Zum Beispiel sind Menschen, die einmal eine Katastrophe erlebt haben, in besonders hohem Maße davon überzeugt, in Zukunft verschont zu bleiben. Diesen naiven Gerechtigkeitsglauben nennt man »Dammeffekt«. Abgeleitet ist dieser Begriff von der Erfahrung mit Küstenbewohnern, die schon einmal in ihrem Leben einen Dammbruch erlebt haben. Auch wenn sie danach hinter einem maroden Damm leben, sind sie sich einigermaßen sicher, dass dieser Damm nicht brechen wird. Denn schließlich ist es ihnen ja schon einmal passiert – nach der schlichten Formel: Der Blitz schlägt niemals zweimal auf der gleichen Stelle ein. Ein Hypochonder würde wahrscheinlich zu ganz anderen Überlegungen kommen. In diesem Sinne denken und fürchten Hypochonder gesünder. Und logischer!

Menschen bestimmen ihre Risiken nicht nach Art eines Buchhalters. Sie betrachten ihre Geschichte nicht wie ein Statistiker und addieren keine Todesfälle im Kopf. So kommt es, dass uns ein tatsächlich großes Risiko klein vorkommt und ein kleines Risiko groß. Der Risikoforscher Helmut Jungermann von der Technischen Universität Berlin formuliert das so: »Der Mensch unterschätzt jene Risiken, die er durch sein eigenes Verhalten beeinflussen kann, und überschätzt dagegen jene, die er nicht selbst zu kontrollieren vermag.«

Wie groß uns ein Risiko erscheint, hängt von seinen spezifischen Eigenheiten ab: Wir fürchten uns ganz besonders vor allem, was wir nicht sehen, riechen, schmecken und hören können, also vor Umweltgiften, Radioaktivität und Pandemien. Meist fürchten wir uns auch mehr vor Gefahren, die wir nicht verstehen, als vor solchen, die uns plausibel sind. Nachdem die meisten von uns keine Risikostatistiker sind, berechnen wir automatisch mögliche Gefahren falsch, wir schätzen sie zu hoch oder zu niedrig ein. Laien richten den Blick zuerst immer auf den möglichen Schaden. Wie wahrscheinlich es dabei ist, dass er eintritt, spielt bei ihrer subjektiven Risiko-Einschätzung kaum eine Rolle. Sie haben ihre ganz persönliche Risikoformel. Sie leben mit »gefühlten Risiken«.

In der Medizin kann es hochriskant sein, nach gefühlten Risiken zu leben. Wenn man allerdings mit größerer Wahrscheinlichkeit an den Folgen des fehlenden Impfschutzes sterben würde als an den Folgen einer Überreaktion auf das Impfmittel, dann wird das gefühlte Risiko zur Gefahr.

Angesichts solcher Entwicklungen ist es kein Wunder, dass eine neue Form der krankhaften Beschäftigung mit Umweltgefahren entstanden ist: die Öko-Hypochondrie. Im Internet grassieren unzählige Aufsätze von verängstigten Menschen, zynischen Horrorfreaks, verwirrten Hobbywissenschaftlern und durchgeknallten Verschwörungstheoretikern – bunt, bizarr und hochinfektiös. Wenn man nur etwas Sinn für schräge Romanplots hat, liest man sich leicht fest. Und außerdem weiß man ja, dass die Realität die Fiktion schon mehr als einmal überholt hat.

Ich rauschte mit Karen durch die Welt der aufgeregten Wissenschaftsspekulationen, und zwei besonders wirre Texte zum Thema Wasser mailte ich meinem Bruder mit der Bitte um eine Stellungnahme.

Und wie zu jedem Thema – zu Nagelpilzbefall wie zur dramatisch erhöhten Blähungsrate – gab es auch zum Wassertrinken eine Ratgeber-Community, ein Forum, einen Blog, einen Chat und eine Online-Diskussion. Wir scrollten uns durch bis zum Thema: Ab wie viel Liter Wasser pro Tag wird es ungesund? Und wir amüsierten uns sehr.

hallöchen, also ich trinke gerne und viel Wasser, schaffe pro Tag ca. 5 Liter, ist dass zu viel oder darf man noch mehr trinken? Meine mom sagt, es wäre ungesund, da man da die vitamine raus spülen würde!?!?! Ach ja, falls dass gewicht da eine rolle spielen sollte, ich meine bei etwa 50 kilo LG

wenn es statt unten oben raus kommt …

Es gibt sogar im schlimmsten Fall eine Wasservergiftung, weil die Nieren diese Unmengen nicht mehr schaffen. Wenn Du soviel trinkst, würde ich mich mal auf Diabetes testen lassen. Normal sind 2 bis 3 Liter (bei Hitze und anstrengenden Tätigkeiten). 5 Liter ist unnormal, es sei denn, Du bist Glasbläser.

Entgegen vieler Meinung KANN man zu viel Wasser trinken, so dass Mineralstoffe herausgeschwemmt werden. 5 Liter sind viel, aber ob das schon ungesund ist, kann ich nicht sagen. Im Zweifelsfall lieber zu viel Wasser trinken, als zu wenig. Ein hoher Wasserkonsum beziehungsweise andauerndes Durstgefühl kann ein Anzeichen von Diabetes sein, hast Du Dich schon einmal testen lassen?

Wasser ist kein Problem und manchmal ist so eine Menge ganz gut zu trinken. Vitamine gehen Dir dabei nicht verloren. Dennoch solltest Du abklären lassen ob es Körperliche Ursachen für dieses Trinkbedürfnis gibt.
Kommentar von hochglanz am 24. August 2008 19:29

ja, vielleicht mal wegen Verdacht auf Diabetis nachfragen

Deine Mutter hat Recht. In einer Reportage wurde berichtet, daß es bei 8 Liter Flüssigkeitszufuhr tödlich sein kann.

mach dir mal da keine Sorgen. Wenn du es wirklich locker schaffst, ist es sogar sehr gesund, viel zu trinken. Mir sind in der jüngsten Medizingeschichte nur 3 Fälle bekannt, wo jemand ein Leiden durch zu viel Wasser bekommen hat. Und gerade jetzt im Sommer, wo man viel schwitzt, kann man ruhig ordentlich nachkippen. Nur nicht mit Gewalt. Was du vielleicht mal mach könntest, überprüf mal deinen Blutzucker. Großer ständiger Durst könnte auf Diabetes hinweisen. Und du scheidest vitamine immer in der Menge aus, wie sie der Körper nicht mehr braucht unabhängig vom Wasser.

was sind n das für fälle? erzähl mal.

das eine war eine Wette, wer am meisten schafft und da hat wohl jemand fast 10 lieter innerhalb von 12 Stunden getrunken und mußte natürlich oft auf Toilette, aber so schnell haben das die Nieren nicht geschafft, wie er nachgetrunken hat. Die anderen beiden Fälle waren so etwas, wo Leute meinten, man braucht viel Flüssigkeit und man soll immer die Wasserflasche griffbereit haben und regelmäßig nachtrinken. Die haben dann wie wild getrunken so nachdem motto, lieber zuviel als zu wenig und auch das führte zum Nierenversagen.

Ah so danke.

das ausreichende maß, ohne übertreibung, sind 30 milliliter pro kilo gewicht am tag, sind bei deinen 50 kilo nur 1,5 liter. alles darüber kann kurzfristig kurmäßig sinnvoll sein, aber nicht auf dauer. wenn du ständig schwitzt wegen schwerer körperlicher arbeit, dann sind diese mengen natürlich zu wenig. deine 5 liter sind entschieden übertrieben!

Soweit ich es weiss, soll man tgl. ca. 3 ltr. trinken. Man darf nicht vergessen, dass man mit der festen Nahrung auch Flüssigkeit aufnimmt. Ein »zuviel« können Dir zum Beispiel Deine Nieren auf Dauer übelnehmen. Es gibt eben für alles Grenzen, auch beim trinken.

Ab sieben Liter wird es lebensbedrohlich. Habe von einer Wette gehört, wo sich einer mit Wasser ins Koma getrunken hat und nicht wieder aufgewacht ist.

In manchen Berufen, zum Beispiel Hochofen werden 10 Liter getrunken. Die sind nicht alle komatös!

ja, weil die Nieren da auch nicht überlastet werden, weil das meiste Wasser wieder ausgeschwitzt wird. Aber hast recht. Virginia hat es hier zu allgemein ausgedürckt, na ja, sie hat es halt mal irgendwo gelesen.

Die schwitzen ja auch wieder genügend raus. Aber da war es ein Wettkampf, wer wohl das meiste trinken kann... Innerhalb kurzer Zeit ist es schon schädigend, weil sich da zuviel Wasser in den Gehirnzellen ansammelt, und diese dann gegeneinander drücken und zum Koma führen. Das habe ich nicht aus der Bild-Zeitung, weil ich die nicht lese.

Ca. 3 L finde ich normal. Bei 5 L solltest Du mal beim Arzt prüfen lassen, ob Du vielleicht Diabetis hast.

Du brauchst keine 5 Liter trinken! 3 l reichen aus.

Wenn Du gesund bist, scheidest Du das Wasser wieder aus, aber auch mit Mineralien und Spurenelementen.
Deine Mutter hat da recht. Es sei denn, Du bist Hochleistungssportler.

Mittlerweile geht man wieder von der vielen Flüssigkeit ab.1,5 Liter plus das, was in der Nahrung drin ist. Bei Fieber und hoher Außentemperatur natürlich mehr.

Fünf Liter finde ich etwas viel. Aber wenn es Dir bekommt, ist es sicher nicht schlimm! Ich würde es aber auf maximal 3 Liter reduzieren. Und Vitamine werden auf diese Weise mit Sicherheit nicht aus dem Körper geschwemmt.

Auf jeden Fall kein destilliertes Wasser trinken, sonst stirbt man leicht mal.

kann man allgemein nicht sagen. Wozu trinkst du soviel Wasser? Willst du eine Wette gewinnen oder wozu soll das gut sein. 5 Liter Wasser machen eigentlich nur Sinn, wenn man z.B durch Hitze oder Sport dies auch benötigt. Es hat keine Vorteile noch mehr zu trinken! warum willst du noch mehr trinken?

Bis zu drei Liter, wenn du normal Sport treibst ist gesund. Deine Mutter kennt sich nicht aus. Es ist dummes Zeug, wenn sie sagt, daß die Vitamine ausgespült werden.

2–3 Liter reines Wasser sollte man pro Tag trinken, 5 geht natürlich noch, aber es müssen genug mineralien zugeführt werden.

Wenn Du Durst hast, sei froh, denn die meisten Menschen verlieren dieses Gefühl in der Jugend schon und trinken dann stets zu wenig. Allerdings bei zu viel Durst lohnt sich zu überprüfen, warum. Grundsätzlich ist Wasser wichtig zum Lösen der Säuren und Schlacken im Körper.

Die qualität des Wassers spielt eine große Rolle und sollte erwähnung finden. Möglichst kein Wasser aus Kunststoffflaschen, schon gar nicht Einwegkunststoffflaschen. Wasser nicht in die Sonne stellen, dunkel lagern. Möglichst keine Kohlensäure! Am besten reines Quellwasser, drucklos abgefüllt, da das Wasser in seiner Struktur sonst Schaden nimmt und weniger effektiv ist.

Dann waren wir erschöpft und brauchten dringend einen doppelten Schnaps. Karen hatte noch eine Flasche Eau de Vie im

Haus. Lebenswasser, unfiltriert, nicht levitiert, unfluoridiert und wahrscheinlich nicht einmal mit Hormonen versetzt. Köstlich!

Auf einer amerikanischen Website gibt es tolle Sachen zu kaufen, zum Beispiel ein Gerät, mit dem man »vitalized water« herstellen kann. Und so beschreibt der Hersteller sein Wundergerät:

1. Strukturiertes Wasser – starke magnetische und Infrarot-Kräfte reduzieren die Größe der einzelnen Wasser-Clustern und erzeugen hexagonales Wasser, das schneller in den Körper eindringen kann.
2. Erhöhter Sauerstoffanteil – Rotationskräfte erzeugen eine sichtbare Struktur und erhöhen der Menge von Sauerstoff in Ihrem Trinkwasser – bis zu 30%.
3. Zuführung von Mineralien – ein Mineralkern in der Einheit gibt beim Vitalisierungsprozess Mineralien ab, die das Wasser strukturieren und den Säuregehalt vermindern.
4. Energiezuführung – die daraus resultierende Energie des vitalized water balanciert die Körperorgane aus – schon Minuten nach dem Trinken.

Als ich von Karen zurückkam, bekam ich ziemliche Kopfschmerzen. Wahrscheinlich hatte ich bei der ganzen Aufregung vergessen, ausreichend zu trinken.

Ich machte mir eine Flasche Veltliner auf (ist schließlich auch Wasser drin), legte mir Händels Wassermusik auf und setzte mich an den Computer. Das Telefon läutete. Mein Bruder war dran.

»Mir brummt der Schädel«, sagte ich. »Wahrscheinlich eine

starke Dehydrierung.« Wenn ich ein neues Wort gelernt habe, muss ich es immer sofort weitergeben.

»Es heißt Dehydratisierung.«

»Ach?«

»Ja, und in der Medizin unterscheidet man isotone, hypertone und hypotone. Bei der ersten verlierst du Wasser und Salz zu gleichen Anteilen, bei der zweiten mehr Wasser und bei der dritten mehr Salz. Schlecht sind alle drei. Ich nehme an, du schreibst mal wieder so einen populärwissenschaftlichen Unsinn.«

Ich hatte inzwischen Zeit gehabt, bei Wikipedia nachzusehen. Er hatte recht. Umgangssprachlich hatte sich allerdings Dehydrierung eingebürgert – aber komm mal einem Wissenschaftler mit umgangssprachlich!

»Hast du meine Mail mit den Texten von Karen bekommen?«

»Aktivwasser? Superionisiertes Wasser? Alles Käse.«

»Wie? Alles Käse! Das ist doch keine wissenschaftliche Ausdrucksweise.«

»Ist mir zu larifari, da fang ich erst gar nicht an. Dieses Anolyth ist eine Säure, und die ist tatsächlich sauber, killt auch alle Bakterien. Aber deshalb trinke ich noch lange kein Rohrfrei und keine Salzsäure. Weihwasser soll ja angeblich auch wirken! Ich hab dir dazu eine Mail geschickt.«

Na ja, Wissenschaftler eben. Alle Zyniker.

»Weißt du, was mich wirklich krank macht: Diese ständige Hochnäsigkeit von euch Wissenschaftlern. Dabei habt ihr doch auch keine Ahnung, was im Wasser drin ist. Wasser ist Leben, ein ewiges Geheimnis ...«

»Sag mal, bist du inzwischen zum Hypochonder geworden?«, sagte er.

»Ein kleines bisschen. Aber nur aus beruflichen Gründen.«

Er hat dann doch auf meine Anfragen geantwortet, und ich will Ihnen weder Karens Fundstücke aus dem Netz noch die Kommentare meines Bruders vorenthalten:

Superionisiertes Wasser

Was ist superionisiertes Wasser? Für den Chemiker ist es nichts anderes als H_2O. Obwohl superionisiertes Wasser phantastische und fast unglaubliche neue Eigenschaften jenseits der bekannten Eigenschaften von Wasser besitzt. Erst die Mikro-Struktur offenbart den entscheidenden Unterschied zu gewöhnlichem Wasser – superionisiertes Wasser besitzt gleich drei zusätzliche Elektronen in der äußeren Elektronen-Hülle, was dieses Wasser aktiv und lebendig macht und ihm spezielle Eigenschaften verleiht. Erstmals vorgestellt wurde es der Öffentlichkeit am 1. Mai 1999 von Drunvalo Melchizidek auf dem spirituellen Festival Wesak 99 in Mount Shasta, Kalifornien. Dieses Wasser kann Vergiftungen mit toxischen Kohlenwasserstoffen und petrochemischen Abfällen neutralisieren, Öle und Gifte beseitigen, explosive Stoffe entschärfen und Müllhalden in Gärten verwandeln. Man hat superionisiertes Wasser in einem der meistverschmutzten Häfen der Welt benutzt, der Hafen wurde innerhalb weniger Tage total sauber! Superionisiertes Wasser löscht auch chemische und petro-chemische Brände sowie Methan-Feuer, die man sonst nicht löschen kann, und zwar so gründlich, dass man das Feuer danach nicht mehr anbekommt, selbst wenn man es mit Streichhölzern versucht. Genau so funktioniert es auch bei Waldbränden. Die allerbeste Nachricht aber ist, dass die Regierungen offenbar bereit sind zu erlauben, dass superionisiertes Wasser zur Reinigung der Erde eingesetzt werden darf. Dies ist keinesfalls selbstverständlich, normalerweise wird ein solch machtvolles neues Werkzeug als absolut geheim eingestuft und vor der Allgemeinheit verborgen und nur den Militärs zur Verfügung gestellt.

Dazu die E-Mail meines Bruders, und wenn ein digitaler Brief vor Sarkasmus triefen kann, dann tat es dieser:

Zum Text über das ionisierte Wasser mit den extra drei Elektronen: Ein solches Wassermolekül müsste also dreifach negativ geladen sein. Das halte ich für völlig unmöglich, weil schon ein einfach negativ geladenes Wassermolekül schnell in Wasserstoffatome und Hydroxid zerfällt. Und dreimal negativ ist dann besonders undenkbar. Bei all diesen Ionisierungsgeschichten wird immer vergessen, dass in einem abgeschlossenen System (in einem Glas Wasser ebenso wie in irgendeiner esoterischen Anordnung) immer Ladungsneutralität herrscht, das heißt, wenn ich etwas negativ auflade, müssen auch irgendwo die positiven Ladungen hin, und man kann sie nicht einfach entfernen. Wenn Wasser basisch ist, dann gibt es viele Hydroxidionen, wenn es sauer ist, viele Hydroniumionen, einmal negativ, einmal positiv, aber immer in Gegenwart der entsprechenden Gegenionen. *Wenn jetzt »ionisiert« wird, etwa durch irgendeine Strahlung, dann gibt es einfach mehr Ionen (aber genauso viele positive wie negative) im Wasser, und nach kurzer Zeit verbinden die sich wieder miteinander, und dann ist der Ausgangszustand wieder erreicht. Soviel zum superionisierten Wasser. Das ist so dämlich, das muss man nicht mal ignorieren. Hast du das verstanden? Einfacher kann ich es nicht erklären – aber komplizierter schon. Dein Bruder.*

Wasser enthält acht Protonen und Neutronen im Kern. Auf der inneren Schale kreisen zwei Elektronen, auf der äußeren Schale kreisen sechs Elektronen im Radius von 104 Grad (je nach Temperatur) um den Kern. Wasserstoff besitzt ein Elektron in der Schale und ein Proton im Atomkern. Dies ergibt ein asymmetrisches Molekül. Wasser ist ein starker Dipol. Am Sauerstoffende ist es negativ geladen und am Wasserstoffende positiv. Weil Sauerstoff doller an Elektronenpaaren zieht als Wasserstoff, ergeben sich Teilladungen. Zwischen den positiv und negativ geladenen Enden benachbarter Moleküle bilden sich die Wasserstoffbrücken. Das bewirkt zum Beispiel die Oberflächenspannung.

Was hat das mit Reduktion und Oxidation zu tun? Reduktion ist Aufnahme von Elektronen. Oxidation ist Abgabe von Elektronen. Keine Oxidation ohne Reduktion. Elektronenspender + Elektronenempfänger ergibt ein oxidiertes Elektron + ein reduziertes Elektron. Paradoxerweise ist das oxidierte Elektron sozusagen weniger geworden. Das reduzierte Elektron ist mehr geworden. Diese Vorgänge (Oxidation und Reduktion) sind die Basis jeder Form der Energiegewinnung. Das eine kann nie ohne das andere ablaufen. Die Oxidation setzt Energie frei und ist dem Yin zuzuordnen, die Reduktion konserviert Energie und ist dem Yang zuzuordnen. Die Oxidation ist die Basis für das Leben und der Garant für die Produktion von Körperenergie. Die Oxidationsketten, die innerhalb der Zelle beziehungsweise der Mitochondrien ablaufen, lassen aber auch ständig sehr aggressive, chemisch aktive Radikale entstehen. Und hierfür werden dann Antioxidanzien benötigt, um Zellalterung, Zellschädigung, Degeneration und Zerfall zu verhindern. Unsere gesunden Körperzellen werden pro Tag mit etwa 100 000 Angriffen von Freien Radikalen konfrontiert. Auch die körpereigene Abwehr arbeitet bei der Bekämpfung von Erregern mit freien Sauerstoffradikalen. Freie Radikale führen aber auch zu Mutationen an Zellkern und Mitochondrien. Sie zerstören Enzyme und Fette in der Zellmembran. Die oxidierten Lipide in der Zellmembran sind mit ranzigem Fett zu vergleichen. Emotionen wie Angst, Hass, Neid, aber auch Stress oder Lärmbelästigung lassen Freie Radikale entstehen. Wenn wir nun von Reduktion und Oxidation sprechen, begegnen wir dem Redoxpotenzial. Dies besagt, wie viele Elektronen ein Molekül abgeben oder aufnehmen kann. Es wird in Millivolt gemessen. Je höher dabei die gemessene Zahl, desto größer ist das Oxidationspotenzial. Umgekehrt, je geringer die gemessene Millivolt-Zahl, desto stärker ist das Reduktionspotenzial. Eine Flüssigkeit mit einem starken Reduktionspotenzial kann also eine große Anzahl freier Elektronen an die gierigen Radikale abgeben, sie damit unschädlich machen, und ganz nebenbei die Zellen noch mit frei werdendem Sauerstoff beglücken. ... Unser Körper ist nicht in der Lage, anorganische Mineralien zu verwerten. ... So paradox es für viele Leute klingt: Je mehr herkömmliches Mineralwasser man trinkt, um so mehr dehydriert man. Das beste Trinkwasser ist ionisiertes Wasser als Konsequenz der Bewusstwerdung von chemischen und physikalischen Gegebenheiten.

Die Antwort des Chemikers:

Ich habe den Text mit viel Amüsement gelesen. Ich finde es unglaublich, wie hier eine wilde Mischung von Lehrbucheinträgen (Elektronen, Atome, Wasserstoffbrücken, pH-Werte, Redoxpotenziale) einfach abgeschrieben werden, aber nicht verstanden, wie zum Beispiel »auf der äußeren Schale kreisen sechs Elektronen im Radius von 104 Grad«. Allerdings ist der übrige Gehalt eher dem Konsum von viel Weißbier oder magnetisch aufgeladenem Prosecco zuzurechnen, etwa: »Unser Körper ist nicht in der Lage, anorganische Mineralien zu verwerten.« Ach, und was ist mit Soda und Pottasche, Kochsalz und all dem, was wir zum Backen und Kochen verwenden, und mit den Phosphaten, die in jedem Gemüse stecken, sind die etwa organisch? Aber sehr interessant, dass sich eine esoterische Welt jetzt in voller Breitseite ins Internet ergießen kann.

Übrigens ist schweres Wasser nur »leicht giftig« – man sollte ungefähr 10 Liter davon trinken, um was zu merken.

Interessanterweise kann man schweres Wasser trinken (so 10 Milliliter) und dann messen, wie schnell man dies wieder ausscheidet, und daraus den Energieverbrauch messen, dolle Sache für den Analytiker, der ohne Blutdruckmessgerät auskommen möchte.

Generell fällt mir auf, dass »Elektrik« und »Ladungen« eine dolle Sache zu sein scheinen, allerdings ohne Begriffe wie »Oxidation« und »Reduktion« zu verwenden. Ich meine zum Beispiel, Lithiumtherapie gegen Depression oder Alzheimer hat ja wohl auch was mit Ladungen und Nervenimpulsen zu tun, aber kein Mediziner weiß so genau, was da los ist. Dieses Nichtwissen scheint Deuter auf den Markt zu rufen, die das dann mit Gleichgewichtsbegriffen (yin-yang ping-pong) erklären wollen: »Das beste Trinkwasser ist ionisiertes Wasser als Konsequenz der Bewusstwerdung von chemischen und physikalischen Gegebenheiten.« Wo kommen solche Leute eigentlich vor? Oder wo sind sie entlassen worden?

Verwirrte Grüße
Dein Bruder

Hier werden Sie verarztet!

»Manche bringen es vom Hypochonder bis zum Fachpatienten.«

BRUNO PELLINI

Können Sie sich ein Leben ohne Ärzte vorstellen? Wahrscheinlich könnten wir auch ohne sie leben, aber es würde uns doch etwas fehlen. Hypochondern ganz besonders.

Es gibt jede Menge Ärzte, und ich meine nicht die schiere Masse, es gibt auch unglaublich viele Spezialisierungen. Im Mittelalter gab es den Bader, der neben dem Haareschneiden auch Zähne zog, verrenkte Glieder einrenkte und Menschen mit Bluthochdruck zur Ader ließ. Ein Allrounder, dem heutigen Hausarzt weit überlegen, denn der kann weder Haare schneiden noch Zähne ziehen. Heutzutage gibt es zwar noch den Allgemeinmediziner, aber die Spezialisierungen haben zugenommen. Prestigemäßig steht der Hausarzt auch nicht mehr an erster Stelle, und sein Verdienst verblasst gegen den eines gut eingerichteten Kardiologen.

Hackordnung und Arztklischee

Alle Ärzte sind gleich, aber manche sind gleicher. Wie bei vielen Berufen gibt es auch hier eine eindeutige Hackordnung und eine Prestigepyramide. Ganz oben in der Rangordnung sitzen die Chirurgen, an der Spitze die Neurochirurgen. Wahrscheinlich nach der Logik: Je mehr einer kaputt machen kann, desto anerkannter ist seine Position. Seltsamerweise sind Politiker momentan ganz unten in der Sozialprestigeliste.

Sie können den Test machen, ob Sie aus dem Raster fallen: Wenn Sie einen Eingriff vornehmen lassen müssten, welcher von diesen wäre für Sie der unangenehmste oder der bedrohlichste?

- Eine Wurzelresektion
- Eine Gehirnoperation
- Eine Venenverödung
- Prostata abschleifen respektive Gebärmutterzyste entfernen
- Augenoperation
- Blinddarmoperation

Da tippen wahrscheinlich alle wie ein Hypochonder, obwohl auch alle wissen, dass eine Gehirnoperation nicht mit Schmerzen verbunden ist. Denn da oben spürt man nichts. Unser oberstes Steuerungsorgan ist völlig schmerzunempfindlich. Trotzdem.

Früher gab es den Arzt, den Hausarzt, dazu vielleicht noch den Zahnarzt. Dann kam die Spezialisierung, die Gerätemedizin, die Aufteilung des menschlichen Körpers in verschiedene Fachrichtungen und die Spezialisierung auf bestimmte Krankheiten. Inzwischen gibt es Andrologen, Orthopäden, Chirurgen, Gynäkologen, Onkologen, HNO-Ärzte, Internisten, Angiologen, Endokrinologen, Kardiologen, Nephrologen, Homöopathen, Rheumatologen, Psychiater, Gastroenterologen, Analytiker, Zahnärzte, Kieferorthopäden, Neurochirurgen, Augenärzte, Dermatologen, Neurologen, Radiologen und Urologen.

Pathologen gibt es auch, aber die werden Sie in Ihrem Leben nicht mehr kennenlernen. Sie können ja mal nachdenken, bei wie vielen Ärzten Sie schon waren. Hypochonder waren schon bei allen.

Zum **Hals-Nasen-Ohren-Arzt** (im Folgenden HNO-Arzt genannt) geht man, wenn sich so viel Ohrenschmalz angesammelt hat, dass man selbst auf dem Grünen Hügel keinen Takt mehr mitbekommt. Meist hat man sich jedoch mit einem Ohrenstäbchen das Schmalz selber so tief in den Gehörgang geschoben, dass er komplett verstopft ist. Dazu möchte ich eine der vielen Hypochonder-Weisheiten anfügen, die sorglosen Zeitgenossen viel Leid ersparen kann: Stecke niemals etwas ins Ohr, das kleiner ist als dein Ellenbogen!

HNO-Ärzte sind im Allgemeinen ähnlich frustriert wie Augenärzte. Sie putzen einem die Nase, duschen den Gehörgang sauber und pinseln entzündete Hälse aus. Das machen auch Kindergärtnerinnen. Wenn sie ganz viel Glück haben, dürfen HNO-Ärzte Nebenhöhlenentzündungen oder gar vereiterte Mandeln diagnostizieren. Das war's dann aber auch schon. Hypochonder gehen gerne mal zwischendurch zu einem HNO-Arzt, denn sie wissen, dass sie dort keine dramatischen Therapien zu befürchten haben. HNO-Ärzte sind so etwas wie der kleine, entspannte Arztbesuch zwischendrin.

Ganz anders die Gastroenterologen, die sich um das Wohlbefinden unserer Verdauungsorgane kümmern. Sie verfügen über Techniken, die man heutzutage schon medial ausbeutet. Ich erinnere nur an die Darmspiegelung von Susan Stahnke, die live auf RTL lief. Das war kein neues Erotikformat, sondern eine medizinisch-pädagogische Lifeshow. Danach waren die Wartezimmer der Gastroenterologen rappelvoll. Jeder wollte auch mal eine Kamerafahrt durch seine Eingeweide mitbekommen. Ein zeitgeistiges Angebot kreativer Darmspiegler ist die auf DVD gebrannte Reise ins eigene Innenleben. Denn die meisten lassen eine solche Untersuchung nur unter Narkose durchführen.

Ich selbst habe, wie viele meiner Hypochonderkollegen, eine ähnliche Körperbesichtigung (und zwar oben und unten) schon vor vielen Jahren machen lassen, lange bevor das so schick war. Und natürlich wollte ich es auch mitbekommen. Ein alter Freund, der mal vier Semester Medizin studiert hatte, beruhigte mich, als ich fragte, ob es schmerzhaft wäre, diese Kamerafahrt in den eigenen Magen bei vollem Bewusstsein mitzuerleben. Kein Problem, das ginge ganz ohne Narkose!

Der Arzt schaute mich etwas seltsam an, als ich ihm das mitteilte.

»Ohne Narkose? Nicht mal die kleine? Und der Schluckreflex?«

»Nein, völlig ohne!«, sagte ich stolz, ganz verwegener Medizinabenteurer. Mein Gastroenterologe verfiel aber (Gott sei Dank) auf eine geniale Idee, um mich wenigstens für die kurze Zeit, als die Sonde an meinem Kehlkopf[17] vorbeiwanderte, abzulenken.

17 Ein grausiges Gefühl, und in diesem Moment hasste ich meinen Freund zutiefst, denn ich wusste plötzlich, was Schluckreflex bedeutet.

Er ließ drei seiner attraktivsten Sprechstundenhelferinnen sich derart aufreizend über mich beugen, dass mir die Luft schon aus ganz anderen Gründen wegblieb. Danach sah ich einen enttäuschenden Schwarzweißfilm auf einem winzigen Monitor, und das heilte mich für alle Zeiten von der fixen Idee, immer alles mitkriegen zu müssen, was in meinem Körper passiert. Seitdem lasse ich Magen- und Darmspiegelungen immer unter Narkose durchführen. Ich erwache dann in stabiler Seitenlage auf einer Liege und frage mich nur eines: Wer hat mich wieder angezogen, und wie zum Teufel haben sie das geschafft?

Dermatologen sind ein ganz anderes Thema. Früher hießen sie noch Ärzte für Haut- und Geschlechtskrankheiten, und natürlich dachte jeder pubertierende Knabe (wie ich auch) nur an Letztere, wenn einen die Mutter wegen leichter Akne dorthin schickte. Da saß man dann im Wartezimmer und betrachtete mit scheuer Ehrfurcht die Frauen und Männer, die scheinbar gelangweilt in den Magazinen blätterten. Die hübschesten Frauen mussten alle Prostituierte sein, die zur monatlichen Pflichtuntersuchung gekommen waren, die restlichen Patienten litten wahrscheinlich zur Hälfte an ansteckenden Geschlechtskrankheiten oder ekligen Hautausschlägen.

Ich habe den Verdacht, dass solche Arztbesuche den Keim der Hypochondrie legen. Bei mir wirkte der Besuch beim Hautarzt jedenfalls sofort. Nach ein paar Minuten bekam ich einen grässlichen Juckreiz, den ich durch vorsichtiges Kratzen zu beschwichtigen suchte. Allerdings kann man sich kaum unauffällig am Hinterkopf und an den Schultern kratzen. Nach einiger Zeit hatte ich das Gefühl, alle Patienten würden mich anstarren und hätten ihrerseits das Gefühl, ich litte unter einer ansteckenden Hautkrankheit. Rückte die Frau neben mir nicht etwas zur Seite? Hielt sich der Mann gegenüber vor Ekel die Hand vor den Mund? Mit der Zeit juckte es mich am ganzen Körper, später begann auch meine Gesichtshaut sich anzuspannen. Phantasie kann etwas Schreckliches sein, vor allem im Wartezimmer eines Hautarztes. Noch dazu, wenn man ein ganz kleiner Hypochonder ist.

Als ich endlich an der Reihe war, stellte ich überrascht fest, dass der Ausschlag auf meiner Brust keineswegs zugenommen hatte (er war sogar kaum noch zu sehen), und ich bekam die Bestätigung, dass Hautärzte nur ein einziges Medikament kennen: Cortison. Und nur einen Spruch: Das werden wir beobachten müssen.

Heute sind meine Besuche beim Hautarzt entspannter. Leider kommen keine »Damen« mehr. Auch meine Jugendakne ist verschwunden. Dafür gibt es jetzt ein paar seltsame Hautveränderungen, die mich misstrauisch machen.

»Sie waren doch letzte Woche schon da.«

»Ja, Sie sagten doch, dieses Muttermal auf meiner Schulter, das sollte man beobachten ...«

»Aber doch nicht jede Woche!«

»Ich habe keine Ahnung, wie schnell sich die Dinger bewegen, und ich kann es auch nicht selber beobachten. Ich muss meine Frau immer darum bitten.«

»Und?«

»Ich trau ihr nicht ganz. Sie sagt: ›Mach dir doch keinen Kopf, das ist wie immer.‹ Darauf ich: ›Wie, wie immer? Hast du es abgemessen?‹ Sie: ›Nein, aber ich werde doch wissen, ob das Ding größer wird.‹ Ich: ›Es geht nicht nur darum; es kann die Farbe ändern, seine Konsistenz, es kann wandern – ja, lach nicht, das kommt tatsächlich vor!‹ – Nach solchen Diskussionen sagt sie immer: ›Dann geh doch zum Arzt, schließlich hast du die Praxisgebühr für dieses Quartal ja schon bezahlt.‹ – Und da bin ich. Hat es sich verändert?«

»Schwer zu sagen, ich schätze nicht. Schaut ganz normal aus. Aber wenn Sie sich solche Sorgen machen, kann ich ja eine Gewebeprobe entnehmen.«

»Sie wollen eine Biopsie machen?!« Denn Hypochonder können sich mit ihren Ärzten durchaus im Fachjargon unterhalten – und das tun sie auch, damit der Arzt weiß, dass er ihnen nicht irgendeinen Unsinn erzählen kann. »Aber es kommt doch vor, dass gerade eine Biopsie den latenten Krebs auslöst, quasi als Initialzündung, hab ich jedenfalls gelesen.«

»Na gut, dann beobachten wir es weiter. Und nicht in die Sonne gehen, nicht daran reiben, nicht reizen.«

»Aber ansehen darf ich es doch.«

Nicht in die Sonne!

Ha!

Als ob das ein Hypochonder nicht wüsste. Seit ich diese schrecklichen Bilder von mit Hautkrebs wie mit Zuckerguss überzogenen Australiern gesehen habe, kriegt mich kein Mensch mehr an die pralle Sonne. Obwohl die Sonne bei bedecktem Himmel ja viel gefährlicher ist. Man unterschätzt sie so leicht.

Auskünfte, die Hypochonder in den Wahnsinn treiben:

- »Das ist nur ein harmloser blauer Fleck.«
- »Das geht irgendwann von selbst wieder weg.«
- »Die Werte sind ziemlich im Normalbereich.«

- »Ich werde Ihnen erst mal etwas zur Beruhigung verschreiben.«
- »Das wird nur ein winziger Schnitt.«
- »Den Beipackzettel müssen Sie überhaupt nicht lesen.«
- »Denken Sie einfach nicht daran!«
- »Das ist in Ihrem Alter völlig normal.«

Was ist über **Chirurgen** zu sagen? Gehen Sie nicht zu einem Chirurgen, wenn Sie sich nicht aufschneiden lassen wollen. Es ist bei Ärzten wie überall im Leben: You get what you ask for – Man kriegt beim Metzger keine Hautcreme!

Einen **Kardiologen** besuche ich einmal im Jahr, manchmal auch öfter, weil ich das Schlagen des Herzens auf dem Ultraschallmonitor gar zu gerne beobachte. Außerdem ist das Tragen eines 24-Stunden-EKGs eine spannende Sache, vor allem, wenn man damit in ein feines Restaurant geht und der Sensor unter dem Hemd plötzlich in die gepflegte Stille hinein brummt. Üblicherweise kommt der Oberkellner und erkundigt sich verschreckt, ob auch alles in Ordnung ist. Dann kann man lässig antworten: »Sorry, ist nur mein Over-night-Kardiosphygmograph!«

Kommt besser als ein Lamborghini vor dem Lokal.

Augenärzte sind nötig, aber schrecklich. Die meisten jedenfalls. Wahrscheinlich hat ihr Selbstbewusstsein unter all diesen Billigbrillenanbietern und Optikerketten gelitten, bei denen Augenuntersuchungen ebenso schnell, professionell und deutlich freundlicher durchgeführt werden. Stimmt, den Augeninnendruck können (dürfen) die nicht messen. Das darf nur ein niedergelassener Augenarzt. Und bei ihm kostet das sofort zehn Euro bar auf die Hand, eine kostenpflichtige Zusatzleistung. Man merkt schon bei diesen kleinen Nebenverdiensten, wie stark das Selbstbewusstsein dieses Berufsstands angeknackst sein muss. Außerdem verschreiben Augenärzte keine Kassenbrillen mehr, die aufwendigen und komplizierten Augenoperationen machen andere – und die schicken Fehlsichtigkeitslaserungen bieten private Kliniken in fast allen osteuropäischen Ländern deutlich günstiger an. Man hat generell den Eindruck, die europäische Niederlassungsfreiheit würde nur deutsche Ärzte benachteiligen.

Zu **Frauenärzten** habe ich keine Beziehung, das werden Sie verstehen. Und nachdem auch meine Frau nichts beisteuern wollte, kann ich nur den Lieblingswitz meines Urologen zitieren, ein Witz, der zugleich die soziale Stellung von verschiedenen Fachärzten beleuchtet.

An den vier Ecken eines Spielfelds mit der Kantenlänge von je 100 Metern stehen ein guter Frauenarzt, ein schlechter Frauenarzt, ein Internist und ein Kardiologe. Ziel des Wettbewerbs ist es, beim Anpfiff so schnell wie möglich zum Mittelpunkt des Quadrats zu laufen, um den dort liegenden 100-Euro-Schein aufzuheben. Der Erste darf ihn behalten. Wer gewinnt?

Auflösung: Der schlechte Frauenarzt gewinnt natürlich. Warum? Erstens: Es gibt keinen guten Frauenarzt. Zweitens: Ein Kardiologe bewegt sich für 100 Euro nicht. Drittens: Der Internist hat die Regeln nicht verstanden.

Bei **Hausärzten** hingegen verfalle ich schnell in romantische Erinnerungen, wahrscheinlich weil ich zu den Letzten gehöre, die noch einen echten Familienarzt erlebt haben. Unser Hausarzt hatte schon meine Großeltern »verarztet«, nein, er hatte sie natürlich liebevoll betreut und war fast so etwas wie ein Familienmitglied gewesen. Er kannte Hintergründe, Sorgen und Pläne der Familie ebenso gut wie die verschiedenen Krankheiten. Er hat meine Mutter als Baby erlebt, als Teenager und als junge Mutter – und er hatte mich immerhin so lange unter seinen Fittichen, bis ich selber Vater geworden war. Er hatte tatsächlich drei Generationen in seiner ärztlichen Obhut. Er hat meine Großeltern beide in den Tod begleitet, und meine Oma hätte wahrscheinlich länger gelitten und hätte keinen so friedlichen Tod gehabt, wenn er nicht gewesen wäre. Er hat einfach beschlossen, dass man die alte Dame nicht mehr in die Klinik schickt, um ihr das Bein zu amputieren, sondern sie in Frieden sterben lässt. Welcher Arzt traut sich das heute noch?

Wenn ich an unseren Familienhausarzt denke und mir das medizinische System heute ansehe, glaube ich manchmal, ich hätte Erinnerungen an eine ferne Zeit, von der ich eigentlich nichts wissen kann. So schnell hat sich so vieles geändert. Ich besuchte unseren Hausarzt einmal mit meiner damaligen Freundin. Da war er schon alt, aber so schlagfertig und hellwach wie eh und je. Sie war mitgekommen, weil sie sich ein Medikament verschreiben lassen wollte, das ihr Internist ihr gewöhnlich verschrieb. Es kam zu einem Zusammenprall der Kulturen. Er hatte seinen Beruf nie als Schreiber in einem »Rezeptbüro« verstanden, vor allem ließ er sich nicht von einer völlig unbekannten Zwanzigjährigen zum Ausstellen eines Rezepts drängen. Er sagte: »Mädel, dir verschreib ich nichts. Du nimmst erst mal fünf Kilo ab, bewegst dich mehr und hörst mit dem Rauchen auf. Und wenn du dann immer noch eine ›Stoffwechselstörung‹ hast« – wie abfällig er das Wort ausspuckte! –, »dann kannst du wiederkommen.« Sie rauschte beleidigt aus der Praxis, aber ich war unglaublich stolz auf »meinen« Hausarzt.

Nachdem er gestorben war, machte ich mich auf die Suche nach einem Ersatz. Nach langer Suche habe ich inzwischen einen gefunden, aber ich kann Ihnen sagen: Es wird knapp mit guten Hausärzten, und meiner Meinung nach liegt darin ein Problem unseres aus den Fugen gehenden Gesundheitssystems. Doch ich will nicht über etwas so Kompliziertes wie diese Kombination von politischen, lobbyistischen und medizinischen Einflusssphären nachdenken – es genügt, wenn ich mich ans Thema halte. Hypochonder würden sich nämlich bei einem anständigen Hausarzt sehr wohl fühlen, ich behaupte sogar, die meisten von ihnen – wenigstens die leichteren Fälle – wären geheilt. Es geht um Zeit, Zuwendung, Aufmerksamkeit und Gespräche. Aber welcher Arzt kann noch mit seinen Patienten reden? Wer hat noch die Zeit dazu?

Meiner.

Mein Hausarzt traut sich sogar, über Geld zu reden. Das ist selten.

»Ich kann überleben mit dem, was die Kasse zahlt, aber ich kann kein Geld verdienen. Im Schnitt sind es 50 000 Euro im Jahr, dafür würde ein Börsenmakler nicht mal das Telefon abheben. Es gibt in der Ärzteschaft aber auch Spitzenverdiener, solche nämlich, die ihre Praxen zu Spaß- und Wellness-Oasen umgebaut haben, Fachärzte, die von medizinisch meist unnötigen Zusatzleistungen leben. Es gibt aber auch Kollegen, denen nicht mal 30 000 im Jahr bleiben.«

»Wie darf man sich das vorstellen? Wie kommt ein Arzt heutzutage zu seinem Geld?«

»50 Euro bekommt ein Allgemeinmediziner über den Daumen gepeilt im Quartal, also etwa 17 Euro pro Patient und Monat. Wenn man davon Betriebskosten, Steuer und unsere Versorgung abrechnet ... da bleibt nicht viel. Die Zeit der ›reichen Ärzte‹ ist definitiv vorbei, jedenfalls was die Hausärzte betrifft, die Allgemeinmediziner und Internisten.«

»Sie haben eine bilinguale Praxis, das heißt, zu Ihnen kommen Deutsche und Italiener. Sind das auch unterschiedliche Patienten?«

»Ich habe in Italien studiert und kenne die Verhältnisse dort wie in Deutschland. In Italien genießt der Hausarzt eine andere Wertschätzung als hier. Er ist der Freund der Familie, eine Person, mit der man alles teilt, der man alles erzählt, nicht nur medizinische Einzelheiten. Aus einem solchen Wissen entsteht ein deutlicheres Gesamtbild, und das ist manchmal für die Therapie und die Entwicklung einer Krankheit sehr wichtig. Und dann bedeutet es natürlich Vertrauen. Man weiß nicht genau, wie groß der Anteil des Vertrauens an der Heilung ist, aber ich glaube, er ist sehr groß.

In Deutschland ist die Position des Hausarztes nicht so prominent. Menschliche Zuwendung wird nicht honoriert – in einem System, das nur aus Punkten, Sekunden und Cent besteht, ist die ärztliche Nähe kein Thema, oder es bleibt dafür keine Zeit mehr. Dabei ist ein Allgemeinmediziner ein Spezialist, der von allen Teilbereichen Ahnung hat, er ist keineswegs ein Barfußdoktor, der sich nur um Kleinigkeiten kümmert. Das sollten sich die Leute wieder vor Augen führen.«

»Glauben Sie denn, menschliche Zuwendung ist tatsächlich so wichtig? Auch für Hypochonder?«

»Man könnte viele Dinge mit einem ausführlichen Gespräch klären, Ängste nehmen, relativieren. Man kann ihren Zustand relativieren: ›Sie sind nicht wirklich krank, Sie haben zwar keine perfekten Werte, aber statistisch sieht es nicht schlecht aus.

Niemand hat perfekte Werte.‹ Man müsste Zeit haben, und die meisten Patienten wollen auch ein ausführliches Gespräch, und nicht nur Hypochonder.«

»Ein Gespräch ist sicher gut und schön, aber es ist doch noch keine Behandlung.«

»Gespräche, Aufklärung und Prophylaxe sind mindestens so wichtig wie eine gute Therapie. Nur werden vorbeugende Maßnahmen nicht bezahlt. Dabei bin ich mir sicher, dass dadurch viele weitaus höhere Folgekosten eingespart werden könnten. Und – zu Ihrem Thema – dass so auch eine Menge Hypochonder und Doctor-Hopper ruhiger leben könnten. Die würden den Kassen nicht mehr so auf der Tasche liegen.

Wenn jemand mit einer Fettstoffwechselstörung kommt, kann ich ihm ein Medikament verschreiben, oder ich erkläre ihm ausführlich, woher das kommt, aber ich kann ihm auch die physiologischen Zusammenhänge erklären und was er nicht mehr essen sollte. Ich kann ihm eine Gichtdiät zusammenstellen – was auf die Dauer gesünder ist –, aber dafür bekomme ich nichts.«

»Wofür bekommen Sie denn eigentlich was?«

»Ich bekomme im Quartal eine Pauschale für einen Patienten, und wenn ich Glück habe und er nicht zu oft kommt, kann ich diese Pauschale gut ausschöpfen. Inzwischen haben wir schon die vierte Gebührenordnungsreform, das heißt, all meine Leistungen werden in verschiedenen fünfstelligen Zahlen codiert, und für jeden dieser Codes gibt es einen bestimmten Punktwert. Also für einen Hausbesuch etwa 440 Punkte. Wie viel dieser Punkt wert ist, erfahre ich aber erst viel später, denn das errechnet sich daraus, wie viel Geld die Kassen zu verteilen haben. Im Moment steht der Punktwert etwa bei drei Cent. Ein Hausbesuch kommt also auf etwa 13 Euro. Da müssen wir nun als

Vergleich nicht mal den Börsenmakler bemühen, da lacht schon jeder KFZ-Mechaniker, denn unter einer halben Stunde schaffe ich keinen Hausbesuch. Meistens dauert er länger.«

»Hat sich unser spezielles Gesundheitssystem auf die Entwicklung von Hypochondern ausgewirkt?«

»Früher wurden Hypochonder gezüchtet. Wenn jemand erhöhtes Cholesterin hatte, wurde er mehr oder weniger verpflichtet, möglichst oft wiederzukommen und die Werte überprüfen zu lassen, damit man das auch abrechnen konnte. Früher war man froh, wenn die Patienten oft kamen – heute sollen sie möglichst nur einmal im Quartal kommen und möglichst gesund sein. Der Hausarzt bekommt nicht mehr Geld, wenn der Patient im selben Quartal zweimal, fünfmal oder zwölfmal kommt. Mehr als etwa 50 Euro bekommt er im Vierteljahr nicht.«

»Wie sieht denn die Zukunft der Hausärzte Ihrer Meinung nach aus?«

»Die Hausärzte sterben aus. Das Szenario für das Jahr 2020 soll so aussehen, dass Deutschland mit großen, anonymen medizinischen Versorgungszentren überzogen wird. In den neuen Bundesländern sind 53 Prozent der Hausärzte über 50 Jahre alt, in den alten 42 Prozent. Nachfolger gibt es zu wenige. Dafür hat man nun die Aufhebung der Altersgrenze beschlossen, die früher bei 68 lag. Nun wird der Hausärztemangel mit 70-jährigen aufgefangen.«

»Sind Hypochonder eigentlich beliebt bei Hausärzten?«

»Wir sehen den Hypochonder jetzt eher als einen Störenfried oder, charmanter ausgedrückt, als Stammkunden, der jahrelang der Praxis gut getan hat und den man jetzt eben mitzieht – jedenfalls wenn es ein gemäßigter Hypochonder ist. Betriebswirtschaftlich ist der Hypochonder völlig untauglich, aber in unserem Beruf sollte sich nicht alles ums Geld drehen. Wir sind schließlich angetreten mit dem Anspruch zu helfen, und ich möchte mich noch jeden Morgen im Spiegel anschauen können. Der Arztberuf ist für mich immer noch der schönste Beruf, den es gibt. Menschlich ist er wunderbar, ökonomisch für Hausärzte nicht mehr attraktiv. Aber das ist auch politisch gewollt. Die Zukunft sollen medizinische Versorgungszentren sein. Aber die Frage ist doch: Was wollen die Patienten? Wollen sie eine Vertrauensperson, die im Zentrum des Themas Gesundheit steht, eine Person, der sie vertrauen und die sie wenn nötig zum richtigen Facharzt schickt – oder wollen sie Ärztehäuser und anonyme Zentren, in denen es ›alles‹ gibt. Nur keine persönliche Anteilnahme.«

»Nun hat fast jeder Politiker und Standesvertreter schon an der Gesundheitsreform herumgebastelt. Wie würde denn Ihre Reform aussehen? Und bitte denken Sie auch an die Hypochonder.«

»Es sollte für jeden Patienten eine Rechnung geben, die er bezahlt und anschließend an die Kasse zur Rückerstattung weitergibt. Dann hat jeder Patient einen Überblick, was er bekommen hat und was es kostet, und die meisten würden sich dann sehr wundern. Außerdem sollte die Position des Hausarztes neu definiert werden. Er sollte der Ratgeber sein, der seine Patienten durch den Dschungel der Fachärzte lotst, er braucht eine neue Position und ein neues Image.«

»Wie sollte dieses neue Image von Hausärzten aussehen?«

»Wir sollten Zeit für eine eingehende Erkundung der Hintergründe von Krankheiten haben und ebenso für eine ausführliche Beratung. Es gab einmal die Idee, den Hausarzt für die ›sprechende Medizin‹ zu honorieren, und zwar so, dass er davon leben kann. Für ein Gespräch kann ich nichts abrechnen. Die sprechende Medizin ist aufgegangen in einem Abrechnungsdschungel, in Bürokratie, Computerprogrammen und einem

Disease-Management-Programm, mit dem man chronische Krankheiten bürokratisieren kann. Das ist die Basiskalkulation für das Morbiditätsrisiko[18]. Wir sollen für die Kassen erforschen, welches Risiko und welchen Verlauf diese und jene Krankheit hat. Wir erarbeiten Risikostatistiken und einen Überblick, wie viele chronisch Kranke eine bestimmte Krankenkasse als Kunden hat. Es geht nur ums Geld.«

»Muss Medizin so kompliziert sein? Mir kommt das nicht nur umständlich vor, sondern auch ziemlich undurchsichtig.«

»Man will auch keine Transparenz in diesem System; es gibt fachärztliche Unterschiede, regionale Unterschiede, es gibt gestützte Leistungen – und das alles hat sich unsere eigene Vertretung ausgedacht, die uns unterstützen und nicht behindern sollte. Denn schließlich ist die Kassenärztliche Vereinigung der Mittler zwischen uns und den Krankenkassen.«

»Und welches System ist nun besser für den Hypochonder?«

»Früher wurde nach Leistungen bezahlt, heute nach Besuch. Das alte System war, wenn man es ironisch formuliert, hypochonderfreundlich, das neue ist es nicht. Der Hausarzt hat kaum noch Zeit, mit einem Patienten zu reden, der kein Rezept, aber Anteilnahme und Zuspruch braucht. Viele Krankheitsängste könnten durch ein ausgiebiges Gespräch, Zuwendung und Fürsorge aufgelöst werden.«

»Viele Menschen haben überhaupt keinen Hausarzt mehr. Schließlich müssen sie sich keine Überweisungen mehr ausschreiben lassen – sie können zu jedem Facharzt gehen, zu dem sie wollen.«

18 Unter Morbiditätsrisiko versteht man das Risiko einer Zunahme der Zahl und Schwere von Erkrankungs- und Behandlungsfällen.

»Aber jetzt kommt es natürlich auch vor, dass jemand mit leichten Halsschmerzen gleich zum HNO-Arzt geht oder mit Husten zum Lungenfacharzt. Würde er zuerst zu seinem Hausarzt gehen, könnte der es relativieren und den Kassen viel Geld sparen. Außerdem, was will ein Patient damit anfangen, wenn er nur Einzeldiagnosen hat? Vielleicht hat er einen Befund von der rechten Hand, einen von der Lunge und einen von seinem Augeninnendruck oder seiner Schilddrüse – und wer soll ihm daraus nun ein Bild machen? Die richtige Einschätzung fehlt, und meist bringt es nur Verunsicherung, auf eigene Faust durch den Ärztedschungel zu wandern. Die Patienten brauchen eine medizinische Vertrauensperson. Aber auch die Fachärzte wollen leben, und natürlich schickt man einen solchen Patienten nie weg. Außerdem müssen sich die Geräte amortisieren, und deshalb macht man sofort ein CT oder MRT, wenn das Knie weh tut. Danach vielleicht noch eine Arthroskopie, denn was geht, muss man auch machen. Schließlich weiß der mündige Patient ja, was es alles gibt.«

»Der mündige Patient, das kann natürlich auch eine ziemliche Nervensäge sein. Wie ist Ihre Erfahrung mit solchen Amateurmedizinern?«

»Seit es das Internet gibt, hat die Tendenz zur Eigendiagnose und Selbstmedikamentierung zugenommen, es kommen immer mehr Leute mit Ausdrucken von irgendwelchen Medizinwebsites und befragen mich danach. Ein typisches Syndrom ist der Reizdarm – ein ziemlich diffuses Gemisch von Symptomen, eher eine psychosomatische Krankheit. Trotzdem muss man alle Untersuchungen machen, bis alles ausgeschlossen ist, auch wenn mir meine Erfahrung sagt, der hat nichts. Aber wenn ich an einen richtigen Hypochonder komme, will der natürlich eine ›anständige‹ Krankheit haben.«

»Und der holt sich dann wahrscheinlich eine zweite Meinung.«

»Ja. In den letzten Jahren hat die Tendenz zur zweiten Meinung extrem stark zugenommen. Aber ich glaube nicht, dass das an der mangelnden fachlichen Qualifikation liegt, sondern an der mangelnden menschlichen Qualifikation. Die meisten Patienten, die sich bei mir über Kollegen beschweren, fühlen sich gleichgültig oder respektlos behandelt, nicht wertgeschätzt, sie haben das Gefühl, man hört ihnen nicht zu.«

Nach meinem Hausarzt kennt jede Fachdisziplin ihre eigene somatoforme Störung: Bei den Urologen ist es die Reizblase, beim Gynäkologen der chronische Unterleibsschmerz, beim Rheumatologen die Fibromyalgie und bei den Neurologen der Spannungskopfschmerz. Auslöser können seelische Überforderungen sein oder auch vorübergehende Erkrankungen, die die Sensibilität für Missempfindungen im Körper erhöhen, was wiederum die Selbstregulation der Körperfunktionen stört. Dieses Zusammenspiel zwischen Geist und Körper kann sich verselbständigen und zu Herzrasen, innerer Unruhe, Schlaflosigkeit und Nervosität führen. Schon ohne große Untersuchung sind solche Patienten auffällig.

Ein längeres Gespräch mit dem erstbehandelnden Arzt könnte viele dieser chronischen Verläufe verhindern. Dazu wäre es aber notwendig, dass die Kassenverträge so gestaltet werden, dass als Basis nicht die Fünf-Minuten-Konsultation dient. In der Summe kommt das dem System bestimmt billiger.

Am Abend las ich in der Zeitung etwas über die Zukunft der Medizin – und ich staunte immer mehr, je länger ich las: Danach gehört der »integrierten Versorgung« die Zukunft. »Durch die Verbindung der Bereiche Diagnostik, Bildgebung und leistungsstarker IT werden Abläufe optimiert, Kosten gesenkt und der Weg zu einer individualisierten Medizin geebnet.« Ich las Statements, die mich an die Formulierungen von Unternehmensberatern erinnerten: »Wir brauchen einen Wandel von der reaktiven Medizin der Vergangenheit zu einer proaktiven Medizin der Zukunft« – »Das integrierte Gesundheitssystem gehört in allen Segmenten zu den Top-Playern« – »CAD als Zweitmeinung« – »Wie die Elektro- und Automationsbranche ist auch die Medizin dem steten Fortschritt verpflichtet. Im Rhythmus von etwa drei Jahren kommen neue medizintechnische Geräte auf den Markt.« Ich dachte: Donnerwetter, da hat sich die Redaktion aber weit aus dem Fenster gehängt, hat sich klar gegen persönliche Anteilnahme und möglichst wenig Apparatemedizin für das Geschäft der Zukunft entschieden, für das »everything goes« – was geht, das geht – in der Medizin wie an der Börse. Aber dann las ich oben die kleine Kopfzeile: »Sonderveröffentlichung der Siemens AG«. Ach so. Ja dann.

Was man von Hypochondern lernen kann

Doctor-Hopping als Ärzte-Test oder Wie finde ich einen wirklich kompetenten, aufmerksamen und an mir interessierten Arzt?
Ärzte mögen keine Hypochonder, obwohl sie an ihnen treue Patienten hätten. Aber manche Hypochonder sind einfach zu gut informiert und lassen sich so schnell nichts vormachen. Man kann dazu Doctor-Hopping sagen, aber viele sogenannten Hypochonder sind nur auf der Suche nach einem wirklich guten Arzt, der sich für sie interessiert und einen kompetenten Eindruck macht. Der Rest der Menschheit gibt sich mit dem zufrieden, was

ihm der Zufall beschert hat. Das kann gutgehen, muss es aber nicht.

Wenn Sie den Eindruck haben, Ihr Arzt interessiert sich eigentlich nicht besonders für Sie, reden Sie mit einem Hypochonder. Der versteht Sie und kann Ihnen auch jede Menge guter Alternativen nennen:

- Machen Sie ein Erstinterview mit Ihrem Arzt, so wie er die Anamnese mit dem Patienten macht. Ein guter Arzt wird sich darauf einlassen.
- Vertrauen Sie Ihrem Gefühl und dem allgemeinen Eindruck.
- Lassen Sie sich nicht von Ihrem Arzt einschüchtern.
- Bestehen Sie auf einer würdevollen Behandlung.
- Lassen Sie sich alles erklären. Verlangen Sie, dass der Arzt Ihre Sprache spricht – schließlich ist nicht jeder ein Hypochonder, der sich mit Fachausdrücken auskennt oder das große Latinum hat.
- Unterschätzen Sie die spontane Sympathie nicht.
- Wie sind seine Behandlungszeiten und mögliche Vertretungen?
- Kann man auch mailen, gibt es leichten Telefonkontakt?
- Macht er Hausbesuche?
- Lassen Sie nicht zu, dass Sie unangemessen lange warten müssen.
- Bestehen Sie auf Ihrer Privatsphäre (Krankenhaus).
- Nehmen Sie nicht an Forschungsprojekten oder undeklarierten Experimenten teil (Pharma).
- Treten Sie selbstbewusst auf. Holen Sie eine zweite Meinung ein, wenn Sie unzufrieden sind. Drohen Sie mit Abwanderung.

Fragen, die Sie allen Ärzten stellen sollten:

- Wofür und wogegen ist diese Medizin?
- Auf welche Nebenwirkungen sollte ich besonders achten?
- Verträgt sich das Mittel mit anderen Medikamenten, die ich nehme?
- Wie lange, wann und wie oft soll ich das Mittel nehmen?
- Muss ich die Packung nehmen, bis sie leer ist (meist bei Antibiotika) oder bis die Symptome verschwunden sind?
- Kann das Mittel meine Fahrfähigkeit beeinträchtigen? Verträgt es sich mit Alkohol?
- Wie merke ich, ob das Mittel wirkt – und wann ist das zu erwarten?

Wie man richtig zum Arzt geht:

- Schieben Sie einen anstehenden Arztbesuch nie auf die lange Bank. Sorgen und eine unklare Situation befördern eine Krankheit oft – Klarheit bringt Erleichterung.
- Treten Sie professionell zu einer Untersuchung an. Saubere Unterwäsche, Kleidung, die sich relativ leicht und schnell aus- und wieder anziehen lässt.
- Stellen Sie auch peinliche Fragen und verheimlichen Sie nichts aus Scham, auch wenn Sie als Mann überraschenderweise von einer weiblichen Urologin (Aushilfe) untersucht werden. Wenn Sie das partout nicht wollen, bestehen Sie darauf, von einem Mann untersucht zu werden. Dasselbe gilt natürlich umgekehrt für Frauen.
- Überlegen Sie vor dem Arztbesuch genau, was Sie fragen wollen, notieren Sie alle Symptome, Befürchtungen und Fragen.

- Fragen Sie so lange nach, bis Sie die Antworten des Arztes auch wirklich verstanden haben. Lassen Sie sich nicht mit Medizinerlatein abspeisen. Nicht jeder ist ein medizinisch gebildeter Hypochonder.
- Wenn Sie am Ende unzufrieden sind, teilen Sie dem Arzt mit, dass Sie noch eine zweite Meinung einholen wollen, besonders bei schwerwiegenden Entscheidungen wie Operationen.
- Sie sind ebenso eine Autorität wie der Arzt – eben auf Ihrem Spezialgebiet. Außerdem sollten Sie sich daran erinnern, dass Sie der zahlende Kunde sind.
- Seien Sie kritisch gegenüber neuen Medikamenten (wenn es keine alten gibt) – vor allem wenn der Arzt Ihnen eine Packung in die Hand drückt und Ihnen die Zuzahlung in der Apotheke erspart. Er hat das Mittel von seinem Pharmavertreter und soll es entweder testen oder mithelfen, es in den Markt einzuführen. Je länger ein Mittel auf dem Markt ist, umso besser ist es getestet – unter anderem von Patienten wie Ihnen.
- Jedes Medikament hat Nebenwirkungen. Sollte ein Arzt das bei einer bestimmten Arznei abstreiten, lügt er.
- Das Beste, was ein Arzt machen kann, ist zu sagen: »Also, wenn das mein Knie wäre, dann würde ich …« Fragen Sie Ihren Arzt, was er täte, wenn er Ihre Krankheit hätte.

Antje, meine Heilpraktikerin, ist weise. Sie kann mehr als nur Globuli verschreiben, obwohl ich das nicht geringschätze. Aber mit ihr kann man sich auch medizinisch-philosophisch unterhalten. Zum Beispiel über Distanz.

Distanz ist nicht mehr so gefragt, wie sie das etwa noch im

19. Jahrhundert war. Damals hielt man noch etwas auf Anstand und Abstand, allerdings meist aus den falschen Gründen. Abstand bedeutete Stil und Etikette – aber vor allem wollte man damit Klassenunterschiede betonen. Dabei ist Distanz auch gesund.

Ich sage nur Tröpfcheninfektion, Ansteckung in der U-Bahn. In Tokio sieht es in der Stoßzeit aus, als würde in der Stadt ein Talibankongress stattfinden – vermummte Terroristen, Schwarzer Block oder Palästinenser. Dabei haben die alle nur Angst, sich anzustecken.

Alle Japaner wissen, dass Distanz sogar in einer überfüllten U-Bahn möglich ist. Distanz ist machbar, Herr Nachbar! Nennt sich Mundschutz.

Wäre auch für Politiker eine Option. Und dieses Distanztuch schützt nicht nur den Träger, sondern auch, und vor allem, die anderen.

Für Hypochonder muss es wie der Himmel auf Erden sein, in einer überfüllten U-Bahn unter lauter Menschen mit Gesichtsmasken zu sitzen. Noch besser wäre es natürlich, wenn alle auch noch Latexhandschuhe tragen würden. Denn Ansteckung ist alles. Ohne Ansteckung keine Grippe. Nein, man kriegt alleine nicht mal eine läppische Erkältung hin! Schnupfen, Husten, Heiserkeit – nur weil man mit kalten Füßen einen Winterspaziergang gemacht hat? Unsinn. Ohne Ansteckung geht da nichts. Egal, ob mit Viren oder Bakterien. Das weiß ein ausgebildeter Hypochonder natürlich, und niemand weiß es besser als Antje, meine Gesundheits-Autodidaktin mit Schwerpunkt Naturheilkunde.

»Wusstest du, dass 90 Prozent alle Grippeansteckungen nicht über Husten oder Anniesen passieren, sondern über Türklinken oder Computertastaturen? Wobei man natürlich nicht von Grippe sprechen darf, denn es ist fast immer nur ein grippaler Infekt.«[19]

»Telefonhörer nicht zu vergessen«, vervollständigte ich.

»Richtig. Ich habe immer mein Desinfektionsspray dabei, da kann man mich von mir aus auch für einen Hypochonder halten ...«

Ich machte eine beruhigende Handbewegung. Seit ein paar Tagen war ich etwas allergisch gegen dieses Wort.

»... jaja, schon gut. Macht mir gar nichts aus. Aber bei einer Grippewelle geht das zack-zack!«

Sie zog eine kleine Spraydose aus ihrer Handtasche und zielte damit zuerst auf meine Hände, dann auf den Türgriff, auf den Laptop, den Fenstergriff – so wie Wild Bill Hickok wahrscheinlich mit seinen Colts herumgefuchtelt hätte.

»Ich lebe doch nicht gesund, hege und pflege mein Immunsystem und gebe eine Menge Geld für Vitamine und Spurenelemente aus, damit mir so ein Schnösel eine Million Viren ins Gesicht hustet.«

Ich fand, das war eine sehr überlegte und reife Einstellung. Die konsequente Durchführung von Antjes Distanztherapie würde eine deutliche Kostenersparnis für unser Gesundheitssystem be-

19 Das wissen Hypochonder natürlich auch, dass eine anständige Grippe nämlich, etwa eine wie die berüchtigte Spanische Grippe von 1918/19, ein ganz anderes Kaliber als unsere jährlich zur Winterzeit wiederkehrenden Maläsen ist. Die Influenza kam aus Amerika und wurde zum Ende des Zweiten Weltkriegs über Frankreich nach Europa eingeschleppt. Dort verbreitete sie sich schnell und effektiv. Noch im ersten Jahr hatte sie Indien, China, Neuseeland und Australien erreicht und war eine echte Pandemie geworden, eine weltweite Bedrohung. Gesichert starben mehr als 25 Millionen Menschen daran, manche Medizinhistoriker sprechen sogar von 50 Millionen Toten.

deuten. Antje sollte mal mit Ulla Schmidt reden. Doch sie winkte ab.

»Vergiss es. Diese Medizinpolitesse ist das Schlimmste, was uns gesundheitstechnisch passieren konnte. Hier ein Reförmchen, dort ein halbes Prozentpünktchen des Krankenversicherungsbeitrags rauf oder runter, ein Talk mit der Pharmalobby, ein Gespräch mit den Krankenhausärzten, etwas Gelaber mit den Kassen und dem Pflegepersonal über den Kopf streicheln ... alles Käse!«

»Wie würdest du es denn machen?«

»Ganz einfach. Die Leute müssten sich zuerst einmal anständig informieren. Damit muss man schon im Kindergarten anfangen, die meisten Eltern sind doch viel zu doof für die eigene Gesundheitsvorsorge. Stell einem Erwachsenen nur die Frage: Wo sitzt die Galle, und was macht sie? Ich garantiere dir zwei Dutzend verschiedene Antworten und ungetrübte Heiterkeit. Obwohl Trauer und Schrecken die logischen Reaktionen sein sollten.«

Ich dachte schnell nach, wie fundiert meine Kenntnisse von der Gallenfunktion sind, und war einigermaßen beruhigt.

»In der Schule müsste man ein neues Fach einführen: Körper und Gesundheit. Und erzähl mir bloß nicht, das käme schon alles im Biologieunterricht vor. Da lernen die Kinder die Mendelschen Gesetze und wie man Kaulquappen seziert. Die können froh sein, wenn sie beim Petting überhaupt die relevanten Stellen finden!«

»Auch hier ist Distanz ein wertvolles Thema«, warf ich ein, nicht ohne Ironie.

»Klar. Die meisten Teenies sollten sich so lange selbst befriedigen, bis sie das dritte Semester hinter sich haben oder das erste Lehrjahr. Ist doch wahr, der ganze Ärger kommt von der menschlichen Sucht nach körperlicher Nähe. Distanz ist angesagt – Nähe ist gefährlich! Man kann davon Kinder kriegen, meist zu früh, außerdem Herpes, Aids, Tripper, Schnupfen, Pfeiffersches Drüsenfieber und Feigwarzen. Die Lösung lautet: Distanz.«

Und bei diesen Worten rückte sie etwas weiter weg von mir.

Es ist immer sehr anregend, sich mit Antje zu unterhalten, auch wenn sie ganz schnell ins Philosophische abdriftet. Sorry, Herr Sloterdijk, kann man das überhaupt sagen, ins Philosophische abgleiten? Ja, doch. Bei Antje schon.

Das Wohnzimmer der Hypochonder

Was Wartezimmer betrifft, sind Hypochonder geteilter Meinung. Manche lieben diese medizinischen Wärmestuben, für andere sind sie Vorzimmer zur Hölle. Das kommt allerdings ganz auf den Arzt und die Jahreszeit an. Denn ein Wartezimmer bei einem Internisten ist zur Grippezeit der perfekte Ort, sich anzustecken. Habe ich schon vor über 40 Jahren am eigenen Leib ausprobiert. Und es hat geklappt! Drei Tage vor einer Matheschulaufgabe, die ich mit tödlicher Sicherheit versemmelt hätte, saß ich eine Stunde bei Doktor Kainz im Wartezimmer und ließ mich anhusten, atmete gierig und aus voller Brust die explosionsartig ausgestoßenen Virenwolken ein und bedankte mich für jeden Nieser mit einem artigen »Gesundheit!«. Ich glaubte die kleinen Krankheitskeime fast sehen zu können und hatte nach einer Stunde das Gefühl, ausreichend versorgt zu sein.

39,8 Grad Fieber am nächsten Morgen. Ein Sieg des medizinischen Fachwissens! So etwas würde ich heute natürlich nicht mehr machen. Man kennt inzwischen seine Grenzen. Das Immunsystem eines Dreizehnjährigen ist noch eine feste Burg. Heute lebe ich – bildlich gesprochen – eher in einer zugigen Ruine mit bröckelnden Wehrmauern.

Trotzdem, Wartezimmerbesuche können immer noch fruchtbar sein – beim richtigen Arzt, zur richtigen Zeit. Es kann perfekte Unterhaltung bedeuten.

Es gibt verschiedene Typen, auf die man in einem Wartezimmer trifft, zum Beispiel bei einem Urologen. Und alle haben ihren Unterhaltungs- oder Informationswert. Da gibt es die unsicheren Patienten, meist solche, die zum ersten Mal beim Männerarzt sind. Man sieht ihnen deutlich an, wie peinlich ihnen dieser Besuch ist und dass sie alle nur einen Gedanken haben: »Steckt er mir wirklich den Finger in den Hintern? Ganz rein?!« Typische Panik unter Erstbesuchern. Mit ihnen kommt man nicht so leicht ins Gespräch. Man kann sie zum Beispiel nicht nebenbei mal nach ihrem PSA-Wert[20] fragen. Sie kennen ihn nicht, wissen oft nicht einmal, was das überhaupt ist. Aber schon kann man ein Gespräch beginnen.

Ich kenne meinen PSA-Wert auf die zweite Ziffer nach dem Komma genau.

Den PSA-Wert kann man messen lassen, aber das kostet (wie

20 PSA ist die Abkürzung für das Prostata-spezifische Antigen, ein Protein, das von den Prostatadrüsen gebildet wird. Das PSA geht zu einem geringen Teil in das Blut über und kann dort analysiert werden. Schlicht gesagt, kann PSA als Tumormarker funktionieren, aber die Technik, die Grenzwerte und Tumorrisikobestimmung sind ziemlich umstritten. Genau das Richtige für Hypochonder, denen man leicht Angst machen kann.

so viele Zusatzleistungen bei den Ärzten) inzwischen extra. Muss gleich bar gezahlt werden. Kein Geld, keine Blutabnahme! So hart sind die Zeiten geworden.

Ich gebe gerne Tipps, welche kostenpflichtigen Zusatzangebote überflüssig sind, und wo man ungefähr die Altersgrenze zwischen Hodenkrebsrisiko und Prostatakrebsrisiko ansetzen kann. So zwischen 30 und 50 hat man seine Ruhe, in der Jugend sind's die Hoden, im Alter ist's die Prostata.

Urologieneulinge sind dankbar. Wenn sie die erste Scheu überwunden haben, fragen sie interessiert nach, lassen sich Tipps geben (weicher Fahrradsattel, keine zu engen Unterhosen) und nehmen auch eine schnelle Diagnose (man hat schließlich Erfahrung) dankbar an. Ich hatte sogar mal einen Erstpatienten, der nach einem Gespräch mit mir erleichtert das Wartezimmer und die Praxis verließ und sich die Untersuchung ersparte. Nicht, dass ich etwa stolz darauf bin, aber in seinem Alter auf benigne Prostatahyperplasie zu tippen, weil man sich wundert, dass man nachts mal zum Pinkeln aufstehen muss, das war denn doch zum Lachen. Ich erklärte ihm Aufbau und Funktion der Vorsteherdrüse und illustrierte das mit dem typischen Fingergriff: Zeigefinger der rechten Hand (der die Prostata spielt) krümmt sich um den ausgestreckten linken Zeigefinger (der die Harnröhre spielt) und hält ihn schön fest. Besser hätte es ihm auch der Arzt nicht erklären können. Und wahrscheinlich hätte er es nicht einmal versucht.

Dann gibt es natürlich auch die alten Hasen, die ihre PSA-Werte der letzten 20 Jahre auswendig aufsagen können. Mit denen findet eine Unterhaltung auf deutlich höherem Niveau statt. Pinkeltipps, Prostata ausschälen oder medizinisch klein halten und Lustiges, so wie Dieter Bohlens angeblicher Penisbruch als schwache Ausrede beginnender Impotenz.

Sex ist allerdings ein Thema, das man nicht sofort anschneidet, wenn man sich zum ersten Mal im Wartezimmer eines Urologen trifft. Die jedoch, die gleich zum Thema kommen, sind mit Vorsicht zu genießen. Wenn sie dann auch noch genüsslich Geschichten über operativ aus dem Rektum entfernten Tennisbällen erzählen, breche ich die Unterhaltung schnell ab.

Was man im Wartezimmer niemals machen sollte

- Schlecht über den Arzt reden. Denn wie blöd kann jemand sein, im Wartezimmer eines Arztes zu sitzen, den er für unfähig hält.
- Schlecht über Sprechstundenhilfen reden. Denn wenn eine von ihnen das spitz kriegt, hat man in dieser Praxis nichts mehr zu lachen. Ich sage nur Blutabnahme!
- Über die hässliche Einrichtung lästern. Bei Geschmacksfragen halte ich mich zurück. Natürlich sind die meisten Arztpraxen nicht gerade von Designern entworfen, aber das hat geschichtliche Gründe. Es soll hier nicht gemütlich oder gar heimelig wirken, eher bedrohlich, magisch oder wenigstens schlicht. Der Patient will diese Räume ebenso schnell wieder verlassen wie der Arzt. Das ist auch der Grund, dass es kaum Ärzte schaffen, von Montag bis Freitag durchgehend in ihren Praxen zu arbeiten.
- Über die alten, zerlesenen Magazine jammern. Man kommt nicht zum Lesen zum Arzt. Auf der anderen Seite merkt man durch die Auswahl der ausgelegten Zeitschriften sehr schnell, was der Herr Doktor für private Hobbys und Vorlieben hat. Man kennt die Augenärzte mit Reisemagazinen, Ökoheften

und Zeitschriften für alternatives Heilen. Urologen schwören auf Fotomagazine, Antiquitäten- und Finanztitel. Der gemeine HNO-Arzt legt Frauenmagazine und das ADAC-Heft aus. Frauenärzte – so wird mir versichert – bieten gerne Modezeitschriften und Diäthefte an. Zahnärzte sind eher auf politische Wochenmagazine spezialisiert, Internisten auf irgendwelche Reste, die sie von zu Hause mitbringen, Proktologen auf Esoterik, Orthopäden auf Sportzeitschriften und Hautärzte auf Magazine für Golfer.

- Dagegen dürfen das Gesundheitssystem und die Kassenärztliche Vereinigung kritisiert werden, durchaus mit harschen Worten – wobei der möglicherweise lauschende Arzt stets den Schluss ziehen sollte, man macht sich Sorgen, ob er in diesen Zeiten noch überleben kann. Ja, früher ...

Nur der Papst ist unfehlbar – Götter in Weiß nicht

Ich habe sehr früh gemerkt, dass es gut, um nicht zu sagen lebensrettend ist, seinen Ärzten auf die Finger zu sehen. Als 16-Jähriger ging ich zum Beispiel immer noch zu unserem Familienzahnarzt, eine Tradition, die ganze drei Generationen umfasste. Seine technische Ausstattung war sehr altmodisch, das heißt, der Bohrer arbeitete noch mit derselben Umdrehungszahl, mit der mein Plattenspieler Singles abspielte (45 Umdrehungen per Minute), und als Einlage bei einer Wurzelbehandlung verwendete er traditionell eine Arsenverbindung, so wie das damals üblich war. Damals? Mittelalter bis frühere Neuzeit, für Zahnärzte der fünfziger Jahre durchaus aktuell. Damit bläst man einer Wurzel wenigstens das Lebenslicht aus! Auch Amalgam war bei Füllungen das Mittel seiner Wahl, weil es sich am elegantesten verarbeiten ließ. Ich wusste in diesem Alter natürlich nicht, was zahntechnisch der neueste Stand war.

Eines Tages besuchte ich ihn, weil ein Backenzahn schmerzte. Er röntgte ihn. Auch das ging etwas anders vor sich, als man es heute gewöhnt ist. Doktor Rauscher nahm ein graues Plättchen, schob es in meinen Mund und drückte meinen Zeigefinger dagegen. »Festhalten und nicht bewegen.«

Dann presste er ein eiförmiges Gerät, das am Ende eines mittels vieler Gelenke schwenkbaren Arms hing, gegen meine Backe und betätigte den Auslöser. So wie ein Porträtfotograf des späten 19. Jahrhunderts. Es gab keine Bleischürzen, und er verließ auch den Raum dabei nicht, so wie es heute üblich ist – er war sich einfach sicher, dass diese Röntgenstrahlen ihm nichts anhaben konnten. Oder es interessierte ihn nicht. Er wurde übrigens 94 Jahre alt.

Dann verschwand er in der Dunkelkammer, tauchte ein paar Minuten später wieder auf und klemmte den entwickelten Film vor ein kleines, von hinten erleuchtetes Fenster am Behandlungsstuhl. Er war sehr stolz, dass er seine Patienten mit einbezog, denn er deutete auf die Aufnahme und sagte: »Sie haben …«, nein, er duzte mich natürlich, denn für einen 70-jährigen Hauszahnarzt war ich immer noch der kleine Bub, »… du hast einen ganz schönen Riss im Zahn! Kein Wunder, dass er weh tut. Möchte nur wissen, worauf du da gebissen hast. Egal, der muss raus!«

Das klang schlimm, aber was sollte man machen?

Während er die Extraktion vorbereitete, betrachtete ich das

durchleuchtete Abbild meines Zahns, und weil ich schon damals ein begeisterter Fotograf war und diesem Negativ quasi fachliches Interesse entgegenbrachte, nahm ich es vorsichtig aus der Halterung, um es genauer zu betrachten. Der helle Strich, der quer durch meinen Zahn lief, war nicht zu übersehen, doch als ich den Film umdrehte, stellte ich fest, dass es nur ein Kratzer auf der Beschichtung des Films war. Doktor Rauscher hatte schon die Spritze in der Hand, als ich ihm – mit einer seltsamen Mischung aus Stolz, Erleichterung und Entsetzen – den Film unter die Nase hielt. »Es ist nur ein Kratzer!«

Die Antwort, die mein Familienzahnarzt daraufhin gab, sorgte dafür, dass ich mir sofort einen anderen Zahnarzt suchte und seitdem eine vorsichtige Zurückhaltung gegen Zahnärzte an den Tag lege, auf keinen Fall mehr blauäugige Gutgläubigkeit. Das Urvertrauen war gebrochen.

Er sagte: »Da haben wir aber noch mal Glück gehabt!«

Der Arztplural

Warum Ärzte immer im Plural sprechen, wenn es um ihre Patienten, und immer im Singular, wenn es um sie selbst geht, um ihren stressigen Beruf und die ständig sinkenden Einnahmen, hat keinen grammatikalischen, sondern ausschließlich einen psychologischen Grund. Der Arzt im Krankenhaus sagt bei der Visite: »Na, wie geht es uns denn heute?«, weil er damit andeuten will, dass es ihm gutgeht und wir uns gefälligst auch so fühlen sollen – und ihm nicht etwa die gute Laune verderben.

Der Zahnarzt sagt: »Dann wollen wir uns mal den Übeltäter ansehen!«, wobei er keineswegs einen Blick in den Spiegel meint (es könnte ja sein, dass er mit etwas schlechtem Gewissen an seine letzte missglückte Wurzelbehandlung denkt), sondern den schmerzenden Zahn in meinem Mund.

»Wir versuchen es mal mit dem neuen Antihistamin«, sagt der Allergologe und schiebt einem eine Vertreterpackung Isluphantopolexiphen forte über den Schreibtisch – wobei wir automatisch und ungefragt Mitglied einer Wirksamkeitsstudie für dieses neue Medikament sind.

»Wir müssen Geduld haben«, sagt der Internist, wenn die Magenschmerzen immer noch nicht verschwunden sind. Manche Patienten verstehen diesen Ausspruch so, als ob der Arzt nervlich sehr angespannt wäre, weil er Tag und Nacht mit unseren Beschwerden mitleiden würde.

Medizinische Fehldiagnosen sind nichts Schockierendes. Sie sind so üblich wie eine falsche Benotung im Gymnasium, ein Messfehler beim Wasserwirtschaftsamt, ein Konstruktionsfehler bei einem Parkhochhaus oder eine Fehldosierung bei der Zubereitung eines Apfelkuchens – wobei ich einen versalzenen Apfelkuchen einem falsch eingegipsten Arm bei weitem vorziehe.

Fehler können jedem passieren, auch Zahnärzten, und im Nachhinein bin ich sogar froh, dass es mir vor vielen Jahren einmal passiert ist. Denn ich habe früh gelernt, dass selbst Mediziner fehlbar sind. Und das war lange vor der Diskussion um die Götter in Weiß.

Fehldiagnosen darf es geben, und vielleicht ist es nicht so schlimm, einen gesunden Zahn zu verlieren – aber wenn ich es verhindern kann, ist es mir schon lieber. Fehldiagnosen darf es nicht nur geben, es wird sie ständig geben. Hypochonder wissen das, wie ich glaube, besser als der Rest der Welt, denn Hypochonder wissen, dass Ärzte auch nur Menschen sind. Und damit also fehlbar. Was tut man, wenn man das weiß? Da gibt es drei Möglichkeiten: Zum einen, man wird Stoiker, zum anderen, man wird Hysteriker. (Zum dritten kommen wir später.) Beides sind interessante Weltsichten, aber nicht unbedingt zielführend. Der Stoiker nimmt alles, wie es kommt, akzeptiert sein Los und strebt Gelassenheit an. Er glaubt, es ist anstrengender, gegen das Schicksal aufzubegehren, als sich von ihm regieren zu lassen. Aber sind Ärzte Schicksale? Dabei glaubt er an kein höheres Wesen oder einen religiösen Zusammenhang – er ist einfach ein schlappes Faultier, das seine Lethargie hübsch mit Philosophie auskleidet. Buddhisten sind auch schicksalsergeben, aber sie glauben wenigstens (zu wissen), dass es im nächsten Leben bergauf geht, wenn es in diesem bergab geht. Verwechselt in diesem Leben ein Arzt bei einem Buddhisten einen Tumor mit einer harmlosen Hämorrhoide, dann weiß der Buddhist, dass dafür im nächsten Leben ein anderer Arzt zum Ausgleich eine schwer zu diagnostizierende Geschlechtskrankheit schon im Frühstadium erkennt, so dass sie noch behandelt werden kann und dem Patienten eine Rückenmarkserweichung erspart bleibt.

Die Frage ist jedoch: Was passiert mit dem ersten Arzt? Wenn er ein Buddhist war, wird er im nächsten Leben vielleicht ein Hypochonder, der immer nur an gelangweilte Ärzte gerät, die ihn für einen Hysteriker halten. War er kein Buddhist, kann man nur hoffen, dass ihm ein Kollege versichert, die Rückenschmerzen kämen vom langen Sitzen und seien kein Anzeichen von *Morbus Bechterev* – und sich irrt.

Falls Sie den Faden verloren haben, wir sind immer noch bei den Möglichkeiten, wie man mit Fehldiagnosen umgehen kann.

Die zweite Möglichkeit ist, darauf hysterisch zu reagieren.

Das hat ebenso wenig Effekt wie die geduldige Annahme des Schicksals, ist aber bei weitem anstrengender – für den Hysteriker wie für seine Umgebung. Die überdrehte Angst, hinter jeder Diagnose könnte eine viel schlimmere stecken, die der Arzt übersehen hat, kann auch nicht von der logischen Argumentation relativiert werden, dass dahinter auch eine viel harmlosere Diagnose stecken kann. Hysterie ist nicht zielführend, das weiß jeder Hysteriker, aber das hilft ihm nur wenig. Deswegen kann er seine Angstphantasie nicht aufgeben. Wenn Krankheiten so leicht geheilt werden könnten, würde es reichen, dem Asthmatiker zu empfehlen, einfach nicht mehr zu husten.

Grundsätzliches

Die Ausbildung zum Arzt ist orthodox und war es schon immer. Neuerungen haben immer Revoluzzer und Unangepasste durchgesetzt. Es ist heute nicht anders als im Mittelalter: Ziel der Medizinerausbildung ist es, den momentanen Zustand zu erhalten, zu betonieren. Das Medizinstudium ist anstrengend genug, da kann man nicht auch noch selbständiges Denken lernen. Früher befanden sich die jungen Ärzte im Klammergriff der alten, heutzutage ist auch noch die Pharmaindustrie dazugekommen. Die Tablettenproduzenten kümmern sich um die Weiterbildung der Ärzte, und nachdem die Naturheilkunde und alternative Medizin weder Lobby noch Geld haben, werden ihre Erfolge auch ignoriert. Allerdings stehen die Ärzte nicht allein mit diesem Dilemma da; jede Wissenschaft wehrt und wehrte sich vehement gegen Neuerungen, die Physik, die Chemie, die

Pharmazie, die Biologie, die Astronomie. Alle großen Namen waren irgendwann auch mal Dummköpfe und Verräter, wenigstens in den Augen ihrer Zeitgenossen – Sokrates, Isaac Newton, Albert Einstein, Antoine Lavoisier, Robert Koch, Ignaz Semmelweis. Letzterer soll als kleiner Ausflug in die Medizingeschichte herhalten, zeigt er doch sehr schön, wie sich die aktuelle Lehrmeinung gegen neues Wissen sträubt.

Ignaz Semmelweis arbeitete Mitte des 19. Jahrhunderts als Assistenzarzt auf einer Entbindungsstation in einem Wiener Krankenhaus. Damals starben noch viele Frauen im Wochenbett am gefürchteten Kindbettfieber, einer Krankheit, für die man keine Erklärung hatte. Bakterien, die diese Krankheit übertragen, waren damals noch unbekannt. Ausgerechnet auf seiner Station war die Sterberate besonders hoch, was den jungen Semmelweis verständlicherweise sehr schmerzte, aber er konnte sich keinen Reim darauf machen. Es sprach sich in der Klinik herum, dass diese Station besonders gefährdet war, und viele Frauen weigerten sich rundheraus, hier zu entbinden. Semmelweis fand schließlich den Grund für die hohe Rate an Kindbettfieber heraus: Auf seiner Station wurden die Frauen von Medizinstudenten versorgt, auf allen anderen von Schwestern. Die Studenten gingen von den Sektionsräumen, in denen sie an Kindbettfieber verstorbene Frauen obduziert hatten, direkt zu den frisch Entbundenen und untersuchten sie – ohne sich vorher die Hände zu waschen. Semmelweis führte eine Hygienevorschrift ein, und nachdem sich die Studenten zwischendurch die Hände desinfiziert hatten, sank die Sterberate drastisch. Trotz des offensichtlichen Erfolgs wurde seine Entdeckung von seinen Kollegen lange nicht anerkannt – weil viele Ärzte einfach nicht glauben wollten, dass sie selbst die Überträger der Krankheit waren.

Die Geschichte der Medizin ist eine der Irrungen und Wirrungen, und das wäre nicht so schlimm, wenn es uns nicht alle hautnah beträfe. Da könnte man wirklich zum Hypochonder werden, oder wenigstens zum Terroristen. Wie lange dauert es denn, bis eine neue Erkenntnis die alte (falsche) Lehrmeinung vertrieben hat? Erschrecken Sie nicht: im statistischen Mittel ganze drei Generationen. Die erste Generation lehnt den neuen Gedanken noch vehement ab (etwa Zitronen gegen Skorbut oder Händewaschen gegen Kindbettfieber), der junge Arzt arbeitet trotzdem mit seiner Methode und überzeugt wenigstens ein paar Patienten. Wenn er Glück hat, wird seine neue Methode noch zu Lebzeiten anerkannt, das heißt aber nicht, dass sie auch gleich gelehrt wird! Das passiert erst in der nächsten Generation, und erst in der übernächsten Generation arbeiten die so ausgebildeten Ärzte mit der neuen Methode. Das kann schon mal 80 bis 90 Jahre dauern.

Demolieren Hypochonder das Gesundheitssystem?

Der Hypochonder rückt im Zuge der Sanierung unseres Gesundheitssystems neuerdings vermehrt ins Blickfeld. Man weiß, dass die Anzahl der Arztbesuche die Lebenserwartung nicht steigert.

So haben die Französinnen eine Lebenserwartung von 83 Jahren, obwohl sie statistisch 1,3-mal weniger zum Arzt gehen als die Österreicherinnen, die sich mit einer Lebenserwartung von 81 Jahren begnügen müssen. Die Schwedinnen gar werden statistisch 82 – also ein Jahr älter als die Österreicherinnen, obwohl (oder gerade weil) sie den Arzt viermal seltener im Jahr besuchen. Kollektiv depressive Nationen wie die Deutschen bringen es bei einem Drittel mehr Arztbesuchen auf genau die gleiche Lebenserwartung wie die Österreicherinnen. Übrigens: Am ältesten in Europa werden mit je 86 Jahren die Bewohnerinnen von Andorra und San Marino – wo eine geringe Arztdichte herrscht.

Das Verhältnis der Patienten zur Medizin ist von einem paradoxen Missverhältnis gekennzeichnet: Die einen kommen zu oft, die anderen zu spät. So kennen zum Beispiel die meisten Laien die Zeichen eines Herzinfarkts, dennoch wartet die Hälfte aller Patienten mit typischen Symptomen viel zu lange, bis sie den Notarzt rufen. Auf der anderen Seite bevölkern die Menschen die Praxen wegen Lappalien.

Hypochonder sind misstrauisch, weil sie viel wissen

Misstrauen ist heutzutage nicht unbedingt falsch, gesundes Misstrauen jedenfalls. Und es bedarf eines gesunden Misstrauens, wenn man gesund werden will. Hypochonder lesen so viel wie fortbildungsbeflissene Ärzte, sie trauen nur Studien, die sie selbst gefälscht haben, und holen sich mit Vorliebe eine zweite oder dritte Meinung ein.

Wissen ist die beste Medizin, und eigentlich wären Hypochonder da in einer beneidenswerten Situation, denn sie wissen nach den Ärzten wahrscheinlich am besten über Krankheiten,

Symptome und Therapien Bescheid. Aber leider machen sie sich zu viele Gedanken, selbst krank zu sein.

Ansonsten wäre der Wissensstand eines Hypochonders für einen normalen Patienten erstrebenswert. Denn die wenigsten Menschen können abschätzen, welche Therapie oder Untersuchung für sie sinnvoll ist und welche nicht. Es ist also der mündige Patient gefragt. In britischen Krankenhäusern schätzt man diesen Typus übrigens sehr (im Gegensatz zu uns), man erwartet sogar, dass sich der Patient vor dem Arztbesuch Gedanken zu seiner Erkrankung gemacht hat, im Internet recherchiert und ein paar typische Symptomfragen vorher abgeklärt hat.

Nur informierte Patienten können das ständig an der Pleite entlangschrammende Gesundheitssystem retten. Viel Geld wird heutzutage verschwendet, weil sich Menschen medizinische Leistungen aufdrängen ließen, die kaum einen Nutzen bringen. Zuzahlungen und Selbstbeteiligungen helfen da nicht weiter – wir brauchen mündige Patienten und ehrliche Informationen der Ärzte. Und wir müssen uns von unserer Reparaturmentalität verabschieden: Die meisten unserer Gebrechen können wir selbst in den Griff bekommen, durch Gewichtskontrolle, Bewegung, ausgewogene Ernährung und den richtigen Umgang mit Stress. Und nachdem wir alle in einem medizinischen Netz sind – die Politik, die Kassen, die Patienten, die Ärzte, die Apotheker und die Pharmaindustrie –, müssen wir alle dazu beitragen, die Medizin wieder zu dem zu machen, was sie einmal war: eine Möglichkeit, um kranken Menschen zu helfen. Der Fehler steckt im System: Die Medizin kommerzialisiert sich. Doch Hippokrates darf kein Händler werden, er muss ein Heiler bleiben.

Der Patienten-TÜV

85 Prozent der Deutschen finden die Idee eines Ärzte-TÜVs gut, aber eine Qualitätskontrolle im medizinischen Dienst ist noch schwerer als eine im Bundestag. Deshalb sollte man eher auf die Patienten setzen. Viel wirkungsvoller wäre ein Patienten-TÜV, und da würden Hypochonder wahrscheinlich sehr gut abschneiden. Nur aufgeklärte Patienten können auch eine Qualitätskontrolle beim Arzt durchführen und mit Nachdruck auch einmal nein sagen.

Theorie und Zuzahlungspraxis

Manche Untersuchungen werden nur gemacht, »weil es sie eben gibt«, und manche medizinischen Geräte werden nur deshalb eingesetzt, weil man sie schnellstens abzahlen muss. Der Arzt ist zum Unternehmer geworden – mit dem neuen Gesundheitssystem, den Punktetabellen und der Deckelung muss er sich nach neuen, zusätzlichen Einnahmequellen umsehen. Wer als Patient in den Genuss von »Individuellen Gesundheitsleistungen« – abgekürzt IGeL, eine stachelige Sache – kommen möchte, muss ins eigene Portemonnaie greifen. Ob Augeninnendruckmessung, Zusatzuntersuchungen während der Schwangerschaft, Feststellung der Knochendichte oder reisemedizinische Beratung – immer häufiger bieten Ärzte einen ganzen Katalog an zusätzlichen Beratungen und Präventionsmaßnahmen, Diagnose- und Behandlungsmethoden an, die nicht zu den Leistungen der gesetzlichen Krankenkassen gehören.

Um beurteilen zu können, welche der angebotenen Leistungen sinnvoll sind, sollten wir uns den Nutzen für unsere Gesundheit in jedem Fall ausführlich vom Arzt erklären lassen. Im Zweifel kann man seine Krankenkasse oder eine Patientenberatungsstelle um Rat fragen. Was sich im Einzelnen hinter den individuellen Gesundheitsleistungen verbirgt und was vor ihrer Inanspruchnahme beachtet werden sollte, hat die Verbraucherzentrale anschaulich in der kleinen Broschüre »Patiententipps zu IGeL-Leistungen« zusammengestellt. Die mehrseitige Information gibt es in den Beratungsstellen der Verbraucherzentralen oder im Internet. http://www.verbraucherzentrale-sachsen.de/Gesundheit+Pflege/Ärzte.

Früher war Bargeld in der Arztpraxis tabu. Heute ist es höchst erwünscht. Nach der Einführung der 10-Euro-Quartalsspende sind die letzten Dämme gebrochen. Die individuellen Gesundheitsleistungen machen in manchen Praxen schon bis zu 60 Prozent der Einnahmen aus. Die Fachärzte haben eine neue Gelddruckmaschine gefunden. In ganz schicken Praxen läuft im Wartezimmer ein Endlosvideo, in dem alle Zusatzleistungen in Farbe und Stereo erklärt werden – und natürlich wird auch auf ihre unbedingte Notwendigkeit hingewiesen. Die Atmosphäre ist etwa so wie im Baumarkt, wenn neue Laminierungsmaschinen oder Heißklebepistolen vorgestellt werden. »Zugreifen! Das hat Ihnen doch gerade noch gefehlt – und heute sogar im Sonderangebot!«

Wahrscheinlich muss man tatsächlich nicht mehr allzu lange warten, bis die Schnäppchennummer auch die Praxen erreicht hat. »Drei in Einem: Zahnsteinentfernung, Salzspülung und ein

Inlay nach Wunsch – zum Aktions-Frühlingspreis! Da freuen sich die Zähne und der Geldbeutel!«

Ach, ich sehe schon die Reklametafeln voll von solchen Sonderangeboten, wenn erst mal das Verbot von Eigenwerbung für Ärzte aufgehoben worden ist.

IGeL nehmen rasant zu. Allein von 2001 bis 2004 verdreifachte sich das Angebot der kostenpflichtigen Zusatzangebote. Hypochonder sind für solche Angebote äußerst empfänglich, vor allem, wenn sie ihnen so angeboten werden, wie ich es in einer Münchner Dermatologie-Praxis beobachten durfte. Von einem Hautarzt durfte man bei dieser prächtigen Wellness-Oase eigentlich nicht mehr sprechen, es gab Angebote für Hautabschleifung, Botoxbehandlung, Lasertherapie und »Verjüngungstechniken rund ums Auge«. Die Patienten passten dazu, allesamt ältere Damen mit dem Auftreten, das man sonst nur in Schönheitssalons antrifft.

Neben mir stand eine etwas deplaziert wirkende ältere Frau, die sich nach einer Hautuntersuchung erkundigte. Sie hätte gerne, dass »der Herr Doktor sich ein paar Hautverfärbungen ansieht«.

Die Empfangsdame hatte die Ausstrahlung von Paris Hilton und lächelte eisig.

»Der Herr Doktor sieht sich das natürlich gerne an. Aber die Kasse zahlt ja leider nur die Inaugenscheinnahme ohne Lupe – und das ist ja ab-so-lute Steinzeit! Da sieht man so gut wie nichts.«

»Warum macht man es denn dann?«, fragte die Patientin, eine, wie ich fand, sehr vernünftige Frage.

Die Empfangsdame ignorierte die Frage und sagte nur: »Mit Lupe macht das eine Zuzahlung von 40 Euro.«

Ich weiß nicht, wie sich die Frau entschieden hat. Ich jedenfalls ging wieder, weil ich – auf Anregung meiner Frau – eben das bei zwei seltsamen Flecken auf meiner Brust hatte vornehmen lassen wollen. Ich ging zu einem anderen Hautarzt (der diesen Namen tatsächlich verdient), der sah sich die beiden Flecke mit Lupe und ohne Zuzahlung an und sagte: »Is nix.«

Das war zwar nicht sehr charmant, aber ich glaubte ihm trotzdem.

In der ärztlichen Berufsordnung steht explizit: Der ärztliche Beruf ist kein Gewerbe. Kommerz und Hippokratischer Eid vertragen sich nicht besonders miteinander.

Der **Hippokratische Eid** wird heute nicht mehr geleistet, doch der Geist sollte gewahrt bleiben. Die Übersetzung aus dem Altgriechischen lautet:

Ich schwöre und rufe Apollon, den Arzt, und Asklepios und Hygeia und Panakeia und alle Götter und Göttinnen zu Zeugen an, dass ich diesen Eid und diesen Vertrag nach meiner Fähigkeit und nach meiner Einsicht erfüllen werde.

Ich werde den, der mich diese Kunst gelehrt hat, gleich meinen Eltern achten, ihn an meinem Unterricht teilnehmen lassen, ihm, wenn er in Not gerät, von dem Meinigen abgeben, seine Nachkommen gleich meinen Brüdern halten und sie diese Kunst lehren, wenn sie sie zu lernen verlangen, ohne Entgelt und Vertrag. Und ich werde an Vorschriften, Vorlesungen und aller übrigen Unterweisung meine Söhne und die meines Lehrers und die vertraglich verpflichteten und nach der ärztlichen Sitte vereidigten Schüler teilnehmen lassen, sonst aber niemanden.

Ärztliche Verordnungen werde ich treffen zum Nutzen der Kranken nach meiner Fähigkeit und meinem Urteil, hüten aber werde ich mich davor, sie zum Schaden und in unrechter Weise anzuwenden.

Auch werde ich niemandem ein tödliches Gift geben, auch nicht, wenn ich darum gebeten werde, und ich werde auch niemanden dabei beraten; auch werde ich keiner Frau ein Abtreibungsmittel geben.

Rein und fromm werde ich mein Leben und meine Kunst bewahren.

Ich werde nicht schneiden, sogar Steinleidende nicht, sondern werde das den Männern überlassen, die dieses Handwerk ausüben.

In alle Häuser, in die ich komme, werde ich zum Nutzen der Kranken hineingehen, frei von jedem bewussten Unrecht und jeder Übeltat, besonders von jedem geschlechtlichen Missbrauch an Frauen und Männern, Freien und Sklaven.

Was ich bei der Behandlung oder auch außerhalb meiner Praxis im Umgang mit Menschen sehe und höre, das man nicht weiterreden darf, werde ich verschweigen und als Geheimnis bewahren.

Wenn ich diesen Eid erfülle und nicht breche, so sei mir beschieden, in meinem Leben und in meiner Kunst voranzukommen, indem ich Ansehen bei allen Menschen für alle Zeit gewinne; wenn ich ihn aber übertrete und breche, so geschehe mir das Gegenteil.

Seit 1948 hat die Genfer Deklaration des Weltärztebundes den alten Text ersetzt:

Ich gelobe feierlich, mein Leben in den Dienst der Menschlichkeit zu stellen.

Ich werde meinen Lehrern die Achtung und Dankbarkeit erweisen, die ihnen gebührt.

Ich werde meinen Beruf mit Gewissenhaftigkeit und Würde ausüben.

Die Gesundheit meines Patienten soll oberstes Gebot meines Handelns sein.

Ich werde die mir anvertrauten Geheimnisse auch über den Tod des Patienten hinaus wahren.

Ich werde mit allen meinen Kräften die Ehre und die edle Überlieferung des ärztlichen Berufes aufrechterhalten.

Meine Kolleginnen und Kollegen sollen meine Schwestern und Brüder sein.

Ich werde mich in meinen ärztlichen Pflichten meinem Patienten gegenüber nicht beeinflussen lassen durch Alter, Krankheit oder Behinderung, Konfession, ethnische Herkunft, Geschlecht, Staatsangehörigkeit, politische Zugehörigkeit, Rasse, sexuelle Orientierung oder soziale Stellung.

Ich werde jedem Menschenleben von seinem Beginn an Ehrfurcht entgegenbringen und selbst unter Bedrohung meine ärztliche Kunst nicht in Widerspruch zu den Geboten der Menschlichkeit anwenden.

Dies alles verspreche ich feierlich, frei und auf meine Ehre.

Aber seit es bei den Ärzten nicht mehr so locker in der Kasse klingelt, boomen die Angebote. Es gibt sogar Firmen, die Ärzten beibringen, wie man den IGeL-Nebenverdienst professionell einstreicht. Inzwischen bieten Ärzte sogar Nahrungszusätze und

Kosmetika an, hormonhaltige Gels für schlappe Männer und eine Geburts-DVD für werdende Mütter. Inzwischen gibt es gar IGeL-Workshops und das Berufsbild der »IGeL-Praxis-Managerin« für den Selbstzahlermarkt in Arztpraxen. Damit gutmütige Arzthelferinnen kein schlechtes Gewissen bekommen, wenn sie den Patienten überflüssige Untersuchungen oder Vitaminspritzen anbieten, werden sie am IGeL-Umsatz beteiligt. Schließlich haben sie ja auch keinen Hippokratischen Eid geleistet.

Wenn man die Zahnärzte mal beiseitelässt, bei denen IGeL meist sinnvoll sind, stehen ganz oben auf der Liste der Zuzahlungsprofis die Gynäkologen und Augenärzte, gefolgt von Urologen, Orthopäden und Hautärzten. Man kann eine Knochendichtemessung machen lassen, eine Augeninnendruckmessung und eine Bestimmung des Hormonspiegels. Alles für sich genommen oft vernünftige Messungen, aber nicht für jeden und in jedem Alter. Muss man alles messen, was man messen kann? Nein. Deswegen sollte man sich selbst informieren oder mit einem vernünftigen Hausarzt gesegnet sein, der einem erzählt, was sinnvoll ist und was nicht. Danke übrigens, Doktor G.

Zahnärzte, Krampfaderoperateure und Schönheitschirurgen sind inzwischen einer osteuropäischen Bedrohung ausgesetzt. In Tschechien, Polen und Ungarn bietet man Komplettferien mit Vollpension, Zahnsanierung und Brustvergrößerung an. Trotzdem würde ich meinem Zahnarzt niemals untreu werden, und wenn man mir noch so günstige Alternativen (nicht einmal für eine kostenlose Penisvergrößerung als Bonus) böte. Ich glaube, da sind sich alle Hypochonder einig: Bei der Gesundheit hat das Wort »kostengünstig« nichts verloren. Die meisten von uns haben sowieso sämtliche Zusatzversicherungen abgeschlossen, die im Angebot sind.

Hypochonder auf Reisen

»Ein richtiger Hypochonder begleitet seinen Arzt in den Urlaub.«

GERHARD UHLENBRUCK

Ernst kenne ich schon seit der Schulzeit. Er war schon damals ein begabter Rhetoriker und erfreute die Klasse mit Referaten über »Drogen – Lust und Last über die Jahrtausende« und »Die medizinischen Hintergründe von Marcel Prousts *Auf der Suche nach der verlorenen Zeit*«. Das waren die goldenen 60er Jahre, in denen man solche Themen noch frei wählen konnte. Es waren die spannendsten, verquersten und informativsten Vorträge, an die ich mich überhaupt erinnern kann. Ich hielt im Vergleich dazu ein eher braves Referat über das Thema: Der Prinz von Homburg – war sein Vater Übermensch oder Unmensch?

Ich traf Ernst vor kurzem in einem Café, und er erzählte mir, dass er gerade zum dritten Mal seinen Beruf gewechselt hatte. Aus moralischen Gründen. Er hatte zuletzt in einem Reisebüro gearbeitet.

»Verstehe ich gut«, sagte ich. »Ökologisch sehr fragwürdig, diese Fernreisen. Und außerdem: Wieso muss denn jeder unbedingt zweimal im Jahr verreisen? Aus Langeweile? Oder hält man es zu Hause nicht mehr aus? Reisen als Flucht vor dem unbefriedigten Ich? Dabei nimmt man sich selber doch immer mit!«

Ernst winkte ab.

»Hör mir auf mit dem Ökologiequatsch und dieser Psycholeier. Kann ich schon lange nicht mehr hören. Reisen ist einfach gesundheitsschädlich.«

Ich horchte auf. Sollte sich Ernst inzwischen in die Phalanx der Hypochonder eingereiht und ein Orchideenfach wie Reise-Hypochondrie besetzt haben? Ich fragte nach.

»Hypochonder, ausgerechnet ich?! Im Gegenteil ...«

Ich dachte kurz nach, wie wohl das Gegenteil eines Hypochonders aussehen könnte? Dieter Bohlen? Horst Seehofer? Oder vielleicht Ursula von der Leyen?

»... ich weiß einfach zu viel. Wenn man sich in internationaler Touristik auskennt, hat man in das Auge der Hölle gesehen. Unter uns: Tourismus ist die Pest des 21. Jahrhunderts!«

»Glaube ich gerne. Schon weil diese ganzen Ansteckungskrankheiten rund um den Globus transportiert werden, SARS und die Schweinegrippe ...«

»Korrekt. Aber damit ist es nicht getan. Jede Menge Insekten werden zu uns eingeschleppt, die es von selbst aus ihrer Heimat bis hierher niemals geschafft hätten – Hakenwürmer, Tsetsefliegen und Giftspinnen. Dazu Bakterien und Viren, die unser Immunsystem überhaupt nicht kennt. So sieht es aus!«

Ich versicherte ihm, dass ich es sehr anständig fand, dass er aus solchen Gründen seinen Beruf gewechselt hatte.

»Ganz so war es auch nicht. Ich wurde ... also, es wurde mir nahegelegt zu kündigen. Ich würde angeblich Kunden abschrecken.« Ernst lachte bitter. »Dabei habe ich nur meiner Informationspflicht genügt. Kann schließlich niemandem eine Reise nach Ghana verkaufen, ohne ihn darauf hinzuweisen, dass man sich dort Bilharziose, Hepatitis A und B, Typhus, Diphtherie, Meningitis, Bakterienruhr, Amöbenruhr, Lambliasis, Malaria,

Gelbfieber und jede Menge Wurmerkrankungen holen kann, sogar Dengue-Fieber. Letzteres holt man sich übrigens auch locker auf Kuba. Mann, in Havanna waren ganze Stadtteile unter Quarantäne. Hat hier niemand was davon gehört!«

Ich war platt.

»Oder Ebola! Hast du gewusst, dass diese Scheißkrankheit zu 90 Prozent tödlich verläuft? Keine Therapie in Sicht. Und man hat den Ebola-Erreger inzwischen in ganz Afrika gefunden. Das muss ich jemandem, der in den Kongo reisen will, doch sagen!«

»Klar.«

»Reisen ist höchst gefährlich. Das habe ich in diesem Reisebüro gelernt. Einigermaßen sicher sind höchstens Liechtenstein und Österreich.«

Als ich Ernst fragte, wie er selbst es mit dem Reisen hielt, bekam ich einen Grundkurs in Reisevorbereitung. Seiner Meinung nach sollte man eine Fernreise, selbst wenn sie in ein Fünf-Sterne-Hotel europäischen Standards führt, so sorgfältig vorbereiten wie eine Expedition zu den letzten weißen Flecken am Amazonas. Zuallererst zum Zahnarzt. Alle Plomben nachsehen, komplett röntgen, Zahntaschen auskratzen, Zähne versiegeln. Schlechte Plomben, unter denen sich Lufteinschlüsse befinden, oder gar schlampige Wurzelfüllungen konnten im Flugzeug bei plötzlichem Druckabfall explodieren wie Handgranaten. Ich möchte Ihnen keine Angst machen, ich gebe nur seine dringende Warnung wider. Dann natürlich der ganze Papierkram: Krankenkasse, Reiseversicherung, Rückholversicherung, Zusatzversicherungen bei Risikosportarten und Extremtouren. Ersatzbrillen für Brillenträger. Adressen von deutschsprachigen Ärzten im Urlaubsland, empfohlene Kliniken und ein Wörterbuch mit allen möglichen medizinischen Fachbegriffen. Stellen Sie sich nur vor, Sie bekommen auf einer indonesischen Insel eine Blasenentzündung – da werden Sie mit Zeichensprache nicht weit kommen.

Und dann die Impfungen! Tetanus wird sogar schon in Italien empfohlen, in Bolivien sollten es dazu noch Diphtherie, Hepatitis A, Typhus und Malaria sein, dazu Tollwut, Masern und Gelbfieber. Und Sie sollten daran denken, keine Eiswürfel in den Drinks, kein nicht abgekochtes Trinkwasser – überhaupt nichts essen, was nicht selbst geschält oder gekocht ist. Na prima! Nach fünf Minuten war Südamerika aus meiner langfristigen Reiseplanung verschwunden, zwei Minuten später Afrika, und auch mein Interesse an Asien ließ im Laufe der Unterhaltung stark nach.

»Und das sind nur die Krankheiten, die offiziell bekannt sind, das heißt, die sie …«, er ließ seine Hände ein verwegenes Verschwörungsgeflatter in die Luft malen (wer immer SIE auch sein sollten!), »… offiziell zugeben. Dabei weiß doch jeder, dass du viel mehr kriegen kannst: Ruhr und Cholera und weiß der Geier, was noch! Aber das ist ja noch nicht alles. Das Schlimmste ist das Ungeziefer! Moskitos! Übertragen Dengue- und Gelbfieber, Malaria, Schlafkrankheit und die Japanische Enzephalitis, und noch dazu tun die Stiche höllisch weh. Also, wer dahin fährt, wo er nur unter Moskitonetzen sicher ist, hat einen an der Waffel! Dann die ganzen Scheißwürmer …«

Ernst redete sich in Rage. Ich war sehr beeindruckt.

»… Bandwürmer, Hakenwürmer, Spulwürmer, Maden – einfach ekelhaft! Zecken! Gibt es sogar in Bayern, wieso nicht sonst wo? FSME und Borreliose kriegst du von den Blutsaugern und Chagas von Raubwanzen, dazu all die Killerbienen und Wespen in den Weißbiergläsern …«

Er holte erschöpft Atem. Ich hätte ihm nach dieser Vorstellung auch keine Reise abgekauft.

»Schlangen«, sagte ich.

»Was?«

»Es gibt doch auch giftige Schlangen.«

»Jaja, natürlich, das ganze größere Viehzeug ... geschenkt! Sind die kleinen schon so grässlich. Also gut, es gibt Gift- und Würgeschlangen, Skorpione, Pfeilgiftfrösche, Schwarze Witwen, Feuerquallen und Petermännchen, Stachelmakrelen und die Killer: Rochen, Haie, Löwen, Tiger und der ganze Kram.« Er schüttelte sich. »Dabei kann Sonnenbaden genauso gefährlich sein wie Tauchen – es ist zum Verzweifeln!«

Ich verabschiedete mich und ging nachdenklich nach Hause. Vielleicht war es wirklich keine schlechte Idee, den nächsten Urlaub mal in Liechtenstein zu verbringen. Müsste nach der letzten Schwarzgeldaffäre touristisch ziemlich unterbelegt sein. Ich beschloss, Argumente für einen Urlaub im europäischen Herzland zu sammeln. Für meine Frau. Sie ist seltsamerweise weder von Feuerquallen (denen ist sie schon im Mittelmeer vor Elba begegnet) noch von Palmenvipern (»Einfach feste Schuhe anziehen!«) zu beeindrucken. Ich glaube, ihr Interesse an Schuhgeschäften und Strandcafés ist stärker als jede Angst. Aber es gibt auch in Liechtenstein Schuhgeschäfte.

Reiseapotheke eines Hypochonders (besser gesagt: eines vorausblickenden und vorsichtigen Reisenden)

- Gips, Pflaster in allen Größen (der Einfachheit halber nimmt man das komplette Verbandset des Erste-Hilfe-Kastens aus dem Auto), Scheren, Mullbinden, Sprühverband, Kompressen,

Dentalnadeln, Einmalhandschuhe, Skalpell, Spritzen, Alkohol, Klammern, Äther, Nähzeug.

- An Medikamenten natürlich alles, was man gerade sowieso schluckt, dazu unbedingt Abführmittel und Mittel gegen Durchfall (Kohle!), Antibiotika, Schlaf- und Beruhigungsmittel, Medikamente gegen Erbrechen, Reisekrankheit und Kopfschmerzen (in englischen und amerikanischen Drogerien gibt es herrliche rezeptfreie Mischungen, die die stärksten Schmerzmittel mit Vitaminen und Koffein kombinieren!), Augentropfen, Baldrian, Buscopan, alle möglichen Vitamine und Spurenelemente, Paracetamol, Diclofenac, Ibuprofen und Heparin, Stützstrümpfe und Warzenpflaster, Kältepacks und Hustenlöser, Soventol und Mückenschutz, Sonnencreme mit dem höchsten Faktor und Aftersun-Präparate, Zugsalben, Schleimlöser und jede Menge Sicherheitsnadeln.

Obwohl ich mich so gut vorbereitet hatte, wurde die Unterhaltung schwierig. Ich hatte sie auf den nächsten Morgen verlegt, weil ich dachte, meine Frau wäre beim Frühstück noch nicht so schlagfertig. Es gab ein neues Müsli: Erdmandelflocken und Amaranth, mit Erdbeeren und Sojajoghurt, gar nicht mal sooo schlecht.

»Ich fahre am Freitag nach Hamburg«, sagte ich. »Hab eine Verabredung bei dieser Hypochonderklinik, du weißt schon.«

»Hamburg!«, sagte meine Frau. »Das wäre schön – endlich mal wieder wegfahren. Alsterpromenade, Fischmarkt, Speicherstadt und die Deichtorhallen. Wir hatten dieses Jahr noch keinen Urlaub.«

»Wo soll man auch hinfahren? Afrika ist ein einziger Ansteckungsherd, in die USA fliege ich nicht mehr, weil ich keine Fingerabdrücke abgeben will, auch wenn der neue Präsident ein noch so netter Kerl ist. Asien ist eine riesige Umweltbedrohung – Gift, Smog und Tsunamis, und Australien? Der Hautkrebskontinent! Nein danke. Außerdem sind Fernreisen Ökosünden. Bei jedem Flug nach Kapstadt schmelze ich indirekt fünf Kubikmeter Polareis. Wenn das jeder macht? Dann würde sogar dein Urlaub ins Wasser fallen, buchstäblich. Alle europäischen Küsten wären überflutet, und von Hamburg würde vielleicht noch die Spitze vom Michel aus dem Wasser ragen.«

»Wie wäre es mit Tirol?«, sagte meine Frau mit einer erstaunlich milden Stimme.

»Tirol! Das ist doch was für alte Leute«, sagte ich.

Ihre Antwort bestand nur aus einem Blick. Aber der war so gemein, wie ihn eigentlich nur ausgebildete Bühnenschauspieler hinkriegen. Meine Frau nahm mich anscheinend nicht ganz ernst.

»Das kommt nur davon, weil du dieses Hypochonderbuch schreibst. Du steigerst dich doch bei allen Büchern so rein. Denk nur an das Diätbuch!«

»Was soll das heißen? Das nennt man Recherche. Und du benutzt die Fettwaage doch inzwischen auch.«

Sie verdrehte die Augen. Ich erzählte ihr, was Ernst empfohlen hatte.

»Wir fahren ganz bestimmt nicht nach Liechtenstein, nicht mal, wenn dieser Kleinstaat mit Schuhgeschäften gepflastert wäre.«

»Dann eben doch Österreich.«

»Nach Österreich fährt man mal übers Wochenende, aber man macht dort keine Ferien. Ich will ans Meer. Ich will tauchen. Wie wär's denn mit Australien?«

»Was soll ich denn da? Ein ganzer Kontinent, innen verwüstet mit einem kleinen roten Felsen, zu dem alle hinpilgern, um sich dort den Sonnenuntergang anzusehen! Und sonst? Dosenbier und fettes Grillfleisch!«

»Und das Great Barrier Reef! Man kann dort wunderbar schnorcheln. Du kannst dich ja an den Strand legen und sonnenbaden.«

Ha! Sonnenbaden! Als ob ein Hypochonder, sogar ein kleiner, nicht genau wüsste, wie schädlich das ist. Seit ich diese schrecklichen Bilder von mit Hautkrebs überzogenen Australiern gesehen habe, kriegt mich kein Mensch mehr in die pralle Sonne. Obwohl die Sonne bei bedecktem Himmel ja viel gefährlicher ist, man unterschätzt sie so leichter.

Fakt ist, dass man kaum noch einen Platz auf dieser Erde findet, an dem man Urlaub machen kann. In Japan droht Quecksilbervergiftung, vor der russischen Nordküste liegen Atom-U-Boote in der Tiefe und rosten langsam vor sich hin, in Indonesien grassiert die Vogelgrippe, obwohl alle öffentlichen Stellen versichern, sie hätten das Problem im Griff. Doch das ist das Allerschlimmste, wenn offizielle Stellen etwas im Griff haben wollen, das ist für einen Hypochonder schon das Eingeständnis, dass hier der Tod lauert. Die Tsetsefliegen kommen schon bis Norwegen, in Bayern und Österreich lauert Gehirnhautentzündung durch Zeckenbiss. Wobei die Impfung fast noch gefährlicher als eine Zecke ist, denn schließlich ist es ja das Wesen einer Impfung, einen gesunden Menschen mit einem Erreger zu infizieren ...«

»Lass es gut sein«, sagte meine Frau mit matter Stimme.

»Wie bitte?«

»Hör auf. Ich bin zwar nicht überzeugt, aber was ich brauche, ist Urlaub und keine Nachhilfestunde in Katastrophenkunde.«

Wir beschlossen, das Thema auf einen späteren Zeitpunkt zu verschieben. Wahrscheinlich dachte meine Frau, wenn ich als nächstes Buch eines über die Aborigines und das Geheimnis des Ayers Rock schreiben würde, wäre die Argumentation leichter.

Heilung vom »Gedankenkrebs«

Freitag früh fuhr ich los. Jetzt waren die »richtigen« Hypochonder dran. Bisher war dieser Ausflug in den Kosmos der Krankheitsfühligen hauptsächlich befremdlich und skurril gewesen, oft auch unterhaltsam und sogar erheiternd. Die stärkste Reaktion, die diese Hypos bisher bei mir ausgelöst hatten, war leichtes Kopfschütteln. Jetzt sollte es anders werden. Stufe zwei – die Hardcore-Hypochonder.

Ich hatte mich bei der schleswig-holsteinischen *Medizinisch-Psychosomatischen Klinik Bad Bramstedt* angemeldet, einer Klinik mit einem speziellen Behandlungsschwerpunkt für Hypochondrie. Hier trifft man keine Karens, Hermanns, Lissis und Tims, hier hoffen jährlich bis zu 150 (echte!) Hypochonder auf eine Erlösung vom »Gedankenkrebs«. Hier hat Hypochondrie ihren Witz und Charme verloren, hier sind Menschen in Behandlung, die so stark unter der Krankheit leiden, dass sie kaum noch in der Lage sind, ihren Alltag zu bewältigen. Hier kann man Menschen treffen, die sich den Wecker stellen, um mitten in der Nacht aufzuwachen und sich zu versichern, dass sie noch atmen. Menschen, die sich ein paar hundert Mal am Tag auf den Brustkorb schlagen, weil sie Angst haben, ihr Herz würde aussetzen. Hier kennt jeder seinen Pschyrembel auswendig, lässt

Ärzte verzweifeln und die Angehörigen noch dazu. Hier werden kleine Hypochonder wie ich demütig. Das dachte ich jedenfalls, nachdem ich den Prospekt der Klinik gelesen hatte.

Medizinisch untersucht werden die Hypochonder hier nicht mehr. Hier trifft man die angesichts ihrer zahlreichen Arztbesuche am besten untersuchten Patienten überhaupt. Die meisten der Patienten sind seit Jahren professionelle *Doc-Hopper*. Unsereiner geht in guten Jahren vielleicht 20-mal im Jahr zum Arzt, bei den Patienten in Bad Bramstedt können es leicht 100 Besuche pro Jahr werden.

Die Station 6 hat ein Dutzend Betten und ist immer gut belegt. Etwa sechs Wochen dauert der klinische Aufenthalt. Zwei Ärzte, drei Psychologen und eine Krankenschwester kümmern sich rund um die Uhr um die Patienten.

Viel mehr wusste ich nicht, als ich durch die Wäldchen nördlich von Hamburg steuerte, vorbei an Bad Segeberg, wo heute noch eine sehr spezielle Form der Hypochondrie bedient wird: die Cowboy-und-Indianer-Epidemie nämlich, die ihre Patienten zu den jährlich stattfindenden Karl-May-Festspielen versammelt. Leider kam ich außerhalb der Saison, besichtigte jedoch den Kalkberg mit seinen Holzhütten und Wigwams, in denen man sich im Sommer Friedenspfeifen, Plüschindianer und Kugelschreiber in Flintenform kaufen kann. Welche Therapie man hier empfehlen kann? Keine Ahnung. Vielleicht ist das Stoff für ein anderes Buch.

Die Gegend ist optimal für eine Hypochondrie-Klinik. Die Hektik der Großstadt ist gut hinter dichten Kiefernwäldern versteckt, die schmalen Landstraßen laden zu meditativer Schrittgeschwindigkeit ein, und die roten Backsteinhäuser, reetgedeckt und von Gartenzwergen umstellt, simulieren eine ewige Märchenstunde. Schneeweißchen und Rosenrot, sieben Zwerge und ein gestiefelter Kater saßen in einem Garten beim Teetrinken und winkten mir zu. Ich fühlte mich so gesund wie schon lange nicht mehr.

Bad Bramstedt ist dann doch etwas weniger märchenhaft. Ein Dorf, das auf Kleinstadt macht, massenhaft schnuckelige Klinkerhäuschen, aber auch alle architektonischen Verirrungen der 70er Jahre. Dazu Drogeriemärkte, Schnellreinigungen, Chinarestaurants und ein steinerner Roland, der sein Schwert hält wie ein Polizist seine Kelle; es gibt einen Golf-Bauernhof, ein Kindertelefon und einen Anglerverein »Sagenhaft«. Alles kein Problem, solange die Patienten mit schwerer Depression die Klinik nicht verlassen.

Die Klinik liegt abseits, am Waldrand, ist flach, frisch und modern. Die Psychologin der Station 6 holte mich an der Pforte ab.

Bevor wir ins Gespräch kamen, erhielt ich erst einmal die offizielle Definition von Hypochondrie.

Hypochondrie, auch Krankheitsfurcht oder Nosophobie genannt, ist eine sachlich nicht begründbare, ängstliche, manchmal auch depressiv getönte Befürchtung oder Vermutung, krank zu sein oder krank zu werden, was schließlich zu einer abnormen Einstellung zum eigenen Leib und seinen Gefährdungsmöglichkeiten führt. Charakteristisch ist eine ausgeprägte bis zwanghafte Selbstbeobachtung des eigenen Körpers und seiner Organfunktionen, wobei praktisch nichts ausgeschlossen bleibt. Dabei sucht der Betroffene beharrlich und sorgenvoll nach Krankheitszeichen, die seinen Verdacht beweisen sollen.

Das entsprechende Krankheitsbild wurde früher als Hypochondrie bezeichnet, wird aber heutzutage entsprechend der *Internationalen Klassifikation der Krankheiten* (ICD-10) unter F45.2 als Hypochondrische Störung definiert. Etwa jeder zwanzigste Patient bildet sich sein Leiden nur ein. Jedoch eine Heilung von nicht vorhandenen Krankheiten ist nicht möglich.

Definitionsgemäß sollte man die hypochondrische Störung von Wahnstörungen oder der übermäßigen Beschäftigung mit der eigenen körperlichen Erscheinung (Dysmorphophobie) abgrenzen. Besonders wichtig ist auch die Abgrenzung zu den anderen somatoformen[21] Störungen.

»Wie viele Hypochonder haben wir denn in Deutschland?«

»Es ist schwer, mit genauen Zahlen zu operieren. Es gibt Menschen mit Angststörungen, Panikpatienten, Menschen mit somatoformen Störungen, und es gibt Mischformen. Die Ange-

21 Weil der Begriff *somatoform* immer wieder auftauchen wird, soll er hier kurz erklärt werden. Als somatoforme Störungen werden körperliche Beschwerden bezeichnet, die sich nicht oder nicht hinreichend auf eine organische Erkrankung zurückführen lassen. Dabei stehen neben Allgemeinsymptomen wie Müdigkeit und Erschöpfung Schmerzsymptome an vorderster Stelle, gefolgt von Herz-Kreislauf-Beschwerden, Magen-Darm-Beschwerden, sexuellen und pseudoneurologischen Symptomen.
Somatoforme Störungen treten bei etwa 80 Prozent der Bevölkerung zumindest zeitweise auf, gehen in der Regel »von selbst« vorüber und werden kaum beachtet. Bei einigen Personen (die Angaben über die Häufigkeit schwanken zwischen 4 und 10 Prozent) können sich diese Beschwerden aber chronifizieren und eine zentrale Rolle im Leben einnehmen. Sie gehören zu den häufigsten Störungsbildern bei Patienten von Allgemeinärzten und Allgemeinkrankenhäusern. Mindestens 20 Prozent der Patienten, die einen Hausarzt aufsuchen, leiden an einer somatoformen Störung; aus stationären Abteilungen werden somatoforme Störungen in einer Häufigkeit von 10 bis zu 40 Prozent der Patienten berichtet. Patienten mit somatoformen Störungen gelten traditionell als schwierig beim Hausarzt und als unmotiviert beim Psychotherapeuten. Die Kosten für die Behandlung dieser Personengruppe sind immens und liegen bis zu 14-mal höher als die durchschnittlichen Pro-Kopf-Behandlungsausgaben.

wohnheit von Hypochondern, ihre Körperfunktionen ständig zu kontrollieren, das sogenannte *Checking Behavior,* erinnert beispielsweise an eine Zwangsstörung. So wie solche Patienten ständig die Tür oder den Backofen kontrollieren, überprüfen Hypochonder ständig ihre Gesundheit. Man geht davon aus, dass zwischen vier und acht Prozent der Deutschen Hypochonder sind. Nach den Ergebnissen einer großen WHO-Studie zählt Deutschland international zu den Spitzenreitern für hohe Krankheitsangst. Diese Menschen haben oft einen langen Leidensweg durch die verschiedensten Arztpraxen hinter sich, haben zahlreiche Fachärzte konsultiert und die aufwendigsten Untersuchungen hinter sich, vom CT bis zum MRT.«

»Wenn sie so lange unter Ärzten gelebt haben, warum wurde von den Fachleuten die Symptomatik nicht früher festgestellt?«

»Es kommt immer wieder zu Kommunikationsschwierigkeiten zwischen Arzt und Patient. Dazu muss man nicht einmal ein Hypochonder sein: Der Patient spricht von Ängsten und Beschwerden, der Arzt spricht von Befunden. Das ist ein gravierender Unterschied. Wenn Patienten bei uns landen, haben sie meist eine Odyssee von circa sieben Jahren hinter sich. Das ist etwa die Dauer, bis man eine somatoforme Störung erkennt, und das ist meist auch die Zeit, bis ein Patient diese Krankheit zulässt und annimmt. Die Patienten haben oft das Gefühl, sie werden nicht ernst genommen, und auch die Ärzte bekommen mit der Zeit das Gefühl, in ihrer Qualifikation nicht akzeptiert zu werden. Ein Teufelskreis. Erst wenn klar wird, dass der Patient durch und durch und immer wieder untersucht worden ist, von den verschiedensten Fachärzten, dann kommt einer – meist ist es der Hausarzt – auf die Idee, es könnte eine psychische Störung sein.«

»Das ist doch erstaunlich. Muss das so lange dauern, und ist dieses Krankheitsbild für Ärzte so unbekannt?«

»Es könnte allerdings mehr Aufklärung geben, unter Ärzten wie unter Patienten. Das Gleiche gilt übrigens für Depressionen. Doch das erfordert eingehende Gespräche.«

»Wie soll das gehen, wenn Ärzte im Durchschnitt gerade mal sieben Minuten Zeit für einen Patienten haben? Können solche Zustände auch Hypochonder kreieren?«

»Auf jeden Fall verstärkt es für den Hypochonder das kommunikative Missverständnis: Ich werde nicht ernst genommen und wahrscheinlich auch nicht richtig untersucht. Das verstärkt das Doc-Hopping, man sucht einen Arzt, der sich wirklich Zeit nimmt, und ist eigentlich nie zufrieden. Aber es ist nicht die Qualität der Ärzte, die zur Hypochondrie führt.«

»Wie halten es die Patienten mit den Ärzten hier in der Klinik?«

»Natürlich dürfen die Patienten auch hier zum Arzt, obwohl sie, wie schon gesagt, bestimmt die am besten untersuchten Patienten überhaupt sind. Aber hier im Haus ist es so, dass es keine symptomkontingente, sondern zeitkontingente Arztkontakte gibt. Das ist sehr wichtig. Man darf also einem Arzt zu einem bestimmten Krankheitsbild einmal Fragen stellen, so viel und so lange man will, aber dann ist auch alles gefragt und gesagt, und diese Krankheit ist ›erledigt‹. Diese Zeit für die ausführliche Aufklärung fehlt bei Ärzten normalerweise.«

»Wie sieht es mit der Verteilung aus? Das Klischee will ja, dass es mehr Männer als Frauen unter den Hypochondern gibt. Und haben Bildung oder der soziale Status etwas mit dieser Krankheit zu tun?«

»Das muss ich beides verneinen. Inzwischen ist es ziemlich gesichert, dass ebenso viele Frauen wie Männer an dieser somatoformen Störung erkranken, und der Sozialstatus macht keinen Unterschied. Allerdings begeben sich mehr Frauen als Männer in Therapie. Rund 70 Prozent der Patienten in Bad Bramstedt sind Frauen. Auffällig ist außerdem, dass Medizinstudenten zu Beginn ihres Studiums häufig hypochondrische Störungen entwickeln – aber die verlieren sich im Lauf des Studiums meist wieder.«

»Will ein Hypochonder eigentlich gesund sein oder will er krank bleiben? Können die meisten Ihrer Patienten ihre Krankheit überhaupt loslassen?«

»Hypochonder haben tatsächlich Angst, an einer schweren Krankheit zu leiden, und sie wollen natürlich sicher sein, dass sie nicht krank sind. Die andere Frage ist: Welche Funktion hat diese Krankheitsangst? Das hat alles etwas sehr Egozentrisches und Narzisstisches an sich. Man ist ständig nur mit sich selbst beschäftigt und geht in eine innere Emigration. Man kann kaum noch echte Kontakte zu seinen Mitmenschen aufnehmen, weil man so ausschließlich mit sich selbst beschäftigt ist. Oft ist Hypochondrie ja eine Möglichkeit, Nähe und Distanz zu regulieren, sich vor bestimmten Menschen oder Herausforderungen zu schützen, etwa vor einem Rollenwechsel im Beruf. Und aus der Bewältigungsangst entwickelt sich dann eine Krankheit. Angst ist das Thema: Angst, sich zu zeigen, Angst vor Ablehnung, Angst vor Gefühlen. Unangenehme Gefühle werden ignoriert und unterdrückt. Es mangelt oft an sozialer Kompetenz und an Selbstwertgefühl.«

»Das heißt, die Hypochondrie ist ein körperlicher Ausdruck einer seelischen Belastung?«

»Wir haben in der Verhaltenstherapie ein sogenanntes Störungs- oder Bedingungsmodell, das dazu dienen soll, dass die Betroffenen ein Verständnis bekommen sollen für ihre Beschwerden. Sie sollen erkennen, dass eine solche Störung auch ein Bewältigungsversuch ist. Vorausgehende Bedingungen findet man meist in den Ursprungsfamilien der Hypochonder. Entweder schwere Erkrankungen – der Opa hatte zum Beispiel Magenkrebs, und man erlebte seinen Tod – oder ein gestörtes Gesundheitsverständnis in der Familie. Manchmal ist auch der Erziehungsstil verantwortlich, dieses ständige ›Pass auf, fass das nicht an, davon wirst du krank …‹, wir nennen das *overprotection.* Aber auch traumatische Erlebnisse und ein unterdrückter Umgang mit Gefühlen können zur Hypochondrie führen. Körperliche Symptome stehen oft für innere ambivalente oder hoch aggressiv erlebte Situationen. Aber das sind nur mögliche Bedingungen, deshalb muss diese somatoforme Störung noch nicht ausbrechen. Es braucht auch auslösende Bedingungen. Meist ist es ein Verlusterlebnis, der Tod eines geliebten Menschen, ein zerstörter Lebensentwurf, Mobbing am Arbeitsplatz – es können die verschiedensten kritischen Ereignisse sein. Wenn die Hypochondrie ausgebrochen ist, versuchen die Patienten unbewusst, sie auch aufrechtzuerhalten. Dieser dritte Bereich umfasst die aufrechterhaltenden Faktoren, und daran arbeiten wir in unseren Therapien. Die Patienten müssen ihr Vermeidungsverhalten ändern, denn eine Angst kann man nur bewältigen, wenn man sich ihr aussetzt, wenn man sie sich ansieht. Die häufigen Arztbesuche und Untersuchungen halten ja die Störung aufrecht. Kurzfristig erlebt man zwar eine Angstreduktion, aber nach einer Weile kommt die Sorge wieder, dass doch etwas übersehen wurde, oder es treten andere körperliche Symptome auf. Da setzen wir an und versuchen ein bio-psychosoziales individuelles Störungsmodell zu entwickeln. Anfangs sind die Patienten der Meinung, dass 90 Prozent der Ursachen ihrer Krankheit körperlich sind und nur 10 Prozent psychisch.

Wenn sie hier sind, sieht das recht schnell anders aus, da ändert sich die Verteilung auf 50:50, das heißt, sie lassen es zu, dass psychische Faktoren eine größere Rolle spielen. Es geht uns darum, dass die Patienten ein Verständnis für die eigene Geschichte herstellen. Sie sollen einsehen, dass die Symptome in einer bestimmten Lebensphase das Zeichen für eine schwierige Situation waren. Das ist wie das rote Licht an der Ampel – wenn das angeht, bedeutet das Gefahr. Und erst wenn ich diesen Gedanken an mich heranlasse, kann ich auch etwas ändern.«

»Die Patienten werden also zur Selbstheilung angehalten. Genügt das Verstehen der eigenen Angst- oder Fluchtmechanismen für eine Heilung?«

»Wir arbeiten auf zwei Ebenen, einer tiefen und einer oberflächlichen Ebene. Die oberflächliche ist das Verhalten, das meist hochautomatisiert ist, ein perfektes Schon- und Vermeidungsverhalten – aber in der Tiefe geht es um die Funktion: Was sind meine Bedürfnisse, meine Qualitäten, was sind Kompetenzen, die ich nicht entwickelt habe? Erst wenn die Patienten dafür ein Verständnis entwickeln, lassen sie sich auch auf das Expositionsverfahren ein.«

»Dabei werden sie mit ihrer Angst konfrontiert?«

»Richtig. Die Konfrontationstherapie wendet man auch bei Ängsten und Phobien an. Panikpatienten fahren dann, natürlich in Begleitung, in überfüllten U-Bahnen, oder Menschen mit Höhenangst fahren zum obersten Stockwerk eines Hochhauses und schauen aus dem Fenster. Hypochonder haben jedoch andere Probleme. Wenn wir zum Beispiel jemanden mit starken Herzbeschwerden haben, heißt das ja nicht, dass er sie tatsächlich hat – aber er leidet darunter, dass er an sie glaubt. Wir lassen ihn zum Beispiel eine Tasse starken Kaffee trinken und dann eine Runde laufen. Danach kann er mit dem Stethoskop sein Herz abhören und kann erleben, dass es sich normal anhört – und dass es auch ganz normal ist, wenn es bei Belastung schneller schlägt. Wenn die Patienten das Verfahren verstehen, dann können sie sich auch darauf einlassen. Wir konfrontieren sie nach und nach mit ihren Krankheitsbefürchtungen. Später kann man sogar ein Schreckensszenario entwickeln. Etwa das: Stellen Sie sich vor, Sie gehen zum Arzt und bekommen die Diagnose Krebs. Häufig ist es so, dass solche Katastrophengedanken nämlich nicht zu Ende gedacht werden.«

»Gibt es ein bestimmtes Persönlichkeitsprofil für Hypochonder?«

»Keines, das für alle gelten würde. Aber es gibt Beispiele. Wenn Kinder in der Familie keinen Zuspruch bekommen, werden sie oft krank, denn dann bekommen sie ihn. Dieses Muster erlernt sich schnell und wird ein Leben lang verwendet. Wenn ich dann in meiner Partnerschaft nicht wertgeschätzt werde, werde ich krank, um Mitleid, Zuwendung und Streicheleinheiten zu bekommen. Es kommt häufig vor, dass es vorausgehende Bedingungen aus der Kindheit gibt: Wenn ich krank bin, erhalte ich Aufmerksamkeit, dann nimmt man mich wahr. Eine Strategie, die sich durch das ganze Leben zieht. Man muss zum einen erkennen, dass das eine Strategie ist – zum anderen muss man erkennen, dass es inzwischen auch andere Strategien als Kranksein gibt, mit denen man sich Aufmerksamkeit und Zuwendung holt.«

»Kann man bei Hypochondrie von Heilung sprechen?«

»Nein. Wir geben den Patienten Bewältigungsstrategien an die Hand, die sie einsetzen können, wenn das rote Licht an der Ampel wieder angeht. Denn es wird im Leben immer Schwierigkeiten geben, und dann kann die Hypochondrie wieder auftreten. Aber jetzt wissen die Patienten, wie sie mit der Situation umgehen können. In der Therapie lernen die Patienten verschiedene Techniken kennen, die sie stützen und ihnen ihr Verhalten erklären. Sie betreiben eine systematische Selbstbeobachtung auf verschiedenen Ebenen, sie führen Tagesprotokolle, lernen Stressreduktionsübungen kennen. Sie erfahren die Zusammenhänge, die ihre Krankheit eigentlich ausmachen.«

»Trotzdem kommen sie eigentlich mit einer körperlichen Erkrankung oder wenigstens dem Verdacht darauf zu Ihnen. Wie sieht denn die Top-Ten-Liste dieser Krankheiten aus?«

»Auf Platz eines steht Krebs, dann Hirntumore, Schizophrenie, Alzheimer, Demenz, multiple Sklerose, Herz-Kreislauf-Erkrankungen – alles Krankheiten, die in Richtung Tod und nicht Genesung zielen. Sie suchen ständig nach Krankheitszeichen, die ihren Verdacht bestätigen könnten. Sie kontrollieren den Körper und die Organfunktionen, messen beispielsweise öfter am Tag die Körpertemperatur und den Blutdruck, tasten sich fortwährend nach Knoten oder anderen Veränderungen ab. Normale körperliche Reaktionen bewerten sie meist völlig falsch. Wenn sie nach dem Treppensteigen aus der Puste sind, deuten sie das nicht als Zeichen mangelnder Fitness, sondern als Hinweis auf eine Lungenerkrankung.«

»Wenn ein schwerer Hypochonder entweder eingesehen hat, dass er an einer Krankheitsangst leidet, oder ihn ein einfühlsamer Hausarzt überzeugt hat, wie kommt er dann hierher?«

»Er wird ganz normal überwiesen. Die meisten kommen tatsächlich über den Hausarzt. Die Behandlung wird von der Krankenkasse übernommen. Schließlich ist Hypochondrie eine einschneidende Krankheit, die die Lebensqualität deutlich beeinträchtigt. Oft kann man sogar seiner beruflichen Arbeit nicht mehr nachgehen.«

»Aber es ist doch paradox: Auf der einen Seite glauben sie

Ärzten nicht, wenn die ihnen sagen, ihnen fehle nichts – auf der anderen Seite gehen sie immer wieder hin, um sich das bestätigen zu lassen.«

»Es wirkt nach außen hin zwar paradox, ist es aber letztendlich nicht. Das Rückversicherungsverhalten, insbesondere das Doc-Shopping, ist ein Vermeidungsverhalten, welches den hypochondrischen Menschen kurzfristig beruhigt, weil er dem Arzt auch zwischendurch Glauben schenkt und er dadurch Entlastung erfährt. Langfristig entwickelt sich jedoch aufgrund der Fokussierung auf körperliche Reaktionen und deren Fehlinterpretation wiederholt ein Zweifel, da sich in der Zwischenzeit ja ›etwas‹ Krankhaftes entwickelt haben könnte. Aber es gibt auch Hypochonder, die Phasen haben, in denen sie nicht zum Arzt gehen, die typischen Vermeider, die nichts über Krankheiten wissen wollen, aber trotzdem glauben, krank zu sein. Ihr Vermeidungsverhalten geht so weit, dass sie keine Arztserien im Fernsehen anschauen und nichts lesen, was mit Krankheit und Tod zusammenhängt. Aber das kann auf und ab gehen: Wenn sie die Abstinenz nicht mehr aushalten, gehen sie wie wild zu Ärzten, betreiben also das sogenannte Doc-Shopping oder -Hopping, wechseln ständig den Arzt, weil ihnen keiner sagt, was sie wirklich hören wollen.«

»Was ist es denn Ihrer Erfahrung nach, was all die Fälle verbindet?«

»Hypochonder haben meist eine viel stärkere und feinere Wahrnehmung und achten mehr als andere auf körperliche Symptome. Sie kontrollieren sich ständig, aber mehr als es ihnen gut tut. Ihnen fehlt eine gewisse ›Wurstigkeit‹, die man natürlich auch nicht übertreiben sollte. Aber eine Einstellung wie: Der Körper ist eine stabile Einheit, da reguliert sich vieles von selbst – das könnte ihnen nicht schaden.«

»Nach meinem Eindruck ist das Internet ein wichtiges Medium für viele Hypochonder. Es gibt ja viel Unsinn im Internet, der sehr wissenschaftlich formuliert ist. Wie findet man sich da zurecht?«

»Schwer. Es sind ja vor allem irrationale Ängste, die diese Menschen antreiben. Das Internet trägt sicher dazu bei, dass diese Ängste eher bestätigt werden. Inzwischen spricht man auch schon von Cyberchondrie, die modernste Form der Hypochondrie, bei der Menschen ständig im World Wide Web unterwegs sind, um mögliche Krankheiten abzuklären. Es gibt jede Menge Informationen und hochwissenschaftliche Seiten, aber auch jede Menge Unsinn und Halbwissen. Wer soll sich da zurechtfinden? Für Hypochonder ist diese zusätzliche Informationsquelle, oder besser Desinformationsquelle, bedenklich. Die Informationsangebote sind heute größer und der Informationsfluss ist schneller geworden.«

»Das heißt, die Medien fördern die Entwicklung der Hypochondrie?«

»Sie unterstützen sie jedenfalls. All diese Geschichten über überschrittene Grenzwerte, jede Woche ein neues Gift und eine neue Krankheit, das nenne ich schon Hysterieerzeugung, das ist ein Medienangriff auf Menschen mit Krankheitsangst. Dazu die diffusen Allergien und Unverträglichkeiten, die kaum nachzuweisen sind. Es gibt Patienten, die sich eine Laktoseintoleranz einbilden, die nicht nachzuweisen ist, auf der sie aber bestehen. Und wenn sie der eine Arzt nicht bestätigt, geht man eben zum nächsten – und so weiter.«

»Aber kann das Internet nicht auch hilfreich sein, gerade für Menschen, die sich mit ihrer Krankheitsangst allein gelassen fühlen?«

»Das ist eine zweischneidige Sache. Meist sind es ja keine

Hypochonder-Foren, sondern man tauscht sich über Krankheiten aus, ganz nach der Devise: Alle halten mich für einen Hypochonder, aber wahrscheinlich habe ich eine derart seltene Krankheit, dass man sie einfach nicht findet. Und dann kommen all die gutgemeinten Kommentare, Tipps und Vorschläge, was es noch an neuen Krankheiten und Therapien gibt, Hausmittel und Medikamentenvorschläge – das kann einen Hypochonder noch länger in der Hypochondrie halten, und Betroffene können sich gegenseitig noch mehr aufschaukeln.

Andererseits kann es gut sein, dass die Betroffenen merken, sie sind nicht allein. Es kann entlastend sein, Leidensgeschichten auszutauschen. Aber was wirklich fehlt, ist eine professionelle Hypochonder-Beratungssite.«

Wir hatten fast eine Stunde in ihrem Besprechungszimmer gesessen. Draußen flatterten die letzten Herbstblätter vorüber und verbreiteten eine Stimmung, die nicht gerade zu den heitersten gehört. Ich war etwas müde und erschöpft von der langen Fahrt, von der exakten Wortwahl meines Gegenübers und der Menge an Informationen. Aber die Stationspsychologin hatte noch eine Patientin für mich, die sich zu einem Interview bereit erklärt hatte. Ich fühlte mich melancholisch und etwas deprimiert – jetzt auch noch eine Hardcore-Hypochonderin ... die würde mich wahrscheinlich völlig fertigmachen. Ich täuschte mich.

Natürlich war der Gruppenraum ungemütlich. Groß, leer, weiß, viele Fenster, viel Ausblick und wenig zu sehen, Plastikstühle, Resopaltische. In einer Ecke saß Frau S., Ende 30, blond, kleiner Brilli im Nasenflügel, frisch und erstaunlich locker. Gerade vom Rauchen zurück. Darf man nur draußen. Ich wäre gerne mit ihr wieder hinausgegangen, in den grauen Novembernachmittag, noch eine rauchen. Aber man will ja keinen schlechten Eindruck machen. Vorsicht: Suchtpatient! Frau S. redet gerne und offen, man muss ihr die Geschichte nicht aus der Nase ziehen:

»Wie lange sind Sie schon hier?«

»Drei Wochen. Heute ist übrigens mein Geburtstag.«

»Gratuliere.«

»Also mein zweiter Geburtstag. Heute vor fünf Jahren bin ich nämlich zum zweiten Mal auf die Welt gekommen. Ich wäre damals fast gestorben. Ich hatte 2003 eine schwere Lungenembolie, auch das Herz war schon angegriffen. Dann gab es eine Notoperation, fast sechs Stunden lang, es stand ziemlich auf der Kippe. Ich hätte auch tot sein können.«

»Ist ja schrecklich. Aber das hört sich nicht gerade nach einem Hypochonder an.«

»Nein. Ich hab das alles ganz gut überstanden und wohl auch ganz ordentlich verdrängt, bis ich 2006 plötzlich diese Schwindelattacken bekam, dann tat mir die eine Seite weh, dann die andere, dann kamen die Schmerzen im Bein ...«

»Drei Jahre lang war nichts?«

»Ja, es kam ganz plötzlich. Wir waren in Hamburg an den Landungsbrücken und wollten das große Feuerwerk anschauen, und plötzlich kam dieser Schmerz – als ob mich jemand weggeschubst hätte. Und der hörte auch nicht mehr auf, also bin ich am nächsten Tag gleich zum Arzt gegangen. Und da ging's dann los. Ich lief von einem Arzt zum anderen, aber keiner konnte mir helfen. Aber die Schmerzen waren da, obwohl ich mich heute gar nicht mehr so genau daran erinnern kann. Luftknappheit, verengter Brustkorb, Stechen in der Brust, Schmerzen im Arm.«

»Wie bei der Lungenembolie vor drei Jahren.«

»Ja. Und damals war das schon so schlimm für mich, dass mir niemand sagen konnte, woher die eigentlich gekommen war. Man tippte, es wäre eine tiefe Venenthrombose gewesen, aber nach meiner Operation hatte ich auch anderes im Kopf, als das abklären zu lassen. Also, die Schmerzen kamen immer wieder, und mein Hausarzt überwies mich an alle möglichen Fachärzte, aber keiner konnte etwas finden. Und schließlich meinte er eben: Das werden wohl diese sogenannten somatoformen Störungen sein.«

»Ein guter Arzt.«

»Ja, nicht wahr! Bin ich auch froh. Aber zuerst bin ich zu allen möglichen Ärzten gegangen, zum Kardiologen, zum HNO, zum Gynäkologen.«

»War das Ihre Idee?«

»Ja, klar. Seit der Lungenembolie nahm ich *Marcumar* (ein Blutverdünner), und wenn ich dann mal Kopfschmerzen hatte, dachte ich manchmal: Es könnte auch eine Gehirnblutung sein. Dann ging ich zum Arzt, und nachdem alles gecheckt war, wollte ich eine CT haben, dann eine MRT, aber immer war alles gut und unauffällig, und mein Arzt meinte: Wir können das jetzt ständig wiederholen, aber es wird nichts nützen. Und dann kam auch manchmal so ein Schwindel dazu. So als wäre ich auf hoher See.«

»Was war damals schlimmer: die Schmerzen oder die Angst, da könnte vielleicht irgendwo ein Tumor lauern?«

»Die Angst, dass es wieder eine Lungenembolie sein könnte, oder Kehlkopfkrebs, ich rauche ja, hab zwischendurch kurz aufgehört, aber der innere Schweinehund hat doch gesiegt.«

»Erstaunlich, wenn Sie Angst haben und trotzdem rauchen, oder rauchen Sie mit schlechtem Gewissen?«

»Nein, es schmeckt mir schon. Aber jetzt denke ich mehr an das Herz und weniger an die Lunge, die wurde ja ständig untersucht, und inzwischen ist alles wunderbar, das Lungenvolumen ist gut, das Echo ist besser als 2003. Aber trotzdem sind diese Gedanken da ...«

»Und jetzt sind nur noch die Gedanken da und keine Schmerzen?«

»Doch, Schmerzen sind auch da. Aber ... wie man hier wohl festgestellt hat ... eingebildete Schmerzen. Ich denke mal ... ja, muss wohl so sein.«

»Kann man sich tatsächlich Schmerzen einbilden, oder nehmen Sie Ihren Körper nur sehr intensiv wahr?«

»Nein, die Schmerzen sind schon da. Sonst würde ich ja nicht zum Arzt gehen. Aber vielleicht nehme ich sie viel intensiver wahr, als jemand, der noch nie eine so schreckliche Erfahrung gemacht hat wie ich.«

»Denken Sie ständig an eine mögliche Krankheit, oder können Sie sich auch mal ablenken?«

»Doch, mit Sport zum Beispiel. Ja, dann bin ich abgelenkt, dann spüre ich nichts. Und wenn man Sport macht, und das Herz geht schneller, ist das normal. Das weiß ich inzwischen, früher hätte mich das total belastet, und ich hätte gleich wieder aufgehört.«

»Messen Sie Ihren Blutdruck selbst?«

»Klar.«

»Wie oft? Jeden Tag?«

»Jeden Tag? Klar, und nicht nur einmal – 110 zu 65 hab ich meistens, Puls 109 am Morgen. Eigentlich müsste ich ja täglich meinen Quick-Wert bestimmen, weil ich ja diese Blutverdünner nehme. Aber das mache ich nicht. Hätte ich machen können, ist nur ein Piekser im Finger, aber das ist mir momentan zu kompliziert – aber ich hab mir schon überlegt, ob ich nicht so ein Seminar dafür machen sollte.«

»Und Sie meinen, das würde Sie beruhigen?«

»Vielleicht. Aber wahrscheinlich bin ich dann auch ewig am Stechen.«

»Gab es vor Ihrer Lungenembolie 2003 irgendetwas, was Sie mit Ihrer Hypochondrie in Verbindung bringen?«

»Eigentlich nicht. Also, ich habe meine Schwester durch einen Autounfall verloren, dann habe ich seit 1986 eine chronische Darmgeschichte, die nennt sich *Morbus Crohn*, kommt und geht, wann sie will, aber daran hatte ich mich schon irgendwie gewöhnt. Nicht zu verwechseln mit dem *Morbus Conn*, das ist nämlich der *primäre Hyperaldosteronismus*, so eine üble Stoffwechselkrankheit.«

»Sie kennen sich ja ganz schön gut aus.«

»Ja, klar, so was muss man doch wissen. Ich kenne jede Menge Krankheiten, auch mit ihren lateinischen Namen. Ich könnte inzwischen selber schon eine Praxis aufmachen.« (lacht)

»Sie verstehen viel von Diagnosen und Therapien. Geben Sie anderen Leuten auch Tipps?«

»Nee, die sollen doch einfach zum Arzt gehen.«

»Wäre das was für Sie: Medizin studieren und den Arztberuf ergreifen?«

»Nee, da würde ich mich selbst noch mehr belasten. Und dann auch noch ständig den Tod vor Augen haben.«

»Was, glauben Sie, hat die Hypochondrie bei Ihnen ausgelöst?«

»Ich glaube schon, das war der Schock mit der Lungenembolie. Wahrscheinlich hab ich das die zwei, drei Jahre danach verdrängt, aber dann kam die Angst wieder. Ich bekam damals diese typischen Schmerzen, dass ich dachte: Das könnte es wieder sein. Ich hatte dem Tod damals ja wirklich schon ins Auge gesehen. Eine Woche Intensivstation, nicht bewegen, dann haben die Ärzte gesehen, dass Lunge und Herz befallen waren. Ich hab nur noch Blut gespuckt, und dann plötzlich ins UKE nach Eppendorf, noch in derselben Nacht die Notoperation. Das war schon krass!«

»Wie sieht die Therapie hier aus?«

»Viele Gespräche in der Gruppe, man sucht gemeinsam nach dem Auslöser der Ängste in der Vergangenheit, dazu Einzelgespräche, Sport und Techniken zum Entstressen und sich den Ängsten aussetzen, diese Expositionen.«

»Wie sieht so eine Exposition aus?«

»Na, weil ich doch ständig die Angst vor diesem Schwindel habe, muss ich mich zum Beispiel zehnmal schnell drehen und dann geradeaus gehen. Ich muss mich dem Schwindel aussetzen, ihn kennenlernen und merken, dass es nicht so schlimm ist. Die Angst ist ja das Schlimmste. Die muss ich verlieren, weil ich ja ständig in mich reinhöre.«

»Kann man sagen, dass die Angst vor einer Lungenembolie harmloser ist als eine Lungenembolie?«

»Ich will's hoffen, dass ich das lernen kann. Und dass ich mir das selber glaube. Es bleibt mir eigentlich auch nichts anderes übrig. Wenn niemand etwas feststellt, muss es ja so sein.«

»Wie war die Zeit, nachdem Sie sich entschlossen hatten, die Diagnose Hypochondrie oder somatoforme Störung anzunehmen und hierher in Therapie zu kommen?«

»Bevor ich hierher kam, hatte ich fünf Wochen pausenlos Kopfschmerzen. Mein Arzt sagte: ›Ich kann Sie natürlich wieder zur CT schicken, aber die werden nichts finden.‹ Er hat mir Kopfschmerztabletten verschrieben. Davon gingen die Schmerzen nicht weg, es wurde nur etwas besser. Eine Zeitlang waren sie gedämpft, dann kamen sie wieder, viel stärker. Da dachte ich: Migräne!«

»Aber wenigstens dachten Sie nicht gleich: Gehirntumor!«

»Daran hatte ich auch schon gedacht. Ich hatte ja diese beidseitige Augenoperation, musste dann lange Cortison nehmen und hatte immer wieder das Gefühl, ich schiele, dabei sehe ich geradeaus. Da dachte ich, vielleicht ist es ja ein Tumor, der auf den Sehnerv drückt. Ich fragte dann immer alle möglichen Leute: Schiele ich gerade? Aber die Leute sagten, nein, du schaust ganz geradeaus. Ich hab natürlich auch im Internet nachgesehen, was es sein könnte.«

»Also ganz der aufgeweckte und informierte Patient?«

»Ich sehe natürlich alle Fachausdrücke nach, wenn mir zum Beispiel ein Arzt so eine lateinische Floskel sagt, die ich nicht kenne, und da liest man natürlich auch weiter und kommt auf jede Menge andere Krankheiten. Dann hab ich eine Freundin, die ist Apothekenhelferin und erzählt mir auch jede Menge und gibt gute Ratschläge. Schwupps, ist man schon wieder auf einer neuen Fährte. Und dann erzählt einem eine andere Freundin, weißt du, die Frau Sowieso ist gerade an Lungenkrebs gestorben, und dann ist man auch wieder voll drauf. Dann steigert man sich wieder rein.«

»Und was hört man denn so beim Arzt im Wartezimmer? Da trifft man doch bestimmt jede Menge Leute, die von ihren Krankheiten erzählen?«

»Wartezimmergespräche machen mir keinen Spaß. Ich nenne das Symptomansteckung.«

»Haben Sie Kinder?«

»Eine Tochter, die ist jetzt acht Jahre alt.«

»Reden Sie mit ihr darüber?«

»Ja, schon. Sie denkt, ich komme geheilt nach Hause.«

»Was glaubt sie, warum Sie hier sind?«

»Wegen meinem Herz. Das kommt ja noch dazu: Immer die Gedanken, was ist, wenn es noch mal kommt? Ich bin alleinerziehend, wer kümmert sich dann um meine Tochter?«

»Was würde Ihnen so richtig gut tun?«

»Ein paar Wochen Urlaub in der Türkei, da muss man zum Rauchen nicht überall rausgehen.«

»Welche Phantasie haben Sie für die Zeit nach der Therapie?«

»Dass es besser wird. Und dass ich die Kraft finde, mich mit den Techniken, die ich hier gelernt habe, gegen meine Angst zu wehren, wenn sie wiederkommt.«

Ich verabschiedete mich von Frau S. und von der Klinik im Novembernebel, fuhr zurück durch den Ort und wurde plötzlich sehr hungrig und müde. Eigentlich hatte ich vorgehabt, zurück nach Hamburg zu fahren und irgendwo im Portugiesischen Viertel ein Zimmer in einem kleinen Hotel zu nehmen. Keine Chance. Viel zu müde.

Ich hielt vor einer kleinen Pension, einem putzigen Klinkerhäuschen ohne Gartenzwerge vor der Tür und einem Schild, das warmes Essen bis 22.00 Uhr versprach. In einem winzigen Glaskästchen neben der Eingangstür steckte eine Karte, die »kleine Abendessen« versprach. Typische Spezialitäten aus der Region: Aalsuppe, Labskaus, Scholle und etwas Unheimliches, das sich »Birnen, Bohnen und Speck« nannte.

Die Wirtin war klein, rund, und sie zwitscherte beim Gehen wie ein Kanarienvogel. Sie interessierte sich für mich, weil ich außerhalb der Saison hier abgestiegen war. Als sie erfuhr, dass ich mir Gedanken zur Hypochondrie machte, zerfloss sie vor Mitleid und setzte sich zu mir an den Tisch, als sie den Labskaus servierte.

»Das sind aber auch gaanz, gaanz arme Leute, nich! Immer von einem Arzt zum annern, und keiner kann helfen. Es gibt aber auch vertrackte neue Krankheiten – und bis man die man findet, das kann dauern! Das kann dauern, bis du in der Kiste lichst!«

Sehr schön gesagt. Ich erklärte ihr, dass die eigentliche Krankheit nicht die Suche nach einer exotischen Erkrankung ist, sondern die Angst davor. So wie der Weg das Ziel für die Buddhisten ist.

»Ach nee?! Die sin alle gar nich krank?«

»Nicht unbedingt. Jedenfalls nicht so, wie man sich das üblicherweise vorstellt. Trotzdem leidet jemand, der glaubt, einen Hirntumor zu haben, oft genauso wie einer, der wirklich einen hat.«

»Is aber nich dasselbe«, sagte sie mit einem reizend erhobenen Lehrerinnenzeigefinger. »Denn der eine stirbt daran, der andere nich!«

»Stimmt. Aber die Angst und das Leid sind oft dieselben – manchmal sogar die Schmerzen.«

Die Wirtin seufzte dünn.

»Ach, das sind aber auch arme Dinger. Und nur weil sie sich so viele Gedanken machen. Ich sach ja immer: Mach dir nich einen größeren Kopf, als er auf deinen Hals passt! Stimmt doch?«

Ich musste ihr recht geben. Der oder das Labskaus war nicht schlecht, na ja, es war interessant. Für einen Bayern ist es nicht sehr leicht, Fisch und Fleisch gleichzeitig zu essen, vor allem, wenn es mit Rote Bete und sauren Gurken kombiniert wird. Was wohl ein Hypochonder dazu gesagt hätte?

Ein Mann kam zur Tür herein, tippte nachlässig an seine Mütze und setzte sich an den Nebentisch.

»Machste mir'n Helles, Elli?«

Aber meine Wirtin nickte nur und blieb sitzen. Anscheinend ließ sie sich nicht gerne mitten in einer Unterhaltung stören.

»Vielleicht sollten diese Hy...po...chionder mal anständig essen. Ich glaub ja, viel kommt vom Essen! Die einen gehen zu MacDonald, die anderen zu diesen Ökoläden, dann gibt es Frauen, die so'ne Tiefkühlsachen auftauen oder Fertichgerichte einfach in die Mikrowelle schieben. Das kann doch alles nich gesund sein! Ich glaub ja, viele Krankheiten kommen, weil falsch gegessen wird. Und weil die Frauen nich mehr kochen können.«

»Und nich mehr kochen wollen«, tönte es vom Nebentisch. »Und kein Bier bringen wollen!«

Die Wirtin ließ sich nicht aus der Ruhe bringen.

»Gehen ja hier im Ort viele vorüber, die aus der Klinik sind. Aber man weiß nie was Genaues. Sind die denn alle so ... krankheitsselig?«

Krankheitsselig. Das war ja ein interessantes Wort.

»Na ja, sie denken jedenfalls ständig an irgendwelche Krankheiten.«

»Soll'n nich so viel denken, soll'n mehr arbeiten – Sport, Gesangsverein, frische Luft, da kommt man nich auf so 'ne Gedanken!«, kam's vom Nebentisch.

»Ach, Nils!«, sagte die Wirtin.

»Is doch wahr. Machste mir jetzt 'n Bier, Elli?«

Sie stand auf, strich sich die Spitzenschürze glatt und ging zum Zapfhahn.

Der Mann beugte sich zu mir herüber. Leise sagte er: »Das gab's doch früher nich.«

»Was meinen Sie?«

»Na, so 'ne ... Hypo... chionders, so'ne Leute, die sich nix anners machen als Gedanken. Ham die Leute sonst nix zu tun?«

Die Wirtin kam mit dem Bier zurück.

»Haste doch gehört, Nils – is 'ne Krankheit.«

Der Mann lachte, aber es klang eher wie ein chronischer Bronchialkatarrh. »Krankheit? Für mich sind das alles Drückeberger!«

Er nahm einen großen Schluck. Die Wirtin schaute mich entschuldigend an.

Der Mann stellte sein Glas sehr laut auf dem Tisch ab.

»Die machen doch unser Gesundheitssystem kaputt, rennen ständig zum Arzt, vom einen zum annern, dann zum nächsten, und hier ein Röntgenbild und da ein Dings ... da wo sie dich in die Röhre schieben ...«

»Computertomographie«, sagte ich.

»Meintwegen. Und das zahl ich alles, ja, das geht alles von unseren Kosten ab. Ich war schon drei Jahre nich mehr beim Arzt ...«

»Sie Glücklicher«, sagte ich, nicht ohne Ironie.

»Warum auch? Grippe dauert ohne Arzt 14 Tage, mit Arzt zwei Wochen. Ist doch so!«

»Na ja, so einfach ist es auch wieder nicht.«

»Sind Sie auch einer?«

»Wie bitte?«

»Na, so'n Hypo...chion...«, sagte der Mann.

»Ein bisschen schon«, sagte ich tapfer, denn ich wollte meine neuen Freunde nicht verleugnen. Ich musste kurz an Petrus im Garten Gethsemane denken. Nein, nicht schon wieder!

»Sie glauben auch, dass Sie krank sind?«

»Na, jeder hat doch irgendwas ...«

»Ja«, seufzte die Wirtin und setzte sich mit einem kleinen Glas Rotwein zu mir an den Tisch, »das is wohl wahr. Im Alter spürt man alle Tage was anners. Ich sach immer: Wenn du morgens aufwachst und es tut dir nix weh, dann bis du gestorben.«

Sie hatte das bestimmt schon tausendmal erzählt, aber sie lachte trotzdem glockenhell über ihren Witz, unterbrochen nur vom Klimpern ihrer Zähne, die gegen das Weinglas schlugen.

Nils starrte mich an. »Was haben Sie denn ... jetzt gerade?«

»Jetzt gerade ...«, ich dachte nach, »... na, zum Beispiel eine Fettstoffwechselstörung.«

»Man kann sich da auch reinsteigern.«

»Ich steigere mich da nicht rein! Ich habe eine Diagnose von meinem Hausarzt; erhöhte Harnstoffwerte, verstehen Sie!«

»Aber man kann sich doch reinsteigern.«

»Das ist doch mein Reden«, sagte ich genervt. »Man steigert sich rein – und dann hat man es. Verstehen Sie! Egal, ob man wirklich krank ist oder es nur ganz fest glaubt: Die Angst und die Schmerzen sind dieselben.«

Nils schüttelte den Kopf, seufzte und beugte sich wieder zu seinem Bierglas.

»Ganz arme Leute«, sagt er.

»Sach ich doch«, sagte die Wirtin.

»Ich geh dann mal ins Bett«, sagte ich.

Hypo-Typen und versöhnliche Nachrichten

»Ich bin kein Hypochonder, ich bin ein Alarmist.«

WOODY ALLEN

Nach meinen eingehenden Studien über die Hypochondrie in Deutschland glaube ich, die Betroffenen in folgende Klassen einteilen zu können:

Der Happy Hypo

Der »normale«, gemäßigte, kontrollierte und aufgeklärte Hypochonder (wie ich), der sich selbst nicht als Hypochonder wahrnimmt, sich jedoch ständig wundert, wie leichtsinnig seine Mitmenschen mit ihrer Gesundheit umgehen, nur wenige Krankheiten kennen, nicht up-to-date sind, was aktuelle Grippewellen und Ansteckungswege betrifft, völlig unterversorgte Medizinschränke haben und kaum zu Vorsorgeuntersuchungen gehen. Der Happy Hypo ist der Meinung, er sollte von den Krankenkassen bevorzugt werden, Ermäßigungen und Prämien beim Zahnersatz und beste Betten bei der Krankenhausbelegung bekommen. Man könnte Versicherungsklassen wie bei den Autoversicherern einrichten, die Vorsorge, Informiertheit und Eigenrecherche anerkennen und auch finanziell belohnen. Wer zu jeder Vorsorge geht, viermal im Jahr alle nötigen Ärzte besucht, eine Prüfung in medizinischem Allgemeinwissen ablegt und im Besitz eines kompletten Impfausweises ist, bekommt eine grüne Plakette. Der Rest muss sich (bei mageren Ergebnissen) mit Gelb oder (bei schlechten Ergebnissen) mit Rot zufrieden geben.

Der Eso-Hypochonder

Unter diesem Label versammeln sich alle Verschwörungstheoretiker, Mystiker und Anhänger von Wunderheilern, gerne auch mit Rest-Hippie-Feeling. Man kennt sich in Auratherapie ebenso aus wie in Fernheilung, war bei diversen Heilpraktikern, Gurus und niederbayrischen Kräuterhexen in Behandlung, spielt Klangschalen und räuchert ab und zu mal die Wohnung durch. Eso-Hypochonder sind im Nebenberuf gerne Veganer (mindestens aber Vegetarier), praktizieren Yoga oder Tai-Chi und fahren Rad.

Ihnen macht alles Angst, was die klassische Medizin achselzuckend ignoriert: Handystrahlen, Überlandleitungen, Uran im Trinkwasser, Kunststoffschlappen und Biopsien bei Vorsorgeuntersuchungen. Zu Vorsorgeuntersuchungen gehen Eso-Hypochonder nicht, weil sie auch darin eine Verschwörung der Pharmaindustrie vermuten. Sie lieben solche Theorien über alles. Viele sind der Meinung, Aids sei ein aus dem Ruder gelaufenes Biowaffenprojekt der CIA, oder unser Trinkwasser würde ständig Strahlen ausgesetzt, die unsere Gehirnzellen verklebten.

Weibliche Eso-Hypochonder lehnen vehement die Pille ab und verhüten mit den drei alten Tricks: Mond, Zählen und intensive Betrachtung des Vaginalsekrets. Die Sicherheit bei diesen Methoden liegt zwar weit unter 10 Prozent, aber sie denken auch nicht an Verhütungssicherheit, sondern an die Sicherheit, keinesfalls etwas »Körperfremdes« aufzunehmen. Nachdem es bei weiblichen Eso-Hypochondern oft zu überraschenden Schwangerschaften kommt, stehen notgedrungen »natürliche« Geburten auf dem Speiseplan, am liebsten unter Wasser.

Eso-Hypochonder bevorzugen exotische medizinische Systeme, etwa die der Maya, schwarzafrikanischer Medizinmänner oder brasilianischer Geistheiler. Sie schwören auf Ayurveda, Moxen, Himalayasalz und 7-Himmels-Tee, gehen zur Darmsanierung und fasten mindestens dreimal pro Jahr – außerdem halten sie nichts von Impfungen, Leistungssport und Operationen.

Der Kontrolletti

Dieser Typ steht ständig unter Hochspannung und bedient seinen Körper, so wie er einen Schaufelbagger, Truck oder Raupenschlepper bedienen würde. Sein Körper ist nicht Teil seines Ichs, es ist das Fahrzeug, mit dem er im Leben unterwegs ist. Er pflegt es, aber er fährt es auch gerne mit Vollgas. Seinen Bluthochdruck überprüft er regelmäßig (etwa so wie andere den Reifendruck), geht pünktlich zu allen Untersuchungen (die er Checks nennt) und kontrolliert im Vergrößerungsspiegel seine Hautoberfläche.

Der Kontroll-Hypochonder fängt jeden Tag seinen Morgenurin auf (Mittelstrahl!), betrachtet ausgiebig die Ergebnisse seines Stuhlgangs und hat ein Mittelchen für jede Eventualität bei sich. Deshalb verlässt er das Haus nur mit einem Rucksack.

Der Sozial-Hypochonder

Ein Mensch, der für andere lebt und leidet, der für jeden eine Schnelldiagnose parat hat, ungefragt Ernährungs- und Diätberatungen gibt, dazu die besten Tipps für Medikamente, die besten Ärzte kennt – und die schrecklichsten Krankenhausgeschichten.

Er betrachtet eher seine Umgebung als sich selbst, hat für jedes Räuspern eines Arbeitskollegen eine Diagnose und ein Geheimmittel parat, schickt andere (vorzugsweise den Partner) zu Ärzten, Vorsorgeuntersuchungen und Operationen. Damit geht er allen schwer auf die Nerven. Obwohl er selbst meist kerngesund ist, erzählt er ständig von neuen Krankheiten, schrecklichen Unfällen und verpfuschten Operationen und bestellt auch gerne für andere. »Nimm lieber keinen Lachs. Erstens ist heute Donnerstag, zweitens ist es bestimmt ein mit Hormonen belasteter Zuchtlachs. Und nimm lieber das stille Wasser. CO_2 ist ganz schädlich für die Darmflora!«

Vor lauter Sorge um die anderen hat er kaum Zeit, sich um sich selbst zu sorgen und lebt – völlig sorgenfrei!

Der Internet-Hypochonder, auch Cyberchonder genannt

Der Hypo 2.0 ist jung, hip, meist untergewichtig, ernährt sich schlecht und sitzt zu lange vor dem Bildschirm. Noch nie in der Geschichte konnten so viele Menschen so schnell so verrückte Krankheiten und ihre Symptome finden, schräge Theorien, Heilmittel und Therapien – aber man kann im Internet auch Menschen mit ähnlichen Vorlieben und Ängsten finden und sich mit ihnen in Chatrooms und Foren austauschen.

Ob Internet-Hypochonder ihre Krankheiten wirklich ernst nehmen? Jedenfalls sind sie die Könige der Eigendiagnose und Selbstmedikamentierung und haben bei jeder Internetapotheke ein Konto.

In England werden Internet-Hypochonder hochgeschätzt, denn das Gesundheitssystem ist so desolat, dass die Ärzte es erwarten, dass sich ihre Patienten vor dem Besuch gefälligst über ihre mögliche Krankheit informieren und mit den Ergebnissen der üblichen Tests zu ihnen kommen.

Der Schein- oder Amateur-Hypochonder

Mitglieder dieser Spezies wollen nur dazugehören, weil ihnen außer Krankheiten keine anderen Gesprächsthemen einfallen. Sie leben vom Hypochonder-Geplauder und lieben es, sich bemitleiden zu lassen. Das geht allerdings fast immer schief, weil sie ungenügend ausgebildet sind. Bei echten Hypochondern beißen diese Wichtigtuer auf Granit, denn die bemitleiden grundsätzlich keine anderen. Sie suchen sich höchstens eine Krankheit, mit der sie die des anderen übertrumpfen können, nach der Devise: Elephantiasis sticht den Prostatakrebs, die Analfistel kann mit jeder Blutvergiftung gestochen werden.

Der Adventure-Hypochonder

Diese Menschen verstehen Hypochondrie als Abenteuersport. Adventure-Hypochonder lassen gleichzeitig Magen- und Darmspiegelung bei sich durchführen, und zwar ohne Betäubung. »Ich will das sehen, und zwar synchron auf zwei Bildschirmen!« Sie sind Versuchskaninchen und Experimentatoren in einem – so wie früher die Ärzte und Forscher –, unternehmen mit ihren Körpern interessante Versuche, probieren alle Drogen aus, nehmen jede Tablette, die irgendwo herumliegt, besuchen gefährliche Amazonasheiler und lassen keine Gefahr aus, nach der Devise: »Es geht dir zwar komplett beschissen – aber der Effekt ist enorm!« Sie begeben sich ständig in Gefahr, weil sie der Meinung sind, nur ein gequälter Körper kann sich gegen anstürmende Krankheiten wehren.

Der echte Hypochonder

Da hört der Spaß auf. Das sind die schweren Fälle, die meist jahrelange Praxis-Odysseen hinter sich haben und am Ende nicht mehr wissen, ob nun sie verrückt sind oder der Rest der Menschheit. Oft sind das sehr isoliert lebende Menschen, die schwere psychische Probleme haben, aber auch nicht zu Therapeuten gehen wollen – aus Angst, dass der ihnen am Ende noch die Krankheit nimmt, die sie gerade zu haben glauben. Und dabei ist sie doch das Einzige, was sie am Leben hält.

Irgendwas fehlt jedem – ein Resümee

So wie sich die Medizin in den letzten Jahrzehnten rapide verändert hat, hat sich auch das Leben der Patienten gründlich verändert. Die durchschnittliche Lebenserwartung hat sich in den vergangenen anderthalb Jahrhunderten fast verdoppelt, und sie steigt weiter. Mit der Zahl entdeckter und teilweise heilbarer Krankheiten hat sich die Hypochondrie eine mächtige Basis erobert. Fernsehsendungen, Zeitschriftenbeiträge, Bücher und Websites über Krankheiten werden immer beliebter.

Hypochondrie existiert in verschiedenen Härtegraden. Ganz oben steht die somatoforme Störung, die unbedingt behandlungsbedürftig ist. Die Folgen einer solchen schweren Hypochondrie sind – wie zu erwarten – überaus unerfreulich. Alles Denken und später auch Handeln, zuletzt das ganze Leben kreisen überwiegend und am Ende ausschließlich um die Furcht vor einer oder mehreren Krankheiten, was umso schlimmer wird, je weniger fassbar diese Furcht ist. Mit logischen Argumenten kommt man der Krankheitsangst nicht bei, denn ein guter Hypochonder entwickelt sofort eine schlüssige Gegenlogik: »Was muss das für eine schreckliche Krankheit sein, die von so vielen Experten nicht einmal diagnostiziert werden kann!«

Aber es gibt auch schwache und verträgliche Verlaufsformen der Hypochondrie, und einige Medizinexperten sind der Meinung, dass »ein wenig Hypochondrie« eher nützt als schadet. Wenn man es nämlich nicht übertreibt, hat man wenigstens ein medizinisches Basiswissen, geht zu den empfohlenen Vorsorgeuntersuchungen – und lieber einmal öfter als einmal zu wenig zum Arzt. Vor allem suchen solche Hypochonder sich einen »Arzt des Vertrauens«, der auch mit sich reden lässt. Und Eigeninitiative ist bei unserem verwirrenden Gesundheitssystem immer noch die beste Einstellung.

Hypochonder sind die besseren Menschen

Soweit die kühle Faktenlage, die aber recht unsexy ist. Wenn man unter seiner Hypochondrie nicht leidet, sondern sie annimmt und selbstbewusst zu ihr steht, gibt es sogar viele Gründe, darauf stolz zu sein. Hypochonder sind nämlich die besseren Menschen, denn sie sind so, wie wir uns doch alle unsere Mitmenschen erhoffen: aufmerksam, nachdenklich, unterhaltsam, kommunikativ, gebildet (wenigstens halbgebildet, aber mit großem medizinischem Basiswissen), eloquent, mit hoher Sozialkompetenz und mit tiefer Empathie für sich selbst. Sie kennen die neuesten Forschungsergebnisse der Medizin, stellen wichtige Selbstuntersuchungen und Experimente mit sich an, erhöhen das Bruttosozialprodukt durch vermehrten Arzneimittelbedarf und vehemente Selbstmedikation. Und sie haben immer einen guten Rat parat. Außerdem kennen sie jede Menge Ärzte, die ohne sie dichtmachen könnten.

10 Gründe, warum Hypochonder die besseren Menschen sind:

1. *Hypochonder kurbeln die Wirtschaft an.*
   Die Fitnessbewegung wäre ohne Hypochonder sofort wieder eingeschlafen, Basic- und Ökoläden wären längst pleite. Die Pharmaindustrie liebt sie ebenso wie Verlage mit Sachbuch- und Lebenshilfeprogrammen.
2. *Hypochonder sind tolerant.*
   und offen für alles Neue – für Hypnose, Urintherapie, Akupunktur, Eso-Heiler, Gurus, Bachblüten, Reiki, Ayurveda und Entsäuerungskuren.
3. *Hypochonder lesen gerne.*
   Fachbücher, medizinische Zeitschriften, Magazine mit Krankheitstests, aber auch Literatur wie *Der Medicus, Tod in Venedig, Der große Pschyrembel, Der eingebildete Kranke, Die Kameliendame, Oblomov* ... und viele, viele mehr.
4. *Hypochonder sind informiert.*
   Sie kennen jede neue Krankheit, die Vogelgrippe, das Noro-Virus, Ebola und den diffusen Reizdarm. Was die Krankenkassen fordern – die Hypochonder tun es: Sie gehen zur

Grippeimpfung, sie nehmen alle Vorsorgeuntersuchungen mit, am besten jeden Monat, sie beobachten sich aufmerksam, tasten Hautknoten ab, pinkeln auf Teststreifen für Zuckerkrankheit und Übersäuerung, messen dreimal am Tag ihren Blutdruck und notieren die Werte.

5. *Hypochonder leben umweltbewusst.*
   Hypochonder finden kaum noch einen Platz auf dieser Erde, an dem sie Urlaub machen können. Nach Japan fahren sie nicht, weil das Meer mit Quecksilber vergiftet ist (außerdem droht der Kugelfisch), vor der russischen Nordküste liegen Atom-U-Boote in der Tiefe und rosten langsam vor sich hin, in Indonesien grassiert die Vogelgrippe, die Tsetsefliegen kommen schon bis Norwegen, in Bayern und Österreich lauert Gehirnhautentzündung durch Zeckenbiss. Hypochonder bleiben zu Hause und sind ökologische Vorbilder.
6. *Hypochonder verlassen sich nicht auf ihre Immunität.*
   Sie wissen, man kann gegen alles immun sein, nur nicht gegen das eigene Immunsystem. Hypochonder wissen um Allergien und Autoimmunerkrankungen – und wogegen ein Mensch allergisch sein kann: Es gibt quasi keinen Stoff, gegen den irgendjemand auf dieser Welt nicht allergisch ist. Der Hypochonder beobachtet diese Entwicklung sehr genau und ängstlich. Er hat schon alle Allergietests hinter sich – vertraut ihnen aber nicht.
7. *Hypochonder sind keine Selbstmörder.*
   Ein Hypochonder würde niemals einer Schweizer Organisation Tausende von Franken zahlen, damit ein medizinisch völlig unbeleckter Mensch über die Grenze fährt, sich mit ihm auf einer Raststätte trifft und ihm einen unbekannten Giftcocktail verabreicht. Ein anständiger Hypochonder will

es schon ein wenig genauer wissen: »Was ist drin? Gibt es Nebenwirkungen, Allergien ... ? Nein? Haben Sie überhaupt eine Qualifikation? Was, kein Medizinstudium?« Nein, Hypochonder sind keine Selbstmörder.
Organspender sind Hypochonder nicht, denn sie würden auch selbst niemals ein fremdes Organ in sich hineinlassen. Viel zu gefährlich, wer weiß, was man sich da alles einfängt.

8. *Hypochonder sind heitere Menschen.*
   Sie sind durchaus der ironischen Introspektion fähig. Sie kennen jede Menge Arzt-, Krankenhaus- und Hypochonderwitze. Sie tragen ihr Schicksal mit aufmerksamem Interesse, denn sie verstecken ihre Ängste nicht wie andere Menschen, etwa Alkoholiker, Depressive oder Extremsportler. Hypochonder sind auch keine Marathonläufer, Drachensegler oder Fallschirmspringer – das sind nämlich die Leute, die den Krankenkassen tatsächlich auf der Tasche liegen. Von Hypochondern kriegen die Versicherungen genug, denn wir haben viele, nein, alle Zusatzversicherungen, die es gibt, inklusive der Helikopterrückholung aus dem Ausland.
9. *Hypochonder sind hochgeschätzte Gäste.*
   Sie beherrschen die Kunst des Smalltalks. Sie kommen mit jedem sofort ins Gespräch. Entweder man fragt den anderen nach einer auffälligen Hautveränderung oder weist ihn auf die möglichen Hintergründe seiner Uhrglasnägel hin, oder man antwortet episch auf die harmlose Frage: »Na, wie geht es Ihnen?« Nach der ersten Stunde, die man sich mit einem neuen Bekannten unterhalten hat, kommt meist die Frage: »Sind Sie Arzt?«
   Nein, obwohl ich wahrscheinlich das Wissen habe, aber ich

praktiziere nicht, viel zu gefährlich. Das Schlimmste ist ja dieses Klinikvirus, das man überhaupt nicht mehr bekämpfen kann. Deshalb lassen sich Hypochonder auch nicht operieren, viel zu gefährlich, im Krankenhaus holt man sich den Rest.

10. *Hypochonder leben länger.*
Hypochonder sterben später, als es ihnen statistisch vorhergesagt ist, und viel später, als sie selbst es befürchten. Hauptsächlich deswegen, weil sie sich um ihr Wohlbefinden kümmern. Vorsorgeuntersuchungen und Abwehrkräfte stärken, das ist die Zauberformel. Ohne Hypochonder könnten außerdem viele Spezialkliniken für Magen- und Darmspiegelungen dichtmachen, und ohne sie wären die teueren CT- und MRT-Maschinen noch lange nicht abgeschrieben.

Der große Hypochonder-Test

Gesundheit ist ein weites Feld, verglichen mit der Krankheit allerdings nur ein kärgliches Gärtchen. Wenn wir gesund sind, nehmen wir das nicht ständig zur Kenntnis, ganz anders aber, wenn uns eine Krankheit plagt, oder – oft noch schlimmer – wenn wir unter der Ahnung leiden, krank zu sein. Wie Menschen mit solchen Befürchtungen umgehen, ist sehr unterschiedlich. Manche ignorieren sie komplett, manche gehen realistisch damit um, lassen sich durchchecken und sind mit dem Ergebnis zufrieden, manche ziehen eine zweite Meinung hinzu – und andere wollen es einfach nicht glauben, gesund zu sein. Wie gehen Sie mit Ihren Krankheitsängsten um?

1. Welche Werte Ihres Körpers kennen Sie?	
Blutgruppe	1 Punkt
Rhesus-Faktor	3 Punkte
Cholesterinwerte	5 Punkte
Harnsäurewerte	7 Punkte
Leberwerte	5 Punkte

2. Messen Sie Ihren Blutdruck?	
Das macht der Hausarzt.	0 Punkte
Manchmal	3 Punkte
In regelmäßigen Abständen	5 Punkte
Ich habe ein Pulsmessgerät und führe Buch über meine Werte.	7 Punkte

3. Auf welches Organ könnten Sie, wenn Sie müssten, am ehesten verzichten?	
Milz	7 Punkte
Bauchspeicheldrüse	0 Punkte
Schilddrüse	3 Punkte
Hypophyse	1 Punkt

4. Wissen Sie, was ein *Morbus clinicus* ist?	
Ja	7 Punkte
Nein	0 Punkte

5. Woran sterben Ihrer Meinung nach die meisten Deutschen?	
An Herz-Kreislauf-Erkrankungen	7 Punkte
An Krebs	5 Punkte
An einem Unfall	2 Punkte
An Altersschwäche	0 Punkte

6. Leiden Sie manchmal unter ...	
... diffusen Magenschmerzen	5 Punkte
... starken Blähungen	3 Punkte
... verdächtigen Hautveränderungen	7 Punkte
... juckender Kopfhaut	1 Punkt

7. Wie verhalten Sie sich bei Waldspaziergängen?	
Ich esse keine Beeren, weil man sich dabei mit dem Fuchsbandwurm infizieren kann.	7 Punkte
Ich gehe nicht ins Unterholz, weil man sich da Zecken einfangen kann.	3 Punkte
Ich gehe gerne in den Wald und sammle Pilze.	1 Punkt

8. Welche Impfungen haben Sie? (Mehrfachnennungen möglich)	
Eine aktuelle Tetanusimpfung gegen Wundstarrkrampf	3 Punkte
Eine Zeckenschutzimpfung	7 Punkte
Eine Grippeimpfung	5 Punkte

9. Holen Sie sich manchmal eine zweite Meinung ein, wenn Sie Ihrem Arzt nicht vertrauen?	
Nur bei schwerwiegenden Entscheidungen wie Operationen	3 Punkte
Nie	0 Punkte
Oft	5 Punkte
Immer	7 Punkte

10. Welche dieser Rufnummern haben Sie stets parat? (Mehrfachnennungen möglich)	
Hausarzt	1 Punkt
Zahnarzt	3 Punkte
Alle Notrufnummern	3 Punkte
Giftnotdienst	7 Punkte
Die des nächsten Krankenhauses	5 Punkte

11. Glauben Sie momentan an einer Krankheit zu leiden, die Ihr Arzt nicht erkennt?	
Nein	0 Punkte
Ja	5 Punkte
Ja, und das ist nicht das erste Mal.	7 Punkte

12. Wissen Sie, an welchen Krankheiten Ihre Großeltern mütterlicher- und väterlicherseits gelitten haben und woran sie gestorben sind?	
Nein	0 Punkte
Ich kenne nur ihre Todesursachen.	5 Punkte
Ich kenne die meisten Krankheiten, an denen sie litten.	7 Punkte

13. Wie gefährlich ist Ihrer Meinung nach eine genetische Veranlagung für Krankheiten?	
Zu vernachlässigen	0 Punkte
Bei manchen Krankheiten durchaus ausschlaggebend	4 Punkte
Sehr wichtig	7 Punkte

14. Wie bereiten Sie sich gesundheitlich vor einer Auslandsreise vor?	
Ich lasse mich gegen alle Krankheiten impfen, die in diesem Land auftreten können.	5 Punkte
Ich reise nur in Länder, in denen keine gesundheitlichen Gefahren lauern.	7 Punkte
Ich packe eine Reiseapotheke ein.	3 Punkte

15. Was tun Sie für Ihre Gesundheit?	
Ich ernähre mich ausgewogen und treibe Sport.	0 Punkte
Ich gehe regelmäßig ein Mal im Jahr zum Arzt.	2 Punkte
Ich lasse alle Vorsorgeuntersuchungen machen.	5 Punkte

16. Rufen Sie Ihren Hausarzt auch mal außerhalb seiner Sprechstunden an?	
Nein	0 Punkte
Ist schon mal vorgekommen.	3 Punkte
Dafür ist er ja schließlich da.	7 Punkte

17. Spüren Sie Ihren Körper?	
Ständig, ich achte auch sehr aufmerksam auf seine Signale.	7 Punkte
Nur bei starken Anstrengungen	2 Punkte
Nur wenn ich krank bin oder unter Schmerzen leide.	0 Punkte

18. Kontrollieren Sie Ihre Haut auf Veränderungen?	
Regelmäßig	7 Punkte
Das macht mein Partner, meist beim Sonnenbaden.	3 Punkte
Nie	0 Punkte

19. Geben Sie Menschen die Hand, wenn Sie wissen, dass die an einer ansteckenden Krankheit leiden?	
Lieber nicht	7 Punkte
Nur guten Freunden und Verwandten	3 Punkte
Natürlich, ich kann sie mir ja wieder waschen.	0 Punkte

20. Haben Sie manchmal den Eindruck, dass Freunde Ihre Sorgen um Ihre Gesundheit nicht ganz ernst nehmen?	
Niemals	0 Punkte
Manchmal	3 Punkte
Oft	7 Punkte

21. Wie steht es um Ihre Ernährung?	
Ich ernähre mich sehr bewusst und nach dem neuesten Stand der Wissenschaft.	5 Punkte
Ich ernähre mich immer passend zu meinem aktuellen körperlichen Zustand.	7 Punkte
Ich esse, was mir schmeckt.	0 Punkte

22. Wie oft haben Sie in den letzten drei Jahren Ihren Hausarzt gewechselt?	
Nie	2 Punkte
Ich habe keinen Hausarzt.	0 Punkte
Einmal	3 Punkte
Öfter als einmal	5 Punkte

Auflösung

Weniger als 18 Punkte:

Der Leichtsinnige. Haben Sie diesen Test tatsächlich wahrheitsgemäß gemacht? Beeindruckend, diese lässige Haltung dem eigenen Körper und der Gesundheit gegenüber. Vielleicht sollten Sie sich selbst doch ein wenig mehr Aufmerksamkeit schenken, denn es hat sich seit dem Mittelalter einiges geändert, was die Medizin betrifft.

19 bis 49 Punkte:

Der Realist. Bei Ihnen besteht kein Verdacht auf eine hypochondrische Störung. Sie machen sich keine unbegründeten Sorgen um Ihre Gesundheit und scheinen mit Ihrem Körper in Einklang zu leben. Versuchen Sie, diese Balance auch auf Ihr seelisches Gleichgewicht zu übertragen, damit Sie psychische Belastungszustände rechtzeitig bemerken und besser mit ihnen zurechtkommen.

50 bis 99 Punkte:

Der Übervorsichtige. Sie neigen dazu, Ihren Körper und all seine Funktionen intensiv zu beobachten. Sie gehen lieber einmal zu oft zum Arzt als einmal zu wenig und bewerten manchmal harmlose Anzeichen falsch. Trotzdem sind Sie im Alltag deshalb nicht gehandikapt und voll belastbar. Sprechen Sie offen mit einem Arzt oder Psychologen über Ihre Befürchtungen, damit Sie sich in Ihrer Haut wohler fühlen.

Über 100 Punkte:

Der echte Hypochonder. Ausgeprägte Krankheitsängste rauben Ihnen die Ruhe und bestimmen wahrscheinlich bereits große Bereiche Ihres Lebens. Häufig haben Sie das Gefühl, dass man Sie wegen Ihrer körperlichen Sorgen nicht ernst nimmt. Vertrauen Sie sich unbedingt einem Facharzt für Psychosomatik an, oder wenden Sie sich an die Beratungsstelle einer psychosomatischen Klinik.

Anhang

»Auch Hypochonder können mal krank werden.«

DR. MED. STEPHAN GUGGENBICHLER

Das ABC der Hypochonder

Allergien, die Sauberkeit ist die Hölle. Männer wissen das. Muss man ihnen nicht erst lange in Gesundheitsgesprächen beibringen – bei Frauen dauert es noch etwas, bis sich die neue Hygiene-Ideologie durchgesetzt hat. Vor allem bei Frauen aus Baden-Württemberg und aus der Schweiz. Hygiene ist Mist. Also nein, nicht grundsätzlich. Die Pest und das Kindbettfieber hat man damit in den Griff bekommen, aber seit der Erfindung von *Sagrotan* hat die Sauberkeit groteske Ausmaße angenommen. Heute stellen emsige Hausfrauen (meine ausgenommen!) einen Zustand desinfizierter Reinräume her, in denen man Mikrochips herstellen oder als Hyperallergiker überleben könnte. Aber wovon wird man zum Hyperallergiker? Von zu wenig Dreck in den ersten Lebensmonaten. Mein Opa sagte: »Drei Pfund Dreck muss ein Kind im Jahr essen. Nicht auf einmal natürlich!« Kommt ganz gut hin, wenn ich an meine Buddeljahre im Garten und die Sandkastenspiele denke. Fast vier Gramm am Tag, nicht mal ein Teelöffel voll.

Wir sind alle sauberer geworden, die Fußböden unserer Wohnungen haben die Qualität eines frisch gespülten Suppentellers, und unsere Körper sind nicht nur sauber, sondern rein, deodoriert und desinfiziert – aber unser Immunsystem ist sehr verwirrt ob dieses Mangels an Schmutz. Es bekommt kaum noch fremde und schädliche Substanzen in den ersten Lebensjahren vorgesetzt und kann deshalb auch keine Abwehrkräfte entwickeln. In den Städten regieren die Milben, Pollen und Feinstäube, und die Kinder werden zu Allergikern. Auf dem Land bekommen Kinder bei einem Besuch in einem Kuhstall eine komplette Desensibilisierung, haben zwar ständig Tropfnasen, aber kaum Allergien. Schmuddelkinder sind gesünder. Es gibt auch kaum Hypochonder dort.

Angstszenarien, beliebte Der allgemeine Patienten-Verband in Marburg schätzt das Risiko, verletzt oder gar getötet zu werden, wenn man als Patient ein Krankenhaus betritt, auf 1:200. Dagegen ist die Wahrscheinlichkeit, verletzt oder getötet zu werden, wenn man ein Flugzeug betritt, gerade mal 1:2 000 000. Natürlich geht man in ein Krankenhaus, weil man krank ist oder operiert werden muss – aber die Unterschiede sind doch erstaunlich.

Werden zu viele überflüssige Operationen und Behandlungen in Kliniken durchgeführt? Schlecht zu beweisen, aber ein kleines Beispiel wirft doch ein bezeichnendes Licht auf diese Frage: Im Frühjahr 2000 streikten die israelischen Krankenhausärzte wochenlang und hatten nur einen Notdienst für Geburten, Krebspatienten und Unfälle eingerichtet. Hunderttausende von Untersuchungen fielen aus, ebenso viele Operationen und Bestrahlungen. Das hatte schwerwiegende Folgen – für die Bestattungsunternehmer in Israel. Die Sterberate sank gewaltig, und das *British Medical Journal* titelte ironisch: »Ärztestreik gut für die Gesundheit«.

Ansteckung, die Hypochonder wissen, dass die größte Ansteckungsgefahr nicht niesende Menschen in der U-Bahn sind, sondern viel hinterlistigere Möglichkeiten, solche, die Nicht-Hypochonder völlig unterschätzen. Aber wo lauern wohl die meisten Bakterien und Viren? Richtig: beim Arzt. Dort kann man sich am besten anstecken, zum Beispiel, indem man Türklinken anfasst oder in Zeitschriften blättert. Man kann sich anstecken, wenn man sich die Hand gibt oder bei einem ordentlichen Zungenkuss (nein, natürlich nicht mit AIDS, nur mit den meisten Infektionskrankheiten), aber haben Sie schon daran gedacht, dass man sich am häufigsten durch die Berührung von Handläufen (Rolltreppen!), Telefonhörern, Computertastaturen, Bankautomaten, Griffen von Foltergeräten im Fitnessstudio, Lenkrädern, Tür- und Fenstergriffen und Geld ansteckt? Ja, Geld kann krank machen. Man kann sich auch anstecken, wenn man fremde Zahnbürsten benützt oder Erlebnisbäder aufsucht. Nur werden Sie dort kaum einen anständigen Hypochonder finden.

Ängste, die Ängste gehören zu den ältesten Themen der Menschheit. Weil man eigentlich vor allem und jedem Angst haben kann, genügte es nie zu sagen: »Ich habe Angst!«
»Ja, wovor denn? Hast du Ablutophobie, Emetophobie oder gar Ithyphallophobie?«, fragte der alte Grieche, und weil Ängste so alt sind, haben die meisten schöne griechische oder römische Namen bekommen. Hier eine Auswahl der wichtigsten:
Ablutophobie: Angst vor dem Waschen oder Baden
Achluophobie: Angst vor der Dunkelheit
Acousticophobie: Angst vor Lärm und Geräuschen

Aeroacrophobie: Angst vor hochgelegenen, weiten Plätzen
Aerophobie: Angst davor, Luft zu verschlucken oder schädliche Gase einzuatmen
Agaraphobie: Angst davor, angefasst zu werden
Agyrophobie: Angst davor, verkehrsreiche Straßen zu überqueren
Amakaphobie: Angst vor Eisenbahnen
AIDS-Phobie: Angst vor AIDS
Ailurophobie: Angst vor Katzen
Akarophobie: Angst vor Insekten, Stichen oder Infektionen durch Milben und Zecken
Alliumphobie: Angst vor Knoblauch
Allodoxaphobie: Angst vor einer Meinung (vielleicht sogar vor der eigenen, typische Politikerphobie)
Amathophobie: Angst vor Staub (die typische Hausfrauenphobie)
Ancraophobie: Angst vor dem Wind (für Segler nicht empfehlenswert)
Anuptaphobie: Angst davor, alleinstehend zu bleiben (die Wo-ist-der-Prinz-auf-dem-weißen-Pferd-verdammt!-Phobie, die Basis jedes Frauenromans)
Apeirophobie: Angst vor der Unendlichkeit (die Astrophysiker-Phobie)
Arachibutyrophobie: Angst vor Erdnussbutter, die am Gaumen kleben bleiben könnte (eine in Amerika weitverbreitete Phobie)
Asymmetriphobie: Angst vor asymmetrischen Dingen
Ataxophobie: Angst vor Unordnung (Wie meine Frau mit dem ihr eigenen Humor meint: Ein Hypochonder bist du vielleicht, aber an dieser Phobie leidest du bestimmt nicht!)

Atelophobie: Angst vor der Unvollkommenheit
Atephobie: Angst vor dem Ruin (die neue Modekrankheit für Investmentbanker und Fondsmanager)
Aurophobie: Angst vor Gold
Australophobie: Angst vor Australien und seiner Kultur (welcher Kultur?)
Ballistophobie: Angst vor Feuerwerkskörpern und Schusswaffen (in den USA auch die Angst davor, aus Versehen erschossen zu werden)
Bibliophobie: Angst vor Büchern
Bromhidrosophobie: Angst vor Körpergeruch (meist davor, durch eigenen Körpergeruch unangenehm aufzufallen, Dauerwäscher sind die Folge – sehr gefährlich!)
Bufonophobie: Angst vor Fröschen (keine Giftfrösche etwa, sondern dem normalen Quaker)
Clinophobie: Angst davor, ins Bett zu gehen
Coitophobie: Angst vor dem Geschlechtsverkehr
Coultrophobie: Angst vor Clowns (auch als Comedyphobie bekannt)
Decidophobie: Angst davor, Entscheidungen zu treffen
Defecaloesiophobie: Angst vor einer schmerzhaften Organerkrankung
Dementophobie: Angst davor, wahnsinnig zu werden
Easiophobie: Angst vor dem Schreiben (kenne ich gut)
Eisoptrophobie: Angst davor, sich im Spiegel zu betrachten (bei manchen Menschen durchaus nachvollziehbar)
Emetophobie: Angst davor, sich übergeben zu müssen
Epistaxiophobie: Angst vor Nasenbluten
Epistemophobie: Angst vor Wissen (könnte als Ausrede für faule Schüler herhalten)
Ergasiophobie: Angst eines Chirurgen vor einer Operation,

sie versauen zu können (Fragen Sie nie Ihren Chirurgen vor der OP: »Na, sind Sie Ergasiophobiker?« Er wird den Scherz nicht verstehen.)

Euphobie: Angst vor guten Neuigkeiten (kennt jeder Tageszeitungsredakteur)

Demophobie: Angst vor Menschenmassen und überfüllten Plätzen

Dentophobie: Angst vor dem Zahnarzt

Dermatosiophobie: Angst vor Hautkrankheiten

Dextrophobie: Angst vor Dingen, die sich an der rechten Körperhälfte befinden

Diabetophobie: Angst vor Diabetes

Dinophobie: Angst vor Whirlpools (nicht darin zu ertrinken, sondern dass es einem darin schwindlig wird)

Diplopiphobie: Angst davor, doppelt zu sehen

Dishabiliophobie: Angst davor, sich vor jemandem auszuziehen

Febriphobie: Angst vor Fieber

Frigophobie: Angst vor einer Erkältung

Galeophobie: Angst vor Katzen

Genuphobie: Angst vor dem Knie (dem eigenen wie fremden)

Gephyrophobie: Angst davor, Brücken zu überqueren

Gerascophobie: Angst vor dem Altern

Germanophobie: Angst vor Deutschland und seiner Kultur

Glucodermaphobie: Angst vor der Haut, die sich beim Abkühlen auf der Milch bildet

Haphephobie: Angst vor Berührungen

Heliophobie: Angst vor der Sonne

Hydrargyrophobie: Angst vor Medikamenten (kein Scherz, unter Hypochondern weit verbreitet)

Hypsophobie: Angst vor Höhe

Iatrophobie: Angst vor dem Arzt und dem Arztbesuch (auch keine typische Hypochonderstörung)
Illyngophobie: Angst vor Schwindel
Insectophobie: Angst vor Insekten
Iophobie: Angst vor Gift oder davor, vergiftet zu werden
Ithyphallophobie: Angst davor, eine Erektion zu sehen, daran zu denken oder eine zu haben
Kanzerophobie/Karzinophobie: Angst vor Krebs
Kardiophobie: Angst vor Herzerkrankungen
Karagulophobie: Angst davor, lächerlich gemacht zu werden oder sich selbst lächerlich zu machen
Kenophobie: Angst vor leeren Räumen oder allgemeiner Leere
Klaustrophobie: Angst vor engen Räumen (der Klassiker, aber jetzt kennen Sie noch ein paar Phobien mehr!)
Kopophobie: Angst vor Ermüdung
Kyphophobie: Angst davor, sich zu bücken
Lachanophobie: Angst vor Gemüse
Leukophobie: Angst vor der Farbe Weiß
Levophobie: Angst vor den Dingen, die sich an der linken Körperhälfte befinden
Ligyrophobie: Angst vor lauten Geräuschen
Logiozomechanophobie: Angst vor Computern
Lygophobie: Angst vor Dunkelheit
Lyssophobie: Angst vor Tollwut
Macrophobie: Angst davor, lange warten zu müssen (etwa vor einem Schuhgeschäft!)
Medecophobie: Angst davor, dass man seine Erektion in der Hose sehen könnte
Meningitophobie: Angst vor einer Hirnerkrankung
Microbiophobie: Angst vor Mikroben
Monopathophobie: Angst vor ganz bestimmten Krankheiten

Mycophobie: Angst vor Pilzen

Mysophobie: Angst vor Schmutz oder Ansteckung

Necrophobie: Angst vor allem, was mit dem Tod zusammenhängt

Negrophobie: Angst vor Schwarzen (Menschen)

Nelophobie: Angst vor Glas

Neopharmaphobie: Angst vor neuen Medikamenten (Ha! Ich nenne das gesundes Misstrauen.)

Nosemaphobie / Nosophobie: Angst davor, krank zu werden (unser Thema!)

Nosocomephobie: Angst vor Krankenhäusern

Nucleomitiphobie: Angst vor Nuklearwaffen

Obesophobie: Angst vor Gewichtszunahme

Odontophobie: Angst vor Zähnen oder Zahnarztbehandlungen

Odynophobie: Angst vor Schmerzen

Olfactophobie: Angst vor Gerüchen

Ophthalmophobie: Angst davor, angestarrt zu werden

Osphresiophobie: Angst vor Körpergerüchen

Panophobie (Panphobie, Pantophobie): Angst vor allem und jedem – die Königsphobie

Panthophobie: Angst davor, Angst zu haben

Parasitophobie: Angst vor Parasiten

Paraskavedekatriaphobie: Angst vor Freitag dem 13.

Pathophobie: Angst vor Krankheit

Pediculophobie: Angst vor Läusen

Peladophobie: Angst vor Kahlköpfigen

Phagophobie: Angst vor dem Verschlucken

Pharmacophobie: Angst vor Medikamenten

Phengophobie: Angst vor Tageslicht

Placophobie: Angst vor Grabsteinen

Pnigerophobie (Pnigophobie): Angst davor, zu würgen oder zu ersticken
Potophobie: Angst vor Alkohol
Psychrophobie: Angst vor einer Erkältung
Pyrexiophobie: Angst vor Fieber
Radiophobie: Angst vor Strahlung, besonders Röntgenstrahlen
Rhytiphobie: Angst davor, Falten zu bekommen
Rupophobie: Angst vor Schmutz
Scotomaphobie: Angst vor Erblindung
Seplophobie (Septophobie): Angst vor Fäulnis
Sesquipedalophobie: Angst vor langen Wörtern
Stenophobie: Angst vor Enge und engen Plätzen
Tabophobie: Angst, an einer Krankheit dahinzusiechen
Taphephobie (Taphophobie): Angst, lebendig begraben zu werden
Tapinophobie: Angst, eine ansteckende Krankheit zu haben
Telephonophobie: Angst vor Telefonen, Handys und dem Telefonieren
Teniophobie: Angst vor Bandwürmern
Thanatophobie (Thantophobie): Angst vor dem Tod
Tomophobie: Angst vor chirurgischen Operationen
Toxicophobie (Toxiphobie, Toxophobie): Angst vor Gift und Vergiftung
Trypanophobie: Angst vor Injektionen
Urophobie: Angst vor Urin
Vaccinophobie: Angst vor Impfungen
Venerophobie: Angst vor Geschlechtskrankheiten
Verminophobie: Angst vor Bakterien
Xenophobie: Angst vor Fremden
Zeusophobie: Angst vor Gott oder Göttern

China Chinesen war lange Zeit das Krankheitsbild des Hypochonders unbekannt. Die Ärzte im alten China bezahlte man nur, solange man gesund war. Im Krankheitsfall setzte die Bezahlung sofort aus. Der Arzt musste den Patienten erst wieder vollständig heilen, was bei einem Hypochonder ziemlich schwer ist. Heute hat sich auch im Reich der Mitte der internationale Ärztestandard durchgesetzt, das heißt, gezahlt wird immer, egal, ob der Kranke krank bleibt oder gesund wird. Und deshalb gibt es inzwischen auch chinesische Hypochonder.

Cholesterin, das Ihr Cholesterin ist zu hoch! Ein Drama. Man muss kein Hypochonder sein, um sofort an einen drohenden Herzinfarkt zu denken. Auf der einen Seite wissen die meisten, dass es gutes und schlechtes Cholesterin gibt, aber kaum, dass es insgesamt an die 200 Risikofaktoren für den schnellen Herztod gibt. Eines ist unbestritten: Dass erhöhtes Cholesterin das Infarktrisiko erhöht – andererseits ist nicht nachgewiesen, dass man länger lebt, wenn man den Cholesterinspiegel medikamentös senkt. Hypochonder wissen so was. Man muss nicht mal an den *Lipobay*-Skandal denken. Ein weiteres Paradoxon ist, dass Menschen über 70 eher mit zu niedrigen Cholesterinwerten krank werden als mit erhöhten.

Diagnose, die – des Hypochonders

- Der Patient muss seit mindestens einem halben Jahr davon überzeugt sein, an einer ernsthaften Erkrankung zu leiden, auch wenn wiederholte Untersuchungen keine ausreichende körperliche Erklärung erbracht haben.
- Obwohl mehrere Ärzte dem Patienten versichern, dass hinter den Symptomen keine schwerwiegende Krankheit steckt, glaubt der Patient das nicht. Er betreibt *Doctor-Hopping*

und rennt von einem Arzt zum nächsten. Angetrieben werden Hypochonder oft von dem Gedanken, dass ihr Arzt etwas übersehen haben könnte, was ein anderer Kollege vielleicht entdeckt.

- Er kann höchstens vorübergehend akzeptieren, dass es keine körperlich fassbare Erklärung für seine Beschwerden gibt.

Zuerst muss der Arzt sichergehen, dass auch tatsächlich keines der befürchteten körperlichen Leiden existiert. Wichtig ist eine gründliche körperliche Untersuchung. Findet er keine Krankheit, heißt es: Mit dem Patienten sprechen, ihn aufklären und gemeinsam nach Lösungsmöglichkeiten suchen.

Er muss einen Fachmann hinzuziehen, der mit Hypochondern Erfahrung hat, beispielsweise einen Psychiater, Psychotherapeuten oder Facharzt für psychosomatische Medizin. Denn die permanente Krankheitsangst ist eine psychische Erkrankung, keine körperliche. Dem stehen die Betroffenen oft sehr kritisch gegenüber, weil sie fest von einem körperlichen Leiden überzeugt sind. Dementsprechend fühlen sie sich angesichts einer Überweisung zum Psychiater oft nicht ernst genommen.

Englische Krankheit, die Die *Englische Krankheit*, wie alles zwischen Hysterie und Hypochondrie im 18. Jahrhundert genannt wurde, war ein Privileg der Oberschicht. Vorgeführtes Leiden gehörte zu dieser Klasse, die damit hohe Sensibilität, Erschöpfung durch zu vieles Denken und Langeweile angesichts einer niveaulosen Umgebung signalisierte. Umso erstaunter waren die Ärzte, als nach und nach auch in der Unterschicht diese Krankheit auftrat. George Cheyne, ein bekannter Arzt dieser Zeit meinte gar, ein Drittel seiner Landsleute sei von dieser Krankheit befallen; allerdings zählte er zur *Englischen Krankheit* neben der Krankheitsangst auch Syphilis, Skorbut, Gicht, Depressionen und Tuberkulose. Die Hypochondrie verlor deutlich an Interesse (für den Stand der heilenden Berufe), als man feststellte, dass sie weder durch Medikamente noch durch Psychoanalyse heilbar ist. Erst viel später, nach dem Zweiten Weltkrieg, wandte sich die Verhaltenstherapie diesem komplexen Krankheitsbild zu, definierte es als somatoforme Störung und hat inzwischen recht gute Erfolge. Aber es scheint wie bei Alkoholikern zu sein: Es gibt keine Heilung, man muss sich quasi lebenslang »am Zügel haben«. Die Krankheit kann jederzeit wieder ausbrechen. Und was beim trockenen Alkoholiker die eine Cognacbohne anrichten kann, ist für einen gebändigten Hypochonder vielleicht die Nachricht von einer neuen Grippeepidemie, ein Krebstod in der Familie oder ein plötzlich auftretendes Jucken der Kopfhaut.

Fernsehen für Hypochonder 1 Frau Dr. Antje Schaeffer-Kühnemann[22] ist an allem schuld. Die Pionierin des deutschen Medizinjournalismus ist eine Ikone für Hypochonder, vergleichbar etwa damit, was Marianne Rosenberg für Homosexuelle ist. Ich hoffe, das war pc (siehe pc). Neben Hans-Joachim Kulenkampff war sie als Moderatorin von »Wie hätten Sie's denn gern?« einfach verschenkt, diese strahlende Schönheit mit dem kompletten Pschyrembel im Hirn musste etwas Adäquates vortragen. Und tatsächlich, sie erfand für den

22 Ich weiß, liebe Antje, seit der Scheidung heißt du wieder Antje Katrin Kühnemann, aber ich kann das nicht sagen, ich bin mit dir groß geworden, du bist neben Dr. Marianne Koch meine Vertrauensärztin und medizinische Wegbegleiterin. Da macht es auch nichts, dass du dich so gut mit Leni Riefenstahl verstanden hast.

Bayerischen Rundfunk einen Straßenfeger: das Gesundheitsmagazin *Die Sprechstunde. Ratschläge für die Gesundheit*, das 34 Jahre gesendet wurde. Das soll mal einer nachmachen! Das haben weder David Letterman noch Harald Schmidt geschafft.

In dieser rasanten Medizinshow konnte man erfahren, was gegen Inkontinenz hilft, welche Hausmittel Kopfläuse auf gesunde Weise vertreiben und warum Frauen und Hypochonder statistisch älter werden als Männer: Vorsorge, Körperbewusstsein, Wissen! Und Frau Dr. Antje Schaeffer-Kühnemann hat auch schöne Sätze gesagt, die einen Hypochonder aus dem Herzen sprechen, etwa diese: »Ein grundsätzliches Problem der Arzt-Patienten-Beziehung sehe ich in der Unsicherheit auf beiden Seiten. Welcher Arzt kann schon von sich behaupten, jedem Patienten uneingeschränkt helfen zu können?! Der Mensch ist eben keine Maschine, und auch der beste Operateur hat Patienten, bei denen der Eingriff kein optimales Ergebnis bringt. Diese Unsicherheit ist quasi berufsimmanent. Auf der anderen Seite fragt sich der Patient natürlich: Habe ich den richtigen Arzt gewählt? Wird er mir helfen können? Genau das ist der Punkt – hier müssen beide an einer gemeinsamen Vertrauensbasis arbeiten.«

Ja, hat die Frau nicht recht?!

Fernsehen für Hypochonder 2 Medizin ist neben *Sex and Crime* das wichtigste Lebensthema, oder wie Reich-Ranicki es etwas schlichter ausdrückte: »Liebe und Tod, darum geht es, nur darum!« Der Mann hat wenig Ahnung vom Leben, noch weniger von der Literatur, denn er bespricht keine Arztromane. Höchstens den *Zauberberg* lässt er gelten oder die *Krebsstation*, beides keine Romane, in denen ärztliche Arbeit in ihrer ganzen Spannungsbreite gewürdigt wird – die von Hypochondern noch viel weniger. In Büchern (Sachbücher nehme ich mal aus) mag für Hypochonder nicht viel Interessantes zu finden sein, im Fernsehen sieht es da schon anders aus. Die *Beratungsstunde*, das *Arztgespräch* und der *Fahrpan Gesundheit*, das sind erstklassige Ratgebersendungen, und auch unterhaltungsmäßig ist die Medizin ganz vorne: *Dr. House, Emergency Room, Alphateam – die Lebensretter, Für alle Fälle: Schwester Stefanie, Dr. Frank – der Arzt, dem die Frauen vertrauen, Chicago Hope, Die Schwarzwaldklinik, Grey's Anatomy – die jungen Ärzte, OP ruft Dr. Bruckner, Die Rettungsflieger, Hallo, Onkel Doc!, Klinikum Berlin Mitte, St. Angela, Klinik unter Palmen, Praxis Bülowbogen, Freunde fürs Leben, Der Landarzt, Stadtklinik, Dr. Sommerfeld, Der Bergdoktor, Private Practice, General Hospital, Krankenhaus Lichtenberg*. Und wenn dann spät noch ein Medizinfilm wie *M.A.S.H.* oder *41 Grad Liebe* läuft, man mit Grippe und *MediNight* im Bett liegt – das ist gigantisch!

Genetisch veränderte Menschen Über 40 Jahre ist es her, dass man den genetischen Code entschlüsselt hat, aber es gibt noch immer Hypochonder. Das ist die gute Nachricht. Die schlechte ist, dass die Entschlüsselung des genetischen Codes jede Menge Probleme gebracht hat. Zum einen mal Angst. Das ist für Hypochonder nicht gerade das Beste. Nachdem es höchstwahrscheinlich kein Hypochonder-Gen gibt, das man im Erbgut herausbasteln kann, werden viele schöne Krankheiten verschwinden, an die sich Hypochonder gewöhnt haben. Das macht den Hypos Klasse 1–3 nicht viel aus, den anderen aber umso mehr. Angst hat man doch nur vor dem Ungewissen, wer will schon Klarheit?! Und kein Hypochonder würde sich sein Genmaterial zerschnipseln lassen, denn das könnte ja eine Zukunft ohne Hypos bedeuten.

Nein, im Ernst, Erbkrankheiten sind wichtig. Sie schlagen eine Brücke zur Vergangenheit, zur Familiengeschichte. In einem Netz aus Zeit und Verwandtschaft fühle ich mich als Glied der Geschichte von der Vergangenheit umarmt, in einer Linie von Blutern und Allergikern, und immer wenn ich den Staub viel zu schnell abgestorbener Hautzellen von meinem Unterarm blase, denke ich an meinen Urururururururgroßvater, der das im Dreißigjährigen Krieg schon getan hatte.

Krankheiten sind genealogische Stränge, Familienforschung vor dem Medizinschränkchen: Wo habe ich meine Migräne her? Wie erfreulich, wenn ich in einer Familienchronik finde, dass meine Ahnfrau Henriette von dem Grisebach im frühen 18. Jahrhundert schon tagelang mit Kamillenkränzen um den Hals in abgedunkelten Zimmern gelitten hatte und ihrem Mann den Beischlaf verweigerte, bis der sich endgültig einer kräftigen, zehn Jahre jüngeren Magd zuwandte und mit ihr den Rest der Nachkommenschaft zeugte – was meiner Ururururgroßmutter Kopfschmerzen bis ans Ende ihrer Tage garantierte. Ich stamme also höchstwahrscheinlich aus der ehelichen Linie. Und diese Geschichte wollen uns die Genforscher nehmen?

Debatten über Chancen und Risiken der Humangenetik werden meist mit einem hohen emotionalen Engagement geführt. Kein Wunder, ahnen doch schon die Amateure, dass die Profis auch nur mit Stangen im Nebel herumfuchteln. Gentechnisch jedenfalls. Keiner weiß etwas Genaues, aber wusste man zur Einführung der Eisenbahn mehr? Vielleicht hätten die Menschen in derart schnell fahrenden Zügen ja tatsächlich ersticken können. Oder wusste man zur Einführung der Kernkraft mehr? Jedenfalls dachte man nicht an eine sichere Verwahrung abgebrannter Brennstäbe. Da sind

Hypochonder Fatalisten – wird schon irgendwie gutgehen. Nur bei mir persönlich gilt: Finger weg von meinem Genpool!

Es ist verständlich, dass man sich Gedanken über genmanipulierten Mais macht, der – als mexikanische Tortillas – in mir Chromosomen benagen könnte und ein paar dieser verzwickten Aminosäurenprogramme durcheinanderbringt. Viel naheliegender ist es, sich Sorgen zu machen, wenn jemand direkt Eingriff in mein Erbgut nehmen will. Da sind wir Hypochonder sehr empfindlich. Wahrscheinlich weil wir – anders als die meisten Wissenschaftler – eine enorme medizinische Phantasie haben.

Was könnte sich denn alles ändern? Zum Beispiel könnte der kleine Genschnipsel, der *Morbus Bechterew* auslöst, gleichzeitig dafür zuständig sein, dass unsere Bandscheiben elastisch genug aufgebaut werden. Sicher, das ist nur ein unqualifiziertes Beispiel, aber es wäre nicht das erste Mal, dass Wissenschaftlern angesichts unqualifizierter Beispiele das Lachen im Hals stecken bleibt.

Vorgeburtliche Diagnostik ist ein Schlaraffenland für Genmanipulateure, hier lassen sich jede Menge medizinische Vorhersagen treffen – wahrscheinlich aber nicht unbedingt mit höherer Trefferquote als bei einer gut ausgebildeten Handleserin.

Denn dass dieses in den nächsten Wochen zur Welt kommende Kind einmal an *Morbus Bechterew* erkranken wird, kann niemand vorhersagen. Viel ändert sich in seinem Leben aber, wenn es weiß, dass es eine starke Dis-po-si-tion für *Morbus Bechterew* oder eine andere exotische Krankheit hat! Allein das Wissen darum würde mich schon krank machen. Und wahrscheinlich würde ich nicht einmal an *Morbus Bechterew* erkranken, viel wahrscheinlicher ist, dass ich aus Angst davor ein ordentliches Magengeschwür bekäme!

Und wenn andere – der Staat, die Krankenversicherung oder Arbeitgeber – wissen, dass die Wahrscheinlichkeit für uns, an *Morbus Bechterew* zu erkranken, statistisch höher ist als bei unseren Konkurrenten, kann das unser ganzes Leben empfindlich verändern. Meist verschlechtern. Findet man gar noch ein Gen für eine Disposition zum Päderasmus, werden wir auch nicht mehr Kindergärtner, Lehrer, Fußballtrainer oder Priester (na ja, das vielleicht schon).

Geräte und moderne Technik Wer seinen Blutdruck nicht kennt, ist ein Ignorant. Und auch über Blutgruppe und Rhesusfaktor sollte man Bescheid wissen, selbst wenn *aufgeklärte* Zeitgenossen meinen: Vor jeder Bluttransfusion wird sowieso erst die Blutgruppe bestimmt. Ach? Verantwortung abgeben, nichts mit dem eigenen Körper zu tun haben wollen! Toll! Und wenn Sie in Indonesien einen Tauchunfall haben? Nur mal so gefragt.

Gesundheit – wie Gesundheit ist eine problematische Größe. Die WHO sagt dazu: »Health is a state of complete physical, mental and social well-being and not merely the absence of disease or infirmity.« Also ein Zustand vollkommenen körperlichen, geistigen und sozialen Wohlbefindens und nicht nur die bloße Abwesenheit von Krankheit oder Gebrechen.

Denken wir je an unsere Gesundheit? Nein, wir denken an Krankheit, wenn wir etwas verspüren – ein Kratzen im Hals, eine Schwellung am Bein ... oder gar Schlimmeres. Wann ist man gesund? Wenn man keine Krankheit hat. Aber weiß man, ob man keine Krankheit hat? Das ist die erste Frage der Hypochonder. Gibt es Krankheiten, die die klassische Medizin (die momentan gerade den Ton angibt) nicht definieren kann, für die sie keinen Namen hat?

Man hofft zwar, gesund zu sein, aber man hat den Verdacht, dass das so nicht ganz stimmt. Vielleicht kann man sich mathematisch-statistisch der Gesundheit nähern. Auf einer Skala, an deren einem Ende die vollkommene Gesundheit eingetragen ist und am anderen der Tod, könnte man seinen momentanen Status ja festmachen. Diese Skala könnte so aussehen:

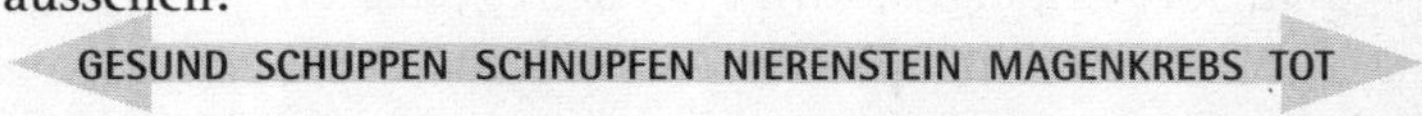

Unterteilen wir diese Skala – zum Beispiel in 100 Untereinheiten –, so kann man jedem Abschnitt eine Befindlichkeit oder eine Krankheit zuordnen, wobei 0 die absolute Gesundheit bedeutet und 100 den Tod. Eine harmlose Erkältung etwa könnte man mit 23 definieren, eine eitrige Nebenhöhlenentzündung bekäme 49, eine Nierenbeckenentzündung 74 und Darmkrebs 92.

So ließe sich von der leichtesten bis zur schwersten Erkrankung eine Reihe aufstellen, mit den beiden höchst dramatischen Eckpunkten 0 und 100. Dass wir einmal im Leben die 100 erreichen, ist sicher, aber ob wir jemals die 0 hatten ... das ist Ansichtssache. Denn irgendwas ist ja immer. Eine leichte Nackenverspannung, ein Reizhusten, kalte Füße ...

Gesundheit ist also etwas ebenso Absolutes wie der Tod, und wer kann schon guten Gewissens sagen: Ich bin hier und jetzt völlig gesund?! Man kann höchstens sagen: Es geht mir gut, ich habe gerade keine Schmerzen, die Laune ist prima, ich fühle mich gut ...

Aber wer weiß schon, ob er momentan wirklich hundertprozentig gesund ist? Ob nicht wenigstens ein paar hinterlistige Viren gerade mit dem Immunsystem raufen und möglicherweise auch gewinnen. Wann beginnt eine Krankheit? Und wo endet die Gesundheit? Das sind Fragen, die sich Philosophen einmal stellen sollten (ja, Herr Sloterdijk!) – Hypochonder jedenfalls stellen sich solche Fragen ständig.

Gesundheit – wo Gesundheit hat erstaunlich wenig medizinische Gründe, jedenfalls hängt sie in der westlichen Welt nicht mit der Praxisdichte und medizinischen Versorgung zusammen. Obwohl die moderne Medizin ein gewaltiges Wachstum hingelegt hat, werden wir alle nicht gesünder.

Und es ist wichtig, wo wir zum Arzt gehen. In den USA werden etwa siebenmal mehr Bypässe verordnet als im Nachbarstaat Kanada, dabei haben die Kanadier eine höhere Lebenserwartung als die Amerikaner – und die US-Ärzte verdienen doppelt so viel wie ihre kanadischen Kollegen. Viele seltsame Variablen also, die zusammen alles andere als das einfache »Viel hilft viel« ergeben. Das Einzige, was man mit relativer Sicherheit über die Wirksamkeit von medizinischer Versorgung sagen kann, ist der klassische Satz: What you see is what you get. In diesem Fall bedeutet das: Sie bekommen das, was der Arzt, zu dem Sie gehen, zu bieten hat. Wenn Sie mit einem Reizdarm zu einem Chirurgen gehen, wird er Ihnen die Galle entfernen, wenn Sie zu einem Internisten gehen, wird er Ihnen nicht-steroidale Entzündungshemmer verschreiben, ein Homöopath wird Indischen Flohsamen verabreichen, ein Psychotherapeut wird Ihnen progressive Muskelentspannung anbieten – und all das ist völlig normal, und jeder dieser Ärzte tut das einzig Richtige. Nur, ob es für Sie das Richtige ist, das müssen Sie selber wissen.

Glutamat – der Horror im Streuglas Vor 100 Jahren entdeckte der japanische Forscher Kikunae Ikeda die Bedeutung von Natriumglutamat für die Küche. Er fand, dass der besondere Wohlgeschmack von Käse, Fleisch, Mais und Tomaten nicht durch eine der vier bekannten Geschmacksrichtungen (süß, sauer, salzig, bitter) verursacht wird, sondern durch eine fünfte. Ikeda fand heraus, dass es neben den vier Arten von Geschmacksrezeptoren auf der Zunge eine fünfte gibt, eine, die auf Natriumglutamat reagiert. Diesen »fünften Geschmack« taufte er *umami*, was auf Japanisch »Wohlgeschmack« bedeutet. Die Japaner kennen diesen Geschmack unter anderem auch von den Algen, die dort traditionell gegessen werden, und Kikunae Ikeda extrahierte aus diesen Algen Natriumglutamat. Heute werden von diesem »Geschmacksverstärker« in Asien fast zwei Millionen Tonnen jährlich produziert, wobei die offizielle Bezeichnung Geschmacksverstärker irreführend ist – eigentlich wirkt Glutamat eher als Appetitanreger.

Glutamat ist das Salz der Glutaminsäure, die wiederum eine Aminosäure ist, der kleinste Bestandteil eines Proteins. Die Studienergebnisse zu Glutamat sind uneinheitlich, die meisten Wissenschaftler halten Glutamat für harmlos, warnen höchstens vor zu hoher Dosierung. Doch welche Dosis ist zu hoch? Erstaunlicherweise gibt es in der EU keine Höchstgrenze für Glutamatkonzentrationen. Nachgewiesen ist eine Überempfindlichkeit gegen Glutamat, und die Reaktion dieser Menschen (Taubheitsgefühl, Schwindel, Schweißausbrüche und Übelkeit) nennt man schelmisch »Chinarestaurant-Syndrom«. Für Hypochonder ist Glutamat schlicht Horror im Streuglas. Auch wenn sie nicht genau wissen, ob und wie das Teufelszeug wirkt, es reicht ihnen, dass ein Zusammenhang zwischen Enddarmkrebs und dem Verzehr von Glutamat vermutet wird, dass Glutamat bei Tierversuchen zu stark verfetteten und teilweise deformierten Tieren führt, dass Glutamat in Verbindung mit dem Süßstoff Aspartam zu degenerativen Erkrankungen führen könnte und dass es im Verdacht steht, bei der Entstehung von Parkinson und Alzheimer eine Rolle zu spielen. Was man sicher sagen kann, ist, dass häufige Verwendung von Glutamat (noch dazu in hohen Dosen) dazu führen kann, dass der natürliche Geschmack von Essen als fade empfunden wird. Eigentlich schon schlimm genug.

Handys Gehirntumore durch Handys? Zugegeben, eine Untersuchung wurde gefälscht, aber es geschah nur in bester Absicht. Hypos spüren einfach, wenn etwas schädlich ist – auch wenn sie es nicht beweisen können. Die Wissenschaftlerin in der Abteilung für Arbeitsmedizin der Universität Wien hat zugegeben, dass sie die Studie zur genschädigenden Wirkung von Handy-Strahlen manipuliert hat. Wahrscheinlich ist sie ein Hypochonder und hatte nichts anderes im Sinn, als die Menschheit vor schädlichen Strahlen zu schützen, vielleicht auch vor dem schrecklichen Dauergequatsche in Zügen, Restaurants und auf der Straße. Gute Frau. Nobelpreisverdächtig. Ein Beispiel für Wissenschaftler, die »anständig« betrogen haben, zum Segen der Menschheit.

HON Für Internet-Hypochonder gibt es ein hilfreiches Gütesiegel: das HON-Logo der *Health on the Net Foundation*, mit dem geprüfte Seiten gekennzeichnet sind. Auf denen ist sichergestellt, dass Pharma-Werbung eindeutig erkennbar von redaktionellen Inhalten getrennt ist. Außerdem kann sich der Internetnutzer darauf verlassen, dass jeder medizinische Beitrag mit Quellen- und Autorenangaben versehen ist.

Hypochonder und die Dritte Welt Der reichere Teil der Welt ist sicherer denn je, der ärmere unsicherer denn je. In der Ersten Welt braucht man neue Leiden, neue Diagnosen, neue kleine Misslichkeiten, weil die großen Bedrohungen zurückgegangen sind. Können Sie sich einen Hypochonder in Bangladesch vorstellen? Höchstens in der Kaste der oberen Hundert. Die pharmazeutische Industrie ist genauso verzweifelt auf neue Seuchen angewiesen wie der Rest der Welt auf Medikamente.

Kapitalismus und Hypochondrie Der Kapitalismus senkt die männliche Lebenserwartung. Das zeigt jedenfalls eine Studie der Universität von Michigan zur Sterblichkeit nach dem Zusammenbruch des Kommunismus. Danach ist die Lebenserwartung der Männer in Osteuropa in den ersten Jahren nach dem Zusammenbruch der Sowjetunion um sechs Jahre gesunken. Die Frauen haben den Wechsel zum Kapitalismus besser verkraftet als die Männer.

Die Autoren der in der Zeitschrift *Evolutionary Psychology* veröffentlichten Studie vermuten, dass die im Kapitalismus üblichen Ungleichgewichte im sozialen Status Männer viel stärker stressten als Frauen. Für ihre Studie verglichen die Wissenschaftler die Sterblichkeitsrate von Frauen und Männern aus 14 ehemaligen Sowjetrepubliken oder Satellitenstaaten. Teilweise bestand zwischen den Sterblichkeitsraten der Frauen und der Männer ein Unterschied von fast zehn Prozent. Die Wissenschaftler vermuten für das plötzliche Sinken der männlichen Lebenserwartung mehrere Gründe: Die sozialen Ungleichgewichte wie die schärfere Konkurrenz könnten die Männer zu Verhaltensweisen anstacheln, die entweder ihrer Gesundheit schadeten oder schwere Arbeitsunfälle provozierten. Zudem treibe der wachsende soziale und wirtschaftliche Druck viele Männer in den Selbstmord oder in die Kriminalität. Insgesamt stieg die Zahl der männlichen Mord- oder Selbstmordopfer in den Ländern des ehemaligen Warschauer Paktes zwischen 1991 und 1994 um das Doppelte. Doch schwankten die Zahlen je nach Land enorm: Während der Anstieg in Polen bei 15 Prozent lag, explodierte er in Estland um 238 Prozent.

Koch, Marianne, Dr. med. Vielleicht sind manche Männer nur deshalb Hypochonder geworden, damit sie jeden Samstagmittag Frau Koch eine Stunde im Radio lauschen können (Bayerischer Rundfunk, 2. Programm), ohne sich verdächtig zu machen. Denn Marianne Koch ist ein Phänomen, sexy, schlagfertig, schlau und umfassend gebildet. Die Generation 50+ kennt sie aus Filmen wie *Das unsichtbare Netz* mit Gregory Peck oder *Für eine Handvoll Dollar* mit Clint Eastwood und aus der Durbridge-Reihe *Tim Frazer*, einem echten Straßenfeger, so was gibt es heute gar nicht mehr. Auch solche Frauen gibt es heute nicht mehr. Wer fängt heute noch nach dem Abitur ein Medizinstudium an, lässt es dann für eine erfolgreiche internationale Filmkarriere ruhen, studiert mit 40 fertig, eröffnet eine Arztpraxis und sitzt mit Ende 70 jeden Samstag frisch wie Morgentau am Mikro und berät Menschen über Osteoporose, Alterszucker und Psoriasis! Das Einzige, das man Frau Koch vorwerfen könnte, ist, dass Legionen von Hypochondern wegen ihrer höchst unterhaltsamen Medizinsendung niemals eine Therapie machen werden.

Milchdiskussion Nicht jeder verträgt Milch, und höchstwahrscheinlich haben unsere Steinzeitvorfahren allesamt keine Milch vertragen. Erst als die Menschen sesshaft wurden und Kuh- und Ziegenmilch probierten, gewöhnte sich der Metabolismus an das fette, weiße Getränk. Aber selbst heute vertragen nicht alle Menschen auf der Welt Milch – in Skandinavien etwa 80 Prozent der Bevölkerung, in manchen Gegenden Afrikas und Asiens jedoch nur ein Prozent der Menschen.

Hypochonder sind entweder totale Milchfreaks oder Milchhasser; wir sind eben eine konsequente Minderheit. Milchhasser weisen darauf hin, dass der Mensch nur als Baby Milch braucht, und auch da nur Muttermilch. Milchhasser machen die Kuhmilch für Arteriosklerose, Herz-Kreislauf-Erkrankungen und Diabetes verantwortlich, sogar für Krebs. Außerdem verträgt in Deutschland etwa 15 Prozent der Bevölkerung keine Milch. Diese Menschen leiden an einer sogenannten Laktose-Intoleranz; ihnen fehlt ein Enzym, das den Milchzucker in verdauliche Bestandteile zerlegt. Wenn sie Milch trinken, sind Bauchschmerzen, Blähungen und Durchfall die Folgen.

Milchfreaks dagegen bestehen darauf, dass Milch der beste Kalziumlieferant ist und sie vor Osteoporose schützt.

Wer den Kampf der Milchbauern um einen anständigen Literpreis mitbekommen hat, weiß, dass ein großer Teil der deutschen Landwirtschaft am Euter hängt. Nur, würde die Centrale Marketing-Gesellschaft der deutschen Agrarwirtschaft (CMA) auch so vehement Werbung für Milch machen, wenn die deutschen Milchströme versiegten?

Wir sind Weltmeister im Milchtrinken, und Milchprodukte decken sogar ein Viertel unseres täglichen Nahrungsbedarfs ab – unter anderem Butter, Joghurt, Sahne, Weich- und Hartkäse. Statistisch (Vorsicht! Siehe Statistik) nimmt jeder Deutsche 85 Kilo Milcherzeugnisse im Jahr zu sich. Also müssten wir die besten Knochen der Welt haben. Stimmt aber nicht. In Asien, Afrika und Lateinamerika sind die Knochen besser. Dort leiden die Menschen auch weniger an Zivilisationskrankheiten wie Übergewicht, Diabetes oder Krebs. Trotzdem steckt in Milch viel Gutes, nur kann man das auch durch eine ausgewogene pflanzliche Ernährung bekommen. Kalzium findet sich auch in Hülsenfrüchten, Kohl, Fenchel, Brokkoli und frischen Kräutern. Und gegen Osteoporose hilft außerdem viel Bewegung – wahrscheinlich besser als der Liter Milch pro Tag.

Milch beschäftigt nicht nur Hypochonder, auch der Rest der Bevölkerung hat zu diesem Thema feste Meinungen: Ekel oder Lust, Ablehnung oder Anbetung. Aber Hypochonder kennen wenigstens die wichtigsten Fakten.

Morbus clinicus Besonders häufig finden sich Hypochonder unter Medizinstudenten. Sie tendieren dazu, jene Symptome bei sich selbst zu entdecken, die gerade in der aktuellen Vorlesung Thema sind. In der Regel geht diese leichte Form der Hypochondrie, auch *Morbus clinicus* genannt, schnell wieder vorüber.

Ähnliche Auswirkungen kann allerdings auch eine auffällig häufige Erwähnung einer Krankheit und der typischen Symptome in den Medien haben. Die Zuschauersekretariate der Fernsehredaktionen und die Praxisärzte wissen ein Lied davon zu singen. In den Tagen nach der Ausstrahlung einer Sendung über Darmkrebs, Ebola-Viren oder Vogelgrippe melden sich auffällig viele Menschen, die befürchten, genau an dieser Erkrankung zu leiden.

Nocebo-Effekt, der Es gibt das Gegenteil des Placebos – und es ist ebenso wirksam: Nocebos (lat: ich werde schaden) sind wirkstofffreie Medikamente, die eine Erkrankung verschlechtern. Das geschieht, weil die Erwartungshaltung der Patienten eine negative ist. Man kann diesen Effekt unter dem altbekannten Thema der *selffulfilling prophecy* (sich selbst erfüllende Vorhersage) einordnen. Inzwischen werden bestimmte körperliche Erscheinungen, die mit dem Anblick von Handy-Sendemasten oder Atomkraftwerken zusammenhängen, auch als Nocebo-Effekt bezeichnet, nach der Devise: Auch wenn wir keine Erklärung haben, so haben wir wenigstens eine lateinische Bezeichnung dafür. Das war schon immer hilfreich.

pc, politically correct Hypochonder waren schon pc, als es den Begriff noch nicht gab. Sie legen sehr viel Wert darauf, dass man Menschen mit dunkler Hautfarbe, deren Ahnen es einmal durch unglückliche Umstände nach Amerika verschlagen hat, immer korrekt nach der aktuellen Sprachregelung anspricht: Bis 1945 als Neger, 1945–74 als Farbige, 74–76 als Angehörige der afroamerikanischen Streitkräfte und seitdem als Schwarze. Auch Kleinwüchsige werden nicht als Zwerge, sondern als Menschen mit einem Größenhandikap bezeichnet. Es drängt sich allerdings der Verdacht auf, dass Hypochonder das alles nur tun, damit niemand sie selbst politisch unkorrekt als Hysteriker, Somatoforme oder Simulanten anspricht. Bitte schön, gleiches Recht für alle: Wir wollen bekennende Hypochonder (unterteilt in Klasse 1–8) genannt werden!

pH-Wert, Anmerkungen zum Nachdem mein Bruder als wissenschaftlicher Berater schon genug Arbeit mit diesem Buch hatte, darf er nun auch mit einem Statement zu Wort kommen, das ihm am Herzen liegt. Für mich ist pH 7 immer noch neutral, aber ich muss ja nicht bei ihm in die mündliche Prüfung:

»Vielleicht wäre es ganz gut, einmal etwas zum pH-Wert zu schreiben. Ich habe öfters Medizinstudenten in der Prüfung, die auf die Frage, was denn der pK_s-Wert von Wasser, also die sogenannte Säurekonstante, sei, wie aus der Pistole geschossen 7 sagen. Oje, das wird dann keine gute Prüfung geben. Woher sie denn diese Zahl haben, frage ich dann, und es kommt immer die Antwort, das sei eben bei neutralem Wasser so. Also bei nicht neutralem Wasser anders, frage ich dann. Ja, und das macht die Antwort bei der Frage nach einer Konstante (siehe oben) ziemlich sinnlos.

Woher die 7 im Kopf der Mediziner kommt, liegt natürlich auf der Hand: Der pH-Wert von neutralem Wasser ist 7, das liest man ja auf vielen Kosmetikaflaschen, ohne sich recht etwas darunter vorstellen zu können. Und doch wäre es schon interessant, sich etwas darunter vorstellen zu können, oder? Das kleine ›p‹ steht einfach für eine Rechenvorschrift, den negativen dekadischen Logarithmus. Trotz PISA-Schwäche nicht schwer zu verstehen: weil die Zahlen, mit denen hier argumentiert wird, viel zu groß oder viel zu klein sind, als dass man sie richtig ausschreiben könnte, bedient man sich des dekadischen Logarithmus. Tausend Euro würde man nie als 10^3 Euro schreiben wollen, aber eine Billion lieber als 10^{12}, dann bekommt man ein Gefühl für die Größenordnung mit Hilfe eines Exponenten. Der dekadische Logarithmus von 1000 ist 3 und von einer Trillion 18. Bei sehr kleinen Zahlen nimmt man den negativen dekadischen Logarithmus, also ›p‹, dann kann man sich unter ›ppb‹ (also ein Teilchen pro einer Billion anderer Teilchen, zum Beispiel bei Verunreinigungen im Wasser) auch etwas vorstellen, nämlich ein Teilchen pro 10^{12} anderer Teilchen.[23] Also wäre dann $p = 12$, weil statistisch eben gerade nur 10^{-12} Teilchen von der besagten Verunreinigung neben einem Teilchen Wasser vorliegen. Was immer Verunreinigung meint, offensichtlich kann man sich 10^{-12} Teilchen überhaupt nicht vorstellen, und das wäre auch ein ziemlicher Quatsch, weil man ein Teilchen (was immer das jetzt sein soll) eben nicht teilen kann. Also muss man

23 Ein weiterer Vorteil ist natürlich auch die Eindeutigkeit der Exponenten, während schon eine Billion in den USA etwas anderes (nämlich eine Milliarde) ist als in Europa. Bei ppb müssen die Amis umdenken, wir nicht.

sich fragen, wofür nun das ›H‹ im pH steht. Schlampig gesagt, für die Konzentration an Protonen, also H^+-Teilchen, weniger schlampig (das heißt genauer) ausgedrückt: Hydroniumionen, also H_3O^+-Molekülen, deshalb sollte es wohl auch pH_3O heißen, ist aber zu kompliziert. Konzentration meint immer, wie viel sich von einem Stoff in einem anderen Stoff befindet, also zum Beispiel wie viel Gramm Salz in einem Liter Wasser oder wie viel Milliliter Öl in einem Liter Wasser. Die zwei Beispiele zeigen schon, dass man immer noch Einheiten für die Konzentration angeben muss, nämlich bei einer Gewichtskonzentration zum Beispiel Gramm pro Liter oder bei einer Volumenkonzentration zum Beispiel Milliliter pro Liter usw. Beim pH-Wert wird als Konzentrationsangabe für die H_3O^+-Moleküle die Einheit Mol/l verwendet, wobei Mol für eine genau definierte konstante Zahl an Teilchen steht. Eine magische Zahl für Chemiker, Loschmidt- oder Avogadro-Zahl genannt, und zwar 6×10^{23}. Dass man hier einen Exponenten (23) braucht, ist einsichtig, ob es überhaupt ein Wort für diese Zahl gibt, weiß ich nicht. Also steht dieses ›Mol‹ für sehr viele Teilchen, und selbst wenn der pH-Wert bei ›neutralem Wasser‹ 7 ist, also (wir erinnern uns an den negativen dekadischen Logarithmus) die Konzentration von H_3O^+-Molekülen nur 10^{-7} Mol/l ist, kommen immerhin noch 6×10^{16} H_3O^+-Moleküle im Liter Wasser raus, also 60 Billiarden.

Das ist aber noch nicht das Interessante. Wir sollten uns nämlich jetzt fragen, was eigentlich ein Liter Wasser bedeutet. Wenn Wasser nichts als Wasser ist, also keine Salze darin gelöst sind, dann entspricht ein Liter Wasser circa 52 Mol an Wassermolekülen H_2O (glaubt es oder rechnet es mit Hilfe eines Periodensystems aus). Und das entspricht, wenn man die oben erwähnte Loschmidt- oder Avogadro-Zahl berücksichtigt, 3×10^{25} Wassermoleküle. In diesem Liter Wasser befinden sich nun die 6×10^{16} H_3O^+-Moleküle. Zugegeben, beide Zahlen sind sehr groß, aber man erkennt sofort, dass es eigentlich ganz wenige H_3O^+-Moleküle sind im Vergleich zum nicht-geladenen Wasser, nämlich nur jeweils eines pro 500 Millionen. Also die Chance, beim Wandern durch eine Flasche auf ein H_3O^+-Molekül zu treffen, ist 1:500 Millionen, da ist ein Lottogewinn wahrscheinlicher. Das soll schlicht nur sagen, dass das Auftreten eines solchen geladenen Teilchens ziemlich unwahrscheinlich ist. Und alleine kommt es sowieso nicht vor, es bildet sich laufend (und verschwindet auch wieder laufend), indem zufälligerweise (und sehr unwahrscheinlicherweise, siehe oben) ein Wassermolekül sich ein H^+ von einem anderen Wasser schnappt. Warum passiert das überhaupt? Egal, ist ja sowieso sehr unwahrscheinlich. Auf jeden Fall muss bei so einem Vorgang ein Wassermolekül zurückbleiben, dem ein H^+ fehlt, nämlich ein HO^-, ein Hydroxidmolekül. Davon muss es bei einem pH-Wert von 7 genauso viele geben wie von den schon erwähnten H_3O^+, also ist die Ladung insgesamt immer ausgeglichen, darauf achtet die Natur sehr. Daran kann man nichts ändern, und somit bleibt beim Wasser die Zahl konstant, daraus ergibt sich die sogenannte Säurekonstante von Wasser (danach wurde am Anfang gefragt, 15.7, damit es hier auch einmal steht).

Jetzt hören wir aber dauernd von Säuren oder saurem Regen, von Magensäure (die liegt uns am nächsten), Essigsäure (im Speiseessig wie im Haushaltsreiniger), Phosphorsäure (Cola, wenn auch nicht der wesentliche Inhaltsstoff). Diese Säurebegriffe verbindet man immer mit pH-Werten, die kleiner als 7 (neutral) sind, bei starken Säuren kann man locker einen pH-Wert von 0 (oder sogar –5 oder –10 erreichen; nicht vergessen: ein pH von –10 meint nur eine Konzentration von H_3O^+-Molekülen von 10^{10} Mol/l). Diese ›sauren Wässer‹ sind nur denkbar, wenn etwas anderes als Wasser, H_3O^+- und HO^--Molekülen vorliegt, was das Auftreten von größeren Mengen an H_3O^+-Molekülen ›toleriert‹, sich also nicht in dem Maße wieder mit ihnen verbinden möchte wie die HO^--Moleküle. Je nach dem Stoff, der dies bewerkstelligt, ergeben sich Säuren mit exakten Säurekonstanten, wie die Essigsäure, Zitronensäure, Salzsäure usw. Verdünnt man eine solche Säure mit sehr viel Wasser, verschwindet dieser Stabilisierungseffekt, und man landet immer bei einem pH von 7.«

Placebos, die geheimnisvolle Wirksamkeit der Den Placebo-Effekt halten Wissenschaftler für ein starkes Wirkprinzip, und mehr oder weniger spielt es bei jedem Arztbesuch eine wichtige Rolle. Oft wirkt allein ein Stethoskop Wunder, das einem ängstlichen Patienten signalisiert, dass er hier einem souveränen Fachmann gegenübersitzt. Bunte Zuckerpillen wirken oft ebenso wie ausgefeilte Medikamente, jedenfalls können sie die Selbstheilungskräfte des Körpers anregen. Dass der Placebo-Effekt sogar als Scheinoperation wirkt (und sogar angewandt wird), wissen die wenigsten. Bei Parkinson-Patienten führten Neurochirurgen Scheinoperationen durch, ritzten dabei nur leicht die Kopfhaut mit dem Skalpell – aber siehe da, die Wirkung war enorm! Allein das Wissen, operiert worden zu sein, sorgte dafür, dass sich die Scheinoperierten deutlich besser fühlten.

Ein anderes, noch spektakuläreres Experiment wurde 2002 im angesehenen *New England Journal of Medicine* veröffentlicht. Dr. Bruce Moseley, ein Orthopäde aus Houston und Arzt der amerikanischen Basketballnationalmannschaft, war misstrauisch geworden, nachdem ihn eine Kollegin vor blindem Glauben an die Wirksamkeit der Knieoperationen gewarnt hatte. Bei diesen minimalinvasiven Eingriffen wird das Kniegelenk arthroskopisch gespült und geglättet. Arthrose-Patienten, die sich an Moseleys Experiment beteiligten, wurden am Tag des Eingriffs in steriler Kleidung in den Operationssaal gerollt. Wenn alles vorbereitet war, öffnete Moseley, für den Kranken unsichtbar, einen versiegelten Brief. Darin stand, ob er tatsächlich operieren sollte. Wenn ja, setzte er die übliche Prozedur fort. So geschah es bei der Hälfte aller Kandidaten – zufällig festgelegt, um auszuschließen, dass Moseley sich bewusst oder unbewusst nur Kandidaten mit besonders großer Heilungschance aussuchte.

Lautete die Vorgabe jedoch »keine Operation«, bekam der Betreffende nur ein starkes Beruhigungsmittel, und Moseley machte ein paar oberflächliche Schnitte ins Knie, damit hinterher eine Operationswunde zu sehen war. Das Bein wurde ein bisschen gedehnt und gestreckt, schließlich goss ein Assistent Wasser in einen Eimer. Es sollte sich so anhören, als würde ein Gelenk ausgespült, für den Fall, dass der Patient doch etwas mitbekäme.

Nach dem Erwachen schickte Moseley alle Patienten mit einem Mittel gegen den Wundschmerz nach Hause. Niemand erfuhr, was mit seinem Gelenk wirklich geschehen war. Das Ergebnis dieses Experiments: Noch zwei Jahre später waren so gut wie alle Patienten, ob operiert oder nicht, mit dem Eingriff hoch zufrieden. Viele, die vorher vor Schmerzen kaum mehr hatten gehen können, liefen wieder munter umher. Moseleys Untersuchung ist die größte je unternommene Studie über Scheinoperationen.

Was wirkt? Die Operation, die Untersuchung, die Arznei oder

einfach der Glaube an eine Besserung? Schwer zu sagen, aber es gibt viele seltsame Erkenntnisse in der Medizin, die ironischerweise alte Sinnsprüche zu beweisen scheinen. Etwa den: »Die Zeit heilt alle Wunden.« In der modernen Medizin nennt man diesen Effekt das »Wartelistenphänomen«. In den 1980er Jahren entstand die Chemonukleolyse, ein orthopädisch-neurochirurgisches Behandlungsverfahren zur Auflösung des Bandscheibenkerns bei Bandscheibenvorfall. Man injiziert das Enzym Chymopapain in den Bandscheibenraum, so viel für interessierte Hypochonder.

Der Andrang war damals so groß gewesen, dass die Ärzte Wartelisten einführen mussten, und für viele Patienten dauerte es über zwei Monate, bis sie endlich an der Reihe waren. Aber, oh Wunder, die meisten der verzweifelten Schmerzpatienten hatten plötzlich kein Interesse mehr an der Behandlung. Die Schmerzen waren »von selbst« abgeklungen. Man sieht, auch die Zeit heilt Wunden.

Wirksamkeitsstudien sind so eine Sache. Ein berühmtes Bespiel ist das Medikament *Clofibrat*, das in den 1970er Jahren als Geheimwaffe gegen den Herztod angepriesen wurde. Es sollte den Cholesterinspiegel um 15 Prozent senken und die Infarktrate um stolze 30 Prozent. Die WHO wollte das überprüfen und führte eine Placebo-Studie mit 15000 Männern durch. Die Hälfte bekam das Medikament, die andere mit Olivenöl gefüllte Kapseln. Bei jeder Gruppe stirbt der eine oder andere Proband im Lauf der Zeit, und natürlich nicht unbedingt an dem Mittel, das ihm verabreicht wurde. Nach einem Jahr waren von der *Clofibrat*-Gruppe 162 Menschen nicht mehr am Leben. Von der Placebo-Gruppe waren jedoch nur 127 in derselben Zeit gestorben. Nun könnte man natürlich sagen: Olivenöl ist wirksamer als *Clofibrat*, die medizinische

Fachzeitschrift *Lancet* brachte es so auf den Punkt: Therapie gelungen, Patient tot.

Die Mediziner fürchten den Placebo-Effekt, die Pharmaindustrie noch viel mehr. Schließlich ist es ein Grauen, wenn sich bei Vergleichsstudien herausstellt, dass bei vielen Indikationen eine bunte Zuckerpille so wirksam ist wie ein teures Medikament.

Pschyrembel, der Das Handbuch für den Hypochonder. Der Pschyrembel ist das bekannteste Wörterbuch der Medizin und eine Grundausstattung für Medizinstudenten und Hypochonder. Man findet dieses außergewöhnliche Standardwerk der medizinischen Fachliteratur außerdem bei Ärzten, bei Apothekern, Rechtsanwälten, Versicherungen, medizinischem Fachpersonal, Redaktionen und in unzähligen privaten Bücherschränken, auch in denen von Nichthypochondern.

Der Pschyrembel ist die Bibel für Mediziner, ein Almanach mit über 20 000 Stichwörtern und detaillierten Erklärungen.

Nachdem 1894 erstmals ein *Klinisches Wörterbuch*, damals mit dem Untertitel »Die Kunstausdrücke der Medizin« erschienen war (noch magere 148 Seiten dünn), übernahm der Berliner Arzt und Universitätsprofessor Willibald Pschyrembel (1901–1987) von 1931 bis 1982 als alleiniger Redakteur und Autor dieses Wörterbuch, so dass sein Name zwangsläufig zum Synonym dafür wurde.

Alle drei Jahre wird das Buch seit 2007 aktualisiert und hat inzwischen seine 261. Auflage erreicht. Ich blättere immer noch gerne in der 100-Jahre-Jubiläumsausgabe (257. Auflage, 1720 Seiten), obwohl sie einen großen Makel aufweist: Es fehlt die Steinlaus. Zum Jubiläum wollte die Redaktion nämlich mal wieder ernsthaft sein. Man kennt ja den typischen Arzthumor (»Herr Doktor, der Hypochonder von Station 12 ist gerade gestorben!« – »Na, jetzt übertreibt er aber.«), und aus einer solchen Bierlaune heraus schrieben die Herausgeber der 255. Ausgabe die »Steinlaus (engl.) stone louse; syn. Petrophaga lorioti« ins Buch. Man erinnere sich: Die Figur stammt vom Großhumoristen Vico von Bülow alias Loriot, dessen Sketche Ärzte auf Ärztekongressen bis zum Exitus nachspielen: »Herr Müller-Lüdenscheid, ich lasse jetzt die Ente zu Wasser!« Schon beim ersten Auftreten der Steinlaus in der 255. Auflage entbrannte ein unversöhnlicher Krieg zwischen medizinischen Humoristen und Traditionalisten, der zur Jubiläumsausgabe mit dem Kompromiss endete, dass diese besondere Nummer ohne Steinlaus, die folgenden jedoch wieder mit ihr gedruckt werden sollten. Wer jemals den Verdacht hatte, bei der Ärzteschaft würde es sich per se um geistig stabile Menschen handeln, ist nach dieser Meldung sicher etwas irritiert.

Inzwischen hat sich der Pschyrembel schon 6 Millionen Mal verkauft, erstaunlich für ein absolutes Fachbuch, und wird alle drei Jahre von 135 Medizinprofessoren auf den neuesten Stand gebracht. Natürlich ist auch das alte Schlachtross modern geworden, es gibt den Pschyrembel inzwischen für den Handheld, den Pocket-PC, auf CD-ROM und online.

Aber ein anständiger Hypochonder greift natürlich zum unhandlichen Vierpfünder, aus dessen Seiten ein zarter Duft nach Desinfektionsmitteln aufsteigt, denn alle meine alten Pschyrembels stammen aus aufgelassenen Arztpraxen.

Und ich finde ständig neue Glanzstellen in diesem Buch, denn der Pschyrembel ist nicht nur von medizinischem Interesse, er ist auch eine Fundgrube für moderne Prosa. Momentan lautet mein Lieblingseintrag: **Pentose/phosphat/zyklus** *m (engl.) pentose phosphate cycle; syn. Hexosemonophos-*

phatzyklus beziehungsweise Hexosemonophosphat-Shunt, auch Warburg-Dickens-Horecker-Abbauweg (nach d. Entdeckern); geht aus vom Glukose-6-Phosphat (s. Kohlenhydratstoffwechsel); in der Summe entstehen drei C5-Zucker durch eine Folge von Transaldolase- u. Transketolase-katalysierten Reaktionen.

Der Eintrag ist natürlich noch viel länger, aber ich will mich nicht dem Verdacht aussetzen, Zeilen zu schinden. Lesen Sie's einfach selber nach!

Mit dem Pschyrembel kann man auf weite innere Reisen gehen. Man schlägt zum Beispiel irgendwo auf und legt seinen Finger auf einen Eintrag. Zufällig komme ich auf das wunderbare Wort »Sonnenuntergangsphänomen«. Es stellt sich jedoch heraus, dass es gar nicht so wunderbar ist, denn es bezeichnet ein Versinken der Pupillen hinter dem Unterlid, bei Frühgeborenen ein Anzeichen für Hydrozephalus – schnell weiter zu Hydrozephalus (kommt uns doch irgendwie bekannt vor) – aha, der sogenannte Wasserkopf, als Therapie wird eine Ventrikeldrainage vorgeschlagen – schwupps, unter Ventrikeldrainage findet man, wie der Liquor aus den Hirnventrikeln abgeleitet wird, dazu einen Verweis auf Cisterna magna, und über diesen unterirdischen Wasserspeicher gelangt man zum Hiatus aorticus, dann weiter über das Zwerchfell, die Zwerchfellatmung geleitet uns zum Diaphragma, und von da ist es kein weiter Weg mehr zum Türkensattel, schon wieder so ein schönes, lyrisches Wort. Man kann auf diese Weise stundenlang durch den Pschyrembel und gleichzeitig durch den menschlichen Körper wandern, ein poetisches Erlebnis der besonderen Art, das wahrscheinlich nur besonders feinfühlige Hypochonder und Liebhaber der konkreten Poesie zu schätzen wissen. Ich jedenfalls würde gerne mal einer Lesung von Harry Rowohlt aus dem Pschyrembel lauschen.

Psychologie der Hypochondrie Psychologen sehen viele Gründe, die hinter einer ausgeprägten Hypochondrie stecken können. Alle sind sich einig, dass Hypochonder keine Simulanten sind, also keine Menschen, die nur »so tun, als ob«, vielleicht um Aufmerksamkeit oder Zuwendung zu bekommen. Das kann zwar der tiefere Grund sein, der Auslöser dieser Krankheit – aber der Hypochonder leidet wirklich. Und oft ist der seelische Grund so stark, dass daraus ein Magengeschwür entstehen kann, ebendieses Magengeschwür, vor dem der Hypochonder so lange so viel Angst hatte. *Selffulfilling prophecy* sagt der Zyniker, schreckliche Erfüllungsschleife der freundlicher Gesinnte.

Jedenfalls sind Hypochonder Menschen, für die Themen wie Gesundheit und Krankheit zu den wichtigsten ihres Lebens gehören. Andere Menschen erleben ihren Körper, wenn er Beschwerden macht, wenn sie gesund sind, beachten sie das nicht weiter – freuen sich aber auch nicht unbedingt ständig daran. Der Hypochonder kennt Gesundheit zwar als Wort, aber nicht als Zustand, denn wann ist ein Mensch jemals völlig gesund? Wenn ihm nichts weh tut? Aber nein, da gibt es doch Tausende von heimtückischen Krankheiten, die sich eben durch Unauffälligkeit und Schmerzlosigkeit auszeichnen, sich förmlich anschleichen, um plötzlich zuzuschlagen, etwa als unheilbarer Krebs oder Hirntumor.

Wie Hypochondrie entsteht und was ihre wahren Hintergründe sind, darüber weiß man zu wenig, aber man weiß, dass es viele Auslöser und Formen gibt. Es gibt den Hypochonder, der mit seiner ständigen Krankheitsangst und Selbstkontrolle einfach besser mit Stress fertig wird. Es gibt die Hypochondrie, die entsteht, wenn eine überbeschützende Mutter ihr Kind nicht loslässt, und das Kind irgendwann aufgibt und ständig Schutz im Leben sucht. Es gibt Hypochonder, die ihre Krankheitsängste vor sich hertragen und damit ständig Hilflosigkeit signalisieren, damit sie von anderen Menschen geschont und nicht angegriffen werden. Besonders oft findet man ein solches Verhalten in hypochondrischen Ehen, bei denen das Drehbuch ganz klar ist: Einer spielt den Part des um seine Gesundheit Besorgten, der andere den Beschützer, zwar etwas spöttisch und manchmal auch nörgelnd, aber trotzdem aufmerksam und zuverlässig. Das ist meist eine Symbiose, soll heißen, wenn der eine plötzlich »geheilt« wäre, würde für den anderen eine Welt zusammenbrechen. Was hat der Helfer schließlich für einen Sinn, wenn das Opfer nicht mehr leidet? Viele Hypochonder werden deshalb auch von »wohlmeinenden« Partnern als Lebensaufgabe gepflegt, vor allem ältere Frauen finden darin eine Lebensaufgabe.

Inzwischen gibt es sogar schon biochemische Erklärungen für Hypochondrie. Man glaubt, dass dieselben Areale, die bei Phobikern und Depressiven überaktiv sind, auch mit der Krankheitsangst zu tun haben könnten. Etwa die Amygdala, der Mandelkern, ein Teil des Limbischen Systems, das für die Vorbewertung und den emotionalen Abgleich von Eindrücken zuständig ist. Wer nie in tiefe Ruhe und Entspannung kommt und immer ein angeregtes Angstzentrum hat, könnte natürlich auch jedes körperliche Signal als mögliche Krankheit bewerten. Die Therapie, die bei Angstpatienten anschlägt, könnte also vielleicht auch schweren Hypochondern helfen.

Ob sich bei der Hypochondrie – ähnlich wie bei immer mehr seelischen Leiden vermutet oder feststellbar – ein gestörter Gehirnstoffwechsel findet, also eine Funktionsbeeinträchtigung der sogenannten Neurotransmitter oder Botenstoffe, ist noch nicht ausdiskutiert. Völlig auszuschließen ist es nicht, da ist man vorsichtiger geworden. Mit der Verfeinerung der medizinischen Untersuchungsmethoden wurde nämlich immer häufiger deutlich, dass selbst eindeutig seelisch ausgelöste oder unterhaltene Krankheitsbilder letztlich doch einen biologischen Hintergrund haben.

Aus der Sicht der Psychoanalyse, also neurosenpsychologisch gesehen, verhält sich der Hypochonder aber so, als ob er den »Feind«, also das, was er nicht sein will, im eigenen Körper entdeckt habe. Das »Böse« wird aber nicht nach außen, sondern in den eigenen Körper verlegt. Die Folgen sind beispielsweise eine Hypochondrie, was aber nicht nur negativ sein muss, denn es kann auch ein Krankheitsgewinn dabei herauskommen, etwa mehr Zuwendung, Rücksichtnahme oder Toleranz.

Rauchen Schädlich, klar. Aber für wen? Für den einzelnen Raucher, aber weder für die Staatskasse noch für das Gesundheitssystem. Die Steuereinnahmen für Tabakwaren sind schon auf die nächsten Haushalte verplant. Holländische Mediziner haben die ökonomische Seite für die Krankenkassen durchgerechnet. Nach ihrer Studie liegen die Gesundheitskosten von Rauchern über denen für Nichtraucher. Würden jedoch alle Raucher ihre Zigaretten wegwerfen, würden sich die Kosten zwar kurzzeitig verringern – nach etwa 15 Jahren käme eine komplett rauchfreie Gesellschaft die Kassen deutlich teuerer als heute. Wenn ein Raucher mal erkrankt, dann meist schwer und oft auch mit finalem Ausgang. Nichtraucher dagegen siechen eher chronisch vor sich hin. Ökonomisch gesehen sind Raucher also die besseren Menschen.

Richtiger Umgang mit Hypochondern Hypochonder sind auf

menschliche Nähe und Ablenkung von den Gedanken über Gesundheit und Krankheit angewiesen. Und dies gelingt am besten in Gesellschaft. Partner, Freunde und Verwandte sollten zu verstehen geben, dass sie ihn und sein Problem ernst nehmen und die Beschwerden auf keinen Fall als Einbildung abtun. Denn der Patient IST krank, er leidet nämlich an Hypochondrie.

Angehörige sollten den Hypochonder ermutigen, offen mit dem Hausarzt über seine Befürchtungen zu sprechen. Versuchen Sie zu erreichen, dass er bei dem Arzt bleibt, der ihn gut kennt (und umgekehrt). Häufige Arztwechsel können das Leiden verlängern. Versuchen Sie den Kranken davon zu überzeugen, sich professionelle Hilfe bei einem Psychotherapeuten oder Psychiater zu suchen. Machen Sie ihm Mut, und bieten Sie ihm an, ihn zu begleiten.

Tagebücher Hypochonder lieben Tagebücher und schreiben auch selber gerne welche. Und sie sind die einzigen – bis auf völlig autistische Philologen –, die gerne Tagebücher von Autoren lesen. Kann es etwas Uninteressanteres geben? Hypochonder lesen nach, wie Thomas Mann mal eine Magenverstimmung hatte, sie genießen die Berichte von Samuel Pepys über seine Verstopfungen, verfolgen die Aufzeichnungen von Charles Darwin, der nicht nur über seine Wanderungen durch Patagonien genau Buch führte, sondern auch über seinen ständigen Brechreiz, den er höchst farbig beschrieb: »*Sie fragen nach meiner Krankheit. Sie stellt sich meist zwei bis drei Stunden nach meiner Mahlzeit ein, so daß ich nur selten Speisen erbreche, sondern bloß Säure und grausige Sekrete, denn sonst wäre ich schon tot, weil ich sie länger als einen Monat nach jeder Mahlzeit erbrach und mehrere Male nachts.*« Na Mahlzeit!

Ähnliches kann man übrigens bei Émile Zola, Franz Kafka, Thomas Mann, Franz Grillparzer, und Andy Warhol nachlesen.

Tiere Man muss kein Hypochonder zu sein, um sich Tieren gegenüber zurückhaltend zu verhalten, und nicht nur gegenüber Kobras, Leoparden und Grizzlys. Man kann sich an Hauskatzen und Hunden wunderbar mit Salmonellen, Campylobacter, Staphylococcus aureus und anderen Bakterien infizieren. Kaninchen können Listeriose und die Beulenpest übertragen, Pferde sind gut für Borreliose und Enzephalitis. Und die Stadttauben sind die allerschlimmsten (obwohl man sie wahrlich nicht als Haustiere bezeichnen kann), denn nach einer Untersuchung von Dr. Robert Baker vom *Center for Infectious Diseases*, London, können sie mindestens zehn schwere Krankheiten übertragen, von leichter Lebensmittelvergiftung bis zur virusbedingten Enzephalitis.

Hypochonder haben grundsätzlich keine Haustiere, denn sie wissen, dass – egal ob Meerschweinchen, Katze, Dackel oder Python – jedes Tier einen potenziellen Ansteckungsherd darstellt.

Vegetarier, der eingefleischte Vegetarier leben auch nicht gesünder. Eines ist den meisten Hypochondern völlig wurscht: Das Tier und seine Schlachtung beziehungsweise die Verwurstung. Hypochonder sind größtenteils hemmungslose Genießer und würden sich sofort in Schweinebratenorgien stürzen, wenn ein Mensch mit der Abkürzung Dr. med. vor dem Nachnamen Schweinefleisch als perfekte Stabilisierung des Immunsystems propagieren würde – andererseits, wenn ein Prof. Dr. Dr. Siebenkäs vom Fleischverzehr abrät (wahrscheinlich ist der Mann nur Ernährungswissenschaftler und Internist), kontert der professionelle Hypo sofort mit dem Argument, dass das somit fehlende Vitamin B_{12} auf keinem anderen Weg zugeführt werden und der geistigen Präsenz schweren Schaden zufügen kann. Kann etwas Fehlendes Schaden zufügen? Sprachlich wohl schon – logisch kaum. Wenn mir solche Fehler unterlaufen, esse ich schnell ein kleines Steak[24].

Vitamine Natürlich braucht der Körper Vitamine. Aber keine Multivitaminpräparate, keine zusätzlichen Vitamin-C-Gaben und Vitaminsäfte. Selbst bei einer Ernährung durch Tiefkühlkost bekommen wir ausreichend alle nötigen Vitamine. Schließlich leben wir nicht mehr auf Holzschiffen und durchfahren monatelang die Weltmeere – ohne frisches Gemüse, Obst und Vitamintabletten. Die Seefahrer des 16. Jahrhunderts hatten noch den Skorbut zu fürchten, der ist heute ausgestorben. Der Vitamingehalt in unserer Nahrung steigt ständig an. Mastvieh bekommt Vitamine, Gemüse und Obst wird so schnell transportiert, dass kaum noch Vitamine abgebaut werden – und inzwischen setzt man Nahrungsmitteln schon Vitamine zu, damit sie ihre Farbe behalten und länger frisch bleiben. Hypochonder glauben das nicht. Sie sind im Gegenteil der Meinung, dass man gar nicht genug Vitamintabletten essen kann – wird ja doch alles gleich wieder ausgeschieden!

Vorbeugende Maßnahmen Bisher sind keine Maßnahmen zur Vorbeugung einer Hypochondrie bekannt.

24 Ist mir lieber als ein Fruchtzwerg, und woher die darin das B_{12} nehmen wollen, ist mir völlig schleierhaft. »Hallo«, höre ich aus dem Hintergrund die Werbeagentur der Fruchtzwerge sagen, »es heißt doch nur, so wertvoll wie ein kleines Steak!« Aha. Wertvoll. Im Sinne von im Preis vergleichbar? Ein anständiges Rindersteak für 29 Cent ist meiner Erfahrung nach allerdings ein sehr kleines Steak – etwa so groß wie eine Briefmarke. Jaja, ich weiß schon – Abschweifung. Typisch B_{12}-Mangel.

Beratungsstellen und Infoservice

*»Die Tabletten sind völlig harmlos.
Ärzte verschreiben sie schließlich.«*

ELVIS PRESLEY

Medizinisch-Psychosomatische Klinik Bad Bramstedt
Birkenweg 10
24576 Bad Bramstedt
Tel. 04192 - 504-0 (Zentrale)
Fax. 04192 - 504-550
E-Mail: KlinikBadBramstedt@schoen-kliniken.de

Poliklinische Institutsambulanz für Psychotherapie der Johannes-Gutenberg-Universität Mainz
Staudinger Weg 9
55099 Mainz
Tel: 06131 - 39-2 46 21
Fax: 06131 - 39-2 46 23
E-Mail: ambulanz.psychotherapie@uni-mainz.de

**Psychotherapie-Ambulanz Marburg (PAM)
Am Fachbereich Psychologie der Philipps-Universität**
Gutenbergstraße 18
35032 Marburg
Tel: 06421 - 282-3657 (Sekretariat)
Fax: 06421 - 282-8904
E-Mail: info@Psychotherapie-Ambulanz-Marburg.de

Medizinisch-Psychosomatische Klinik Roseneck
Am Roseneck 6
D-83209 Prien am Chiemsee
Tel: 08051 – 68-0 (Zentrale)
Fax: 08051 – 68-3563
E-Mail: KlinikRoseneck@schoen-kliniken.de

Klinik für Psychosomatische Medizin
Bad Grönenbach
Sebastian-Kneipp-Allee 3 a / 5
87730 Bad Grönenbach
Tel. +49 (0) 8334-981-100
Fax +49 (0) 8334-981-299
E-Mail: info@kliniken-groenenbach.de

Psychosomatische Fachklinik
Bombergallee 11
31812 Bad Pyrmont

Psychosomatische Fachklinik
Kurbrunnenstraße 12
67098 Bad Dürkheim
Telefon: 06322-9340
www.ahg.de/duerkheim

Bibliographie

»Stimmt, der Pathologe ist der einzige Arzt, bei dem ich noch nicht war.«

DER AUTOR

Nena Baker: »The Body Toxic«, North Point Press, New York, 2008

Werner Bartens: »Was hab ich bloß?«, Droemer Verlag, München, 2003

Werner Bartens: »Lexikon der Medizinirrtümer«, Piper Verlag, München, 2006

Susan Baur: »Die Welt der Hypochonder. Über die älteste Krankheit der Menschheit«, Kreuz Verlag, Zürich, 1991

Jörg Blech: »Heillose Medizin«, S. Fischer Verlag, Frankfurt, 2005

Gaby Bleichhardt, Florian Weck: »Kognitive Verhaltenstherapie bei Hypochondrie und Krankheitsangst«, Springer Verlag, Berlin, 2007

Vernon Coleman: »Wie Sie Ihren Arzt davon abhalten, Sie umzubringen«, Kopp-Verlag, Rottenburg, 2005

John O'Connell: »I Told You I Was Ill«, Short Books, London 2006

Gabriele Fischer: »Warum Frauen gesünder leben & Männer früher sterben«, Beltz Taschenbuch, Weinheim, 2006

Ulf Geyersbach und Rainer Wieland: »Schöner Leiden«, Argon Verlag, Berlin, 2004

Robert Griesbeck: »Grauen des Alltags«, Knaur Taschenbuch, München, 2008

O. Gureje, T.B. Üstün, G.E. Simon: »The syndrome of hypochondriasis: A cross-national study in primary care, in: Psychological Medicine«, 1997, Ausg. 27, S. 1001–1010

Ernst L. Kaufs: »Ich habe Angst vor Krankheiten – Erfahrungen eines Hypochonders«, Tribut-Verlag, Worms, 2006

Walter Krämer: »So lügt man mit Statistik«, Piper, München, 2000

Walter Krämer, Gerald Mackenthun: »Die Panikmacher«, Piper, München, 2001

Molière: »Der eingebildete Kranke«, Reclam Verlag, Stuttgart, 1954

Hans Morschitzky: »Somatoforme Störungen, Diagnostik, Konzepte und Therapie bei Körpersymptomen ohne Organbefund«, Springer, Berlin, 2000

John Naish: »Hypochondrie kann tödlich sein. Handbuch für eingebildete Kranke«, Rowohlt Verlag, Reinbek, 2005

Dr. Frank Naumann: »Mut zur Krankheit«, Ullstein Verlag Gesundheit, Berlin, 1998

Bernd Nissen: »Hypochondrie. Eine psychoanalytische Bestandsaufnahme«, Psychosozial-Verlag, Gießen, 2003

»Pschyrembel«, alle Ausgaben, auch die 257. Ausgabe, die Jubiläumsausgabe (allerdings ohne Steinlaus), Walter de Gruyter, Berlin

Ben Reichel, Autark Magazin: »Hypochondrie« (Monothematisches Magazin mit Beiträgen zum Thema, nur zu beziehen über: www.hypochondrie.de), 2004

Winfried Rief, Wolfgang Hiller: Somatisierungsstörung und Hypochondrie, Hogrefe Verlag, Göttingen, 1998

Winfried Rief: »Multiple somatoforme Symptome und Hypochondrie«, Huber Verlag, Bern, 1995

Links

- www.milksucks.com
- http://www.milch-den-kuehen.de
- http://www.psychosoziale-gesundheit.net/
- http://www.psychic.de/angst-vor-krankheiten.php
- http://www.netdoktor.de
- http://www.focus.de/gesundheit/ratgeber/psychologie/hypochondrie/test
- http://www.dgpt.de/
- http://www.fragdeinenarzt.de
- http://www.werthvoll.de/Hypochondrie/
- http://www.dr-mueck.de/HM_Angst/Hypochondrie/HM_Hypochondrie_Symptomatik-Behandlung.htm
- http://www.patientenfragen.net
- http://www.psychotherapiepraxis.at/

Danksagung

»Der Arzt hat mich nicht verstanden.
Nichts.
Es war ja auch schwer zu erzählen.«

RAINER MARIA RILKE

Ich möchte mich für die Mitarbeit und die hilfreichen Gespräche, Tipps, Ratschläge und den Ansporn herzlich bedanken bei Dr. Timo Alschibaya, Rotraut Susanne Berner, Karl Friedrich Broderix, Sara Cotterman, Dr. Nils Fliegner, Klaus Fricke, Dr. Galland †, Prof. Dr. Axel Griesbeck, Dr. Stephan Guggenbichler, Anja Hessenius, Margot Leube, Stefan Mayer, Antje Meyer zu Küingdorf, Dr. Bernd Mützel, Dr. Hana Slama, Gabi Sommer, Maximilian Teicher, Professor Li-Wu, Annette Weber und Peter Weismann.